输卵管性不孕的放射介入诊疗

主　审　　李麟荪

主　编　　郑国苗杰

副主编　　彭松孙巍

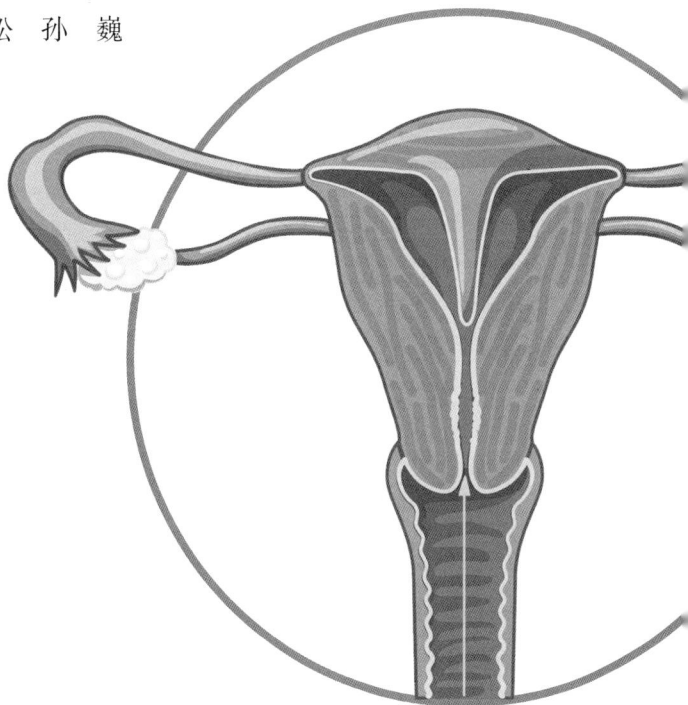

人民卫生出版社

·北　京·

图书在版编目（CIP）数据

输卵管性不孕的放射介入诊疗 / 郑国，苗杰主编 . --
北京 ： 人民卫生出版社，2025. 6. -- ISBN 978-7-117
-38028-7

Ⅰ. R816.91

中国国家版本馆 CIP 数据核字第 2025VE9970 号

人卫智网	**www.ipmph.com**	医学教育、学术、考试、健康，
		购书智慧智能综合服务平台
人卫官网	**www.pmph.com**	人卫官方资讯发布平台

输卵管性不孕的放射介入诊疗
Shuluanguanxing Buyun de Fangshe Jieru Zhenliao

主　　编：郑　国　苗　杰
出版发行：人民卫生出版社（中继线 010-59780011）
地　　址：北京市朝阳区潘家园南里 19 号
邮　　编：100021
E - mail：pmph @ pmph.com
购书热线：010-59787592　010-59787584　010-65264830
印　　刷：北京盛通印刷股份有限公司
经　　销：新华书店
开　　本：710 × 1000　1/16　　印张：14
字　　数：259 千字
版　　次：2025 年 6 月第 1 版
印　　次：2025 年 8 月第 1 次印刷
标准书号：ISBN 978-7-117-38028-7
定　　价：99.00 元

打击盗版举报电话：010-59787491　　E-mail：WQ @ pmph.com
质量问题联系电话：010-59787234　　E-mail：zhiliang @ pmph.com
数字融合服务电话：4001118166　　　E-mail：zengzhi @ pmph.com

编 者

顾　问　（以姓氏笔画为序）

王艳丽（郑州大学第一附属医院）

王毅堂（沈阳医学院附属二四二医院）

李　兵（安徽省妇女儿童医学中心）

李青春（湖南省妇幼保健院）

张　靖（广东省人民医院）

张国福（复旦大学附属妇产科医院）

编　者　（以姓氏笔画为序）

王进华（江西省妇幼保健院）

任永才（山东中医药大学第二附属医院）

任峰奇（西北妇女儿童医院）

李亚敏（昆明医科大学第一附属医院）

李志强（太原市妇幼保健院）

李晓冬（河北医科大学第一医院）

李鸿江（福建医科大学附属第二医院）

孙　巍（中国医科大学附属盛京医院）

杨　霞（兰州大学第一医院）

苗　杰（首都医科大学附属北京妇产医院）

金　钊（河北生殖妇产医院）

郑　国（河北生殖妇产医院）

钱朝霞（上海交通大学医学院附属国际和平妇幼保健院）

彭　松（重庆医科大学附属妇女儿童医院）

鲁景元（南京医科大学附属妇产医院）

谭一清（武汉大学附属同仁医院）

序

刚过完89岁（虚）生日，准备纳凉握笔的时候，接到郑国大夫来电。要我为他的《输卵管e2不孕的放射介入诊疗》一书作序与审稿，我竟不抗拒地同意了。

我没想同意，因为我从内心感到这是值得做的。这是一种知恩图报。当然不是他治了我的病（我没有输卵管），而是他打开了我的一病心灵之窗。——他是我的恩师。

那是很多年以前，我已经是"个大师"了。参加学术活动，我讲完课后喜欢听听年轻医师讲课，很多年轻医师怕我，因为我常会指出他们的不足与错误。唯独郑国大夫的课让我大开眼界，这种感觉不是伯乐识马，而是孔子说的"三人同行，必有我师"。他是吾师！

他讲"输卵管再通术"，不仅仅讲怎么做成这个手术，他更擅从病人受孕角度考虑，什么情况可以受孕，什么情况不必治疗，为了受孕必须如何做……。这是我听到的最好的报告之二（以前在影像学中也有一段）。

作为医生，不仅仅治疗解剖上、病理上的病。他还关心病人生理上、精神上的需求，不仅仅治病，还要指导病人夫妻一起配合如何得到一个健康宝宝，所以，他不是一般的医匠，只会做手术；也不是一般的医师，只治病，他是活佛——送子(女)观音。

于是我把他请到我们医院,为我科医生(~~~~)讲课,让大家学习,我们不仅仅看病、做手术,我们更要~~从病~~从病人的需求出发做一个好医生。

后来我还专门作了~~了~~人文报告:"医师与医匠"。

当~~我国出生率~~日益逐年越来越低下的时候,以郑国医师为首的一大批仁医一起书写这本书,这是非常值得祝贺的,我相信这本书一定是有特殊的风格、特殊的价值,为我国送来未来一大批健壮健康聪慧的下一代。

李辅华
2024.4.10.

序 一

刚过完89岁（虚）生日，准备彻底封笔的时候，接到郑国大夫来电，要为他的《输卵管性不孕的放射介入诊疗》一书作序与审稿，我毫不犹豫地同意了。

我欣然同意，因为我从内心感到这是值得做的，这是一种知恩图报。当然不是他治了我的病（我没有输卵管），而是他打开了我的一扇心灵之窗——他是我的恩师。

那是很多年以前，我已经是"介入大师"了。参加学术活动，我讲完课后，喜欢听听年轻医师讲课，很多年轻医师怕我，因为我常会指出他们的不足与错误。唯独郑国大夫的课让我大开眼界，这种感觉不是"伯乐识马"，而是孔子说的"三人同行，必有我师"。他是老师！

他讲"输卵管再通术"，不仅仅讲怎么做成这个手术，他更从病人受孕角度考虑，什么情况可以受孕，什么情况不必治疗，为了受孕必须如何做……这是我听到的最好的报告之二（以前在影像学中也有一位）。

作为医生，不仅仅治疗解剖上、病理上的病，他还关心病人生理上、精神上的需求，不仅仅治病，还要指导病人夫妻一起配合如何得到一个健康宝宝，所以，他不是一般的医匠，只会做手术；也不是一般的医师，只治病，他是医佛——送子（女）观音。

于是我把他请到我们医院，为我科医生讲课，让大家学习，我们不仅仅看病、做手术，我们更要从病人的需求出发做一个好医生。

后来我还专门作过一个人文报告："医师与医匠"。

正当目前我国出生率越来越低下的时候，以郑国医师为首的一大批仁医一起书写这本书，这是非常值得祝贺的，我相信这本书一定具有特殊的风格、特殊的价值，为我国送来一大批强壮、健康、聪慧的下一代。

李麟荪

2024 年 4 月 10 日

序 二

《输卵管性不孕的放射介入诊疗》是一部系统性介绍放射介入治疗输卵管因素性不孕的临床专著，编者均为从事妇科放射等专业具有丰富临床经验和科研实践的一线医师，从临床实践出发，系统性地讲解了输卵管性不孕的诊断、介入诊疗以及介入诊疗技术的临床实践等。

中华医学会生殖医学分会年度数据上报系统的数据显示，输卵管性不孕约占接受"试管婴儿"助孕患者的 45%。输卵管是一对肌性管道，分为伞部、壶腹部、峡部及间质部，输卵管壁的黏膜层富含纤毛。输卵管是受精完成和早期胚胎（受精后 120 小时左右）发育的场所，输卵管液为早期胚胎发育提供营养物质，输卵管壁的纤毛蠕动完成胚胎向子宫的转运。所以输卵管的病理改变将影响卵子的拾取、受精的完成以及胚胎的转运等，并可导致不孕。《输卵管性不孕的放射介入诊疗》是在《输卵管造影技术规范中国专家共识（2022 版）》基础上，从输卵管结构、功能的检查，输卵管介入诊疗技术规范，异常输卵管造影的诊断以及输卵管介入诊疗的病例分享等方面进行全面而系统性地阐述，深入浅出，通俗易懂，紧跟医学技术发展的时代前沿。

输卵管性不孕的放射介入诊疗为不孕症的临床治疗开辟了一条新的思路，也为输卵管性不孕诊疗提供了依据，同时也是从事相关领域的医务人员了解输卵管性不孕的放射介入治疗的重要参考书。

本书由河北生殖妇产医院郑国及首都医科大学附属北京妇产医院苗杰担任主编，重庆医科大学附属妇女儿童医院彭松和中国医科大学附属盛京医院孙巍担任副主编，以及来自国内多家三甲医院的相关专家担任编委，经过近 2 年的努力编写完成。感谢各位编委在繁忙的医教研工作之余，不辞辛苦，任劳任怨，完成这一专著的编写。本书可供从事生殖医学、妇产科以及医学影像等专业的临床医师、技术人员及医学高等院校相关专业学生阅读。本书的出版为推动不孕症规范化诊疗增加了新的技术内容。

黄国宁

重庆医科大学附属妇女儿童医院

2024 年 5 月 10 日

前　言

输卵管介入诊疗技术对诊断输卵管性不孕具有重要意义，对于相当一部分患者能达到治疗作用。此项技术包括子宫输卵管造影术、选择性输卵管造影术、输卵管内臭氧灌注术以及输卵管栓塞术等等。然而，无论在生殖医学领域，还是影像学科领域的专业书籍中，输卵管造影术只是其中的一小部分内容，且临床和介入诊疗之间也缺乏系统联系。

我在 2015 年之前是从事神经和血管介入诊疗工作的，所以起初我是"看不起"输卵管造影的，认为这项技术"没有技术含量"。随着输卵管介入治疗深入开展，临床实践中的诸多疑点引起了我深深的思考。例如输卵管通畅度的诊断，受诊断医生主观判断比较明显，不同医生或不同医疗机构的医生诊断差异很大。后来通过观察发现输卵管通畅度受很多因素影响，有输卵管病理因素，也有插管深度、是否术前肌内注射阿托品、对比剂类型和温度、患者自身情绪等等非病理因素。于是后来我们就转向做输卵管形态学研究，发现在输卵管妊娠后患者的造影中，会导致输卵管形态发生异常，包括狭窄、扩张、管壁破坏等等，即使没有输卵管妊娠史的输卵管，其形态同样会出现类似输卵管妊娠后的形态学异常，而这些形态异常并非导致不孕的绝对因素，而是和病变的程度相关。再后来，通过随访发现，输卵管形态学异常和子宫内膜炎、子宫内膜息肉明显相关，当然，还有很多后来，输卵管造影诊断尚且复杂至极，何况介入治疗，在此限于篇幅，不再赘述。

为了总结临床经验，推广规范化诊疗，在组织编写《输卵管造影技术规范中国专家共识（2022 版）》后，我和国内一些相关专家就起意共同编写了这本小册子，书中主要介绍了输卵管性不孕的基础及相关介入诊疗内容，在输卵管造影诊断方面，我们尝试探讨分类诊断，并通过实际造影病例介绍了诊断报告意见，以及造影诊断报告对临床诊疗的参考价值。由于此项技术在行业内还存在不少的争议，所以本着实事求是、求同存异的原则，对于争议比较大的部分，暂时搁置，力求"最大公约数"，让大家先有一个粗线条的参考基线，尽量规范技术操作，正确认识介入诊疗在输卵管性不孕综合诊疗中的应用价值。本书是广泛适用于放射科、介入科、妇产科及生殖科医生阅读的实用工具书。

书中部分内容缺乏足够的循证医学证据，其细节问题，讨论得还是不够深刻，有待于进一步科学研究，再限于作者的写作水平，所以存在诸多不足之处，欢迎大家阅读后提出宝贵意见。

本书完成后，特别荣幸地邀请到了我国著名介入放射学家李麟荪教授和中华医学会第五届生殖分会主任委员黄国宁教授为本书作序，两位先生都提出了宝贵的意见，在此表示深深的感谢！

另外，李麟荪教授还担任了本书的主审，令人感佩的是，耄耋之年的老爷子在审阅过程中，竟然连标点符号都要标出来，作为后辈，我真的很惭愧，我们一定好好地学习，好好地研究学问，好好地对待患者，才能对得起他老人家。

成书过程中，编写组得到了很多专家的帮助和支持，书中不能一一署名，在此一并表示感谢。

郑 国

2024 年 6 月 1 日

目 录

第一章

输卵管相关基础

第一节
输卵管解剖与组织学结构

输卵管（fallopian tube）是连接卵巢和子宫的一对中空的管道，其功能是运输精子、成熟的卵子及受精卵。精子与卵子结合形成受精卵通常发生在输卵管内，输卵管内的任何病理改变都可能影响精子与卵子的结合或者受精卵的正常着床。

一、输卵管的组织学

输卵管管壁由黏膜、肌层和浆膜层组成。黏膜由单层柱状上皮和少量固有层构成，上皮主要由纤毛细胞、分泌细胞及基底膜上方少量分散的淋巴细胞组成。纤毛细胞在漏斗和壶腹部最多，峡部和子宫部渐少；夹在纤毛细胞之间的分泌细胞游离面无纤毛，但有微绒毛，其分泌物构成输卵管液，含氨基酸、葡萄糖、果糖及少量乳酸等，可营养和辅助运送卵子与受精卵。固有层为薄层结缔组织，内含较多细长或角状的细胞和血管及少量平滑肌。输卵管肌层为内环、外纵的两层平滑肌，各段肌层厚薄不均，峡部肌层最厚约 0.5mm，壶腹部肌层厚约 0.1mm。浆膜由富含血管的疏松结缔组织、少量胶原蛋白和扁平排列的间皮构成。

二、输卵管的解剖

输卵管是输送卵子的肌性管道，长 10~14cm，位于子宫和卵巢之间的阔韧带上缘内。由内侧向外侧分为四部分。①间质部：位于子宫壁内的部分，与宫腔延续，斜向外上穿行于子宫角。②峡部：位于间质部外侧，长 2~3cm，管腔较窄。③壶腹部：约占输卵管全长 2/3，粗而长，壁薄腔大，黏膜皱襞复杂，血供丰富，卵子多在此受精。④漏斗部：输卵管末端的膨大部分，向后下弯曲覆盖在卵巢后缘和内侧面。中央有输卵管腹腔口，开口于腹膜腔，并直接与卵巢密切接触，具有拾卵作用。

三、输卵管的血供

输卵管外侧 1/3 是由卵巢动脉输卵管分支供应，输卵管内侧 2/3 是由子宫动脉输卵管支和子宫动脉宫底支发出的输卵管峡支动脉供应，也是输卵管主要的血供来源。

输卵管的静脉在外侧由卵巢上方进入卵巢悬韧带中走行，汇入卵巢静脉丛后移行为卵巢静脉。向内侧则汇入子宫角静脉丛后形成 1~3 条静脉干后（即走行于输卵管系膜内与输卵管平行的子宫静脉输卵管支）汇入髂内静脉。

四、输卵管相关淋巴引流及神经支配

输卵管各层均有毛细淋巴管网，其吻合成淋巴管丛，后发出集合淋巴管，与卵巢的集合淋巴管汇合，伴随卵巢动静脉血管、子宫动静脉血管分别至主动脉旁淋巴结、髂内动脉旁淋巴结，部分通过子宫圆韧带引流到腹股沟深部淋巴结。

卵巢和子宫神经丛主要是由自主神经支配；副交感神经的迷走神经主要支配输卵管的外半侧，盆腔内脏神经支配输卵管的内半侧；交感神经的胸椎和腰椎节段（T_{10}~L_1）也参与输卵管的神经支配。

（鲁景元 彭 松 王进华）

第二节
输卵管生理功能

一、拾卵、运卵、输卵管液的组成和功能

（一）拾卵

排卵时，输卵管系膜平滑肌的收缩使输卵管伞端展开并向卵巢排卵的部位移动。此时，卵巢固有韧带收缩，卵巢沿其纵轴缓慢来回转动，使张开的伞部贴于卵巢表面。然后，通过输卵管肌层的收缩和伞端纤毛的同步摆动，促使卵子及其周围的卵丘细胞脱离卵泡，流向输卵管口。卵巢排出的卵子表面黏性较强，可黏附在伞端的纤毛上，随纤毛的摆动移向输卵管口，进入输卵管，此即所谓的"扫拂效应"。卵子经扫拂进入输卵管壶腹部，与在此等候的精子相遇、受精。

（二）运卵

卵子的运送依赖于输卵管平滑肌的运动和纤毛的摆动。壶腹部管壁薄、皱襞高而多，卵子运行较慢；卵子在到达壶腹部 - 峡部交界处时，要停留一段时间，称为输卵管封闭。此外，卵子的运输也受激素的调节。适当剂量的雌激素可加速卵子在输卵管中的运行，但大剂量的雌激素则使卵子滞留。排卵时，雌激素水平高，峡部平滑肌收缩使卵子停留在峡部 - 壶腹连接部。3 天后孕酮水平上升，使峡部平滑肌松弛，受精卵进入峡部，进而随着输卵管液进入子宫腔内。

（三）输卵管液的组成和功能

目前认为人的输卵管液主要是由血管壁渗透和输卵管上皮细胞分泌所组成的一种透明或略带黄色的混合物，包含钠、钾、氯、镁等离子，以及碳酸氢盐、乳酸盐、丙酮酸盐、酶、氨基酸、葡萄糖和蛋白质等，pH 值一般为 7.28 ~ 7.70。输卵管液内的蛋白质包括白蛋白、球蛋白和糖蛋白，与血清中蛋白分布基本相同，其中特有的 β 糖蛋白，则是由输卵管上皮细胞分泌产生。输卵管液量随卵巢激素水平变化而变化。月经中期雌激素水平较高，输卵管液量最多，而分泌期孕激素水平逐渐升高，抑制输卵管液分泌，输卵管液量逐渐减少。

输卵管液构成受精和早期胚胎发育的微环境，其中糖蛋白能促进精子获能、

卵裂和胚泡的发育。高钾状态能抑制精子在峡部的活动，使其暂时停留在临时的精子池内；卵泡进入时高钾的抑制作用被丙酮酸盐解除，促进受精及胚泡发育。碳酸氢盐离子能维持输卵管内碱性介质环境，提供碳代谢来源，促进精子呼吸和放射冠细胞分散。输卵管液中的葡萄糖是精子、卵子、受精卵和胚泡生存和发育所需的主要能量来源，可转化为乳酸盐和丙酮酸盐，直接影响精子运动和呼吸。免疫球蛋白有抗菌功能，构成腹腔与子宫之间的屏障。此外，在受精卵和早期胚胎的运送过程中，输卵管液的流动起着非常重要的推动作用。一般情况下，输卵管液由壶腹部流向腹腔，排卵后则流向子宫。

二、增龄对输卵管结构及生殖功能的影响

输卵管的位置和长短因人而异，随着年龄的增长，输卵管的结构和生殖功能也有相应变化。

（一）增龄对输卵管结构的影响

胎儿早期输卵管管径近似，但峡部、壶腹部和伞部可辨。15 周开始三段外形形态特征十分明显，峡部管径较细，壶腹部较粗，伞部特征清楚。20 周后壶腹部常发生弯曲，弯曲较大者可使输卵管呈"S"形。随胎龄的逐渐增长，输卵管不断发育，长度每月增加 3~5mm，重量 4 个月前每月增加 2~3mg，第 5 个月开始每月增加 40~50mg。新生儿的输卵管有明显的弯曲，输卵管伞较粗而短。小儿输卵管弯曲，随年龄增长，输卵管峡部逐渐增长伸直，输卵管伞亦逐渐伸长而明显，右侧略长于左侧。老年人输卵管全部变直，管壁变薄，管腔闭塞。

纤毛运动是输卵管运送配子及受精卵的一种重要机制，其能量来源于纤毛细胞内线粒体的有氧代谢。通过对输卵管壶腹部琥珀酸脱氢酶（succinate dehydrogenase，SDH）活性的检测发现，年龄对纤毛细胞内线粒体有氧代谢的水平是有影响的，目前研究认为性成熟前期较低，性成熟期逐渐增强，老年前期逐渐下降。

输卵管黏膜上皮分泌细胞的分泌物是输卵管液的主要来源，其中包括一种或多种输卵管特有糖蛋白。分泌细胞的分泌物可形成膜泡分泌颗粒。研究表明卵巢激素对分泌细胞具有显著影响。性成熟前期，由于卵巢尚未发育成熟，体内雌激素水平低下，分泌细胞的功能相对较弱；性成熟期，随着卵巢分泌大量的雌激素与孕激素，输卵管受雌激素的作用从而使分泌细胞的功能逐渐增强；老年期，分泌细胞的功能因卵巢功能的逐渐衰退而随之减退。

（二）增龄对输卵管生殖功能的影响

生殖力随年龄逐渐增长而逐渐下降是一种普遍现象，而增龄对输卵管生殖力影响的相关报道并不多见。有研究将来源于高生育力的年轻母马和来源于低生育力的老年母马的 2 天胚，与相应母马的输卵管上皮细胞进行共培养。结果表明来源于年轻和老年母马的胚胎发育为囊胚的比率相似；但在共培养的第 7 天比较两者囊胚细胞核的数量、质量评分及囊胚直径发现，老年母马 2 天胚发育成的囊胚的质量劣于年轻母马 2 天胚发育成的囊胚。这种差异的原因尚不清楚，可能与遗传缺陷或输卵管上皮的作用有关。因此，有关来自年轻供者的卵子或所形成的合子转移给老年受者的输卵管的研究，有助于阐明输卵管环境对不育的影响。

三、雌、孕激素对输卵管的调控机制

（一）雌、孕激素水平对输卵管黏膜上皮的作用

在月经周期不同阶段中，卵巢结构会发生相应变化，雌、孕激素的合成与分泌也随之呈相应改变。卵泡期，伴随卵泡的发育，雌、孕激素的合成与分泌会逐渐增加，在血中的浓度也逐渐上升，孕激素水平较低，此阶段输卵管黏膜上皮持续生长、增殖、发育，上皮细胞增高、体积变大、核膜光滑、结构清晰。晚期卵泡期，血中雌激素水平可达高峰，输卵管黏膜上皮细胞达最大高度，纤毛细胞比率最大，纤毛最长，纤毛摆动频率最高，分泌功能旺盛，分泌产物最多。排卵后，伴随黄体的形成，血中雌激素浓度下降，孕激素水平显著上升，此时输卵管黏膜上皮细胞则出现细胞退变、变矮、皱缩，纤毛变短，纤毛摆动频率降低，分泌细胞分泌活动趋于下降，分泌产物明显减少。至晚黄体期，去纤毛导致纤毛细胞比率降至最低点，分泌颗粒及分泌活动不易察及。比较晚黄体期和早卵泡期血中雌激素的水平，并无显著差异，而孕激素水平却发生了显著变化，因而黄体期输卵管黏膜上皮细胞的萎缩性改变主要源于孕激素水平的升高及其对雌激素效应的拮抗作用增强。

总之，雌激素诱导黏膜上皮细胞有丝分裂、分化、成熟、分泌活动增强；孕激素则使黏膜上皮细胞变矮、去纤毛、去分化，分泌活动降低。上述变化中，前者在漏斗部、壶腹部尤为突出，后者于峡部表现最为明显。

（二）雌、孕激素对输卵管液分泌的调节作用

输卵管液的组成也随性周期而变化，其量在排卵前后最多，黄体期逐渐减

少，人输卵管液量在卵泡期早期每日不足 1mL，排卵期可增至 15mL。关于输卵管液分泌的机制，有学者提出输卵管液的分泌分为主动分泌和被动漏出，ATP 在主动分泌中起着能量泵的作用。输卵管液分泌受卵巢激素影响，孕激素可抑制输卵管液分泌，雌激素则刺激其分泌。卵巢切除后输卵管液分泌减少，注射雌激素分泌量也可增加，交配能触发兔的输卵管分泌液量产生至最高。其中，输卵管特异糖蛋白是输卵管在雌激素调控下的独特反应产物。

（三）雌、孕激素对输卵管运输功能的影响

输卵管的活动在月经期至增生早期为散在而强度不规则的收缩，排卵期收缩逐渐增强，至雌激素高峰期收缩活动则更为强烈，以后随孕酮的分泌增多，收缩活动相应减弱，证明雌激素有促进而孕酮则有抑制输卵管的收缩功能。

输卵管黏膜上皮细胞纤毛的摆动对摄取和输送卵子有重要作用。纤毛活动受性激素的影响，即雌激素可促进纤毛细胞分化成熟和增生，孕酮则提供 ATP，使纤毛细胞的活动力加强，但若长期应用孕酮，因其对雌激素有拮抗作用，以致纤毛细胞最终发生衰退。

输卵管肌肉活动主要受交感神经支配，并受性激素调控。输卵管肌层具有 α 和 β 两种肾上腺素能受体，刺激 α 受体引起肌收缩，刺激 β 受体则引起肌松弛，而受体的兴奋程度受性激素的影响。月经周期中雌激素占优势时，输卵管肌肉对去甲肾上腺素是兴奋性的，孕酮占优势时则为抑制性的。因此排卵期由于雌激素水平高，α 受体活性增强，可使峡部肌肉收缩，以致卵子暂时停留在壶腹部；至排卵后数日因孕酮水平上升，促进 β 受体，使输卵管肌肉松弛，受精卵随之进入峡部。

卵子在输卵管内的运输受激素的调节，这一过程存在较大的种属差异，并受激素给予时间的影响。如猴和人的卵子在输卵管中的运输发生在孕激素水平持续上升时，而兔的卵子在输卵管中的运输开始于孕激素水平很低时。相同剂量的雌二醇能阻断小鼠的卵子在输卵管内的运输而加速大鼠卵子的运输，但对人的卵子运输则无影响。此外，如在排卵前 3 天给兔注射雌二醇和孕酮，卵子的运输可加速；但在排卵时或排卵后给予相同剂量的雌、孕激素，则将延缓卵子的运输。

（鲁景元　彭　松　任永才）

第二章

输卵管性不孕临床与相关诊断

第一节
病史采集与妇科检查

　　病史采集和妇科检查是妇产科疾病诊疗中最基本的环节，为医生提供最初的诊断方向和思路，也是妇科疾病包括不孕症诊断的主要依据。这两个步骤涉及内容较多，本文重点讲解与女性不孕症相关的内容。

一、专科病史采集

　　采集病史时，应做到态度和蔼、语言亲切。尤其是对于不孕症患者，有些问题较为敏感和私密，在询问时要尊重患者，注意语气和分寸，必要时需要陪同亲属回避。对于不孕症患者在病史采集时为进一步判断不孕因素需要询问患者月经史、性生活史、婚育史、既往手术史、男方生殖系统疾病等。病史可为医生提供诊断思路，如患者月经不规律，稀发排卵，则考虑存在排卵障碍因素，这也是原发性不孕的主要原因。继发性不孕的原因以输卵管和宫腔因素为主，许多妇科疾病甚至其他系统疾病可导致输卵管黏膜受损、瘢痕形成，使输卵管壁僵硬或周围粘连，引起输卵管通而不畅或阻塞，从而导致不孕症的发生。输卵管性不孕的高危因素包括：盆腔炎性疾病、异位妊娠史、盆腔腹部手术史、阑尾炎、宫腔操作史、子宫内膜异位症等，如果患者既往有过上述一种或多种病史，需要警惕输卵管梗阻或输卵管功能的异常。另外部分输卵管积水患者会出现阴道排液的症状。对于输卵管性不孕的诊断，全面病史采集很重要。

二、妇科检查

　　妇科检查包括外阴、阴道、宫颈、宫体及双侧附件检查。

（一）外阴检查

　　观察外阴发育、阴毛多少和分布情况，有无畸形。部分不孕症患者由于基因异常、内分泌异常会有外阴的异常表型，如特纳综合征（Turner syndrome）。

（二）阴道及宫颈检查

使用窥器进行检查，动作要轻柔，尽量避免摩擦引起的出血。观察阴道壁黏膜颜色，皱襞多少，是否有阴道隔或双阴道等先天畸形。观察阴道分泌物量、性质、色泽，有无异味。正常情况近排卵期因体内雌激素水平较高，阴道分泌物增多、稀薄、透明、蛋清样，呈拉丝状。阴道炎患者可能会出现局部瘙痒、烧灼感等。宫颈检查主要观察宫颈大小、颜色、外口形状、有无出血、肥大、糜烂样改变、息肉、赘生物等。

（三）宫体及双附件检查

主要使用双合诊和三合诊，这是妇科检查中最重要的项目。双合诊是指检查者一手两指或者一指轻轻通过阴道口沿后壁进入阴道，另一手在腹部配合检查。目的在于扪清阴道、宫颈、宫体、输卵管、卵巢、宫旁结缔组织以及骨盆腔内壁有无异常。正常子宫呈倒置梨形，质地中等硬度，活动度好。正常卵巢偶可扪及，触之略有酸胀感。正常输卵管不能扪及。若向上或者两侧推动宫颈时患者感疼痛，称为宫颈举痛，为盆腔内脏器有病变的表现。如有包块，则应注意位置、大小、形状、活动度、与子宫的关系以及有无压痛等。三合诊是双合诊的补充检查，即腹部、阴道、直肠联合检查，可了解后倾后屈的子宫大小，有无子宫后壁、子宫直肠陷凹或宫骶韧带的病变，尤其是癌肿的浸润范围以及直肠阴道隔、骶骨前方或直肠内有无病变等。三合诊在生殖器结核、子宫内膜异位症、炎症、肿瘤的检查时尤为重要。直肠-腹部诊适用于无性生活史、阴道闭锁或其他原因不宜行双合诊的患者。

（李晓冬　魏会娟　李亚敏）

第二节
子宫附件生殖相关超声检查

一、临床应用价值及范围

超声检查技术适用范围广泛，诊断准确性高、简便廉价、无特殊禁忌证，在临床医疗上广泛应用，目前已成为生殖医学辅助检查的首选影像学诊断技术。生殖超声检查可显示内、外生殖器的位置、结构、大小、形态、血流及异常占位情况，尤其高频腔内超声能使子宫及双侧卵巢显像更清晰，现在甚至可以观察卵巢细微的生理变化，这在很大程度上提高了不孕症的诊疗水平。在对不孕症的诊疗中，通过超声可检测子宫大小及形态、内膜厚度及分型、血流信号等。而且随着超声技术的发展，大多数的子宫结构异常均可在超声下反映出来：子宫肌瘤、子宫腺肌病超声下显示肌层回声不均匀；宫腔积液在超声下表现为宫腔内无回声；子宫内膜息肉、黏膜下肌瘤、宫腔粘连等也可见相应的超声显像。

通过检测卵巢大小、回声、基础窦卵泡数结合基础激素水平评估卵巢功能，基础窦卵泡数一般是指月经第 2 ~ 4 天的双侧卵巢直径 2 ~ 10mm 的卵泡数，是预测卵巢储备功能的最佳指标之一。另外超声检查在生殖临床中更广泛的应用是通过定期监测卵泡生长指导促排卵治疗。超声卵泡监测技术经过 30 余年持续发展，是目前生殖临床上不可或缺的重要检查手段，在不孕症的诊疗中占据重要地位。在辅助生殖助孕技术中，经阴道取卵术及胚胎移植术均需在超声介导下才能顺利进行。

二、输卵管超声检查

由于腹腔内容物的干扰，正常情况下输卵管在常规超声扫查时一般不显示，当有较多盆腔积液时，超声可显示正常的输卵管，表现为回声稍强的弯曲管状结构，末端呈伞形，漂浮于积液中。当输卵管出现病变时也可显示，如输卵管积水、积脓、输卵管系膜囊肿等。输卵管积水、积脓时超声表现为管状、腊肠状无回声或低回声。

三、子宫输卵管超声造影

通过对比剂可在超声下清晰地观察到输卵管及宫腔。子宫输卵管超声造影（hysterosaflpingo-contrast sonography，HyCoSy）是近 20 年来新兴的检查手段，是通过将对比剂混合液经置入宫腔的导管注入子宫输卵管腔，观察对比剂经过宫腔、输卵管腔时，子宫输卵管显影形态及伞端对比剂溢出流入盆腔后的分布情况，来判断宫腔形态及输卵管通畅性的检查方法。其敏感性和特异性各个文献报道不一，与子宫输卵管造影（hysteron salpingography，HSG）相比，二者的优劣也存在争议，HyCoSy 检查准确程度对超声检查医生的依赖性很大，其推广和普及有待进一步验证。但与 HSG 相比，HyCoSy 无放射性，对子宫黏膜下肌瘤、宫腔息肉、宫腔粘连等病变的诊断有更高的敏感性。对于怀疑有子宫内膜病变的患者，或患者对 HSG 的放射性有顾虑时，可选择有经验的超声医生行 HyCoSy 检查。

（李晓冬　魏会娟　李亚敏）

第三节

盆腔 CT 及 MRI 检查

输卵管、子宫或其他盆腔病变会对输卵管的结构和功能产生不同程度的影响，从而导致不孕症。盆腔 CT、MRI 检查对于以下几类病变的诊断具有重要价值。

一、生殖系统结核

最常见的情形是累及双侧输卵管，致使管腔呈多发串珠状缩窄，是不孕症最常见的病因之一。CT 平扫可见附件区呈混杂密度的实性或多房囊性肿块，增强后肿块壁不规则增厚并明显强化，CT 对附件周围结节状钙化灶显示良好。MRI 检查时，肿块的壁和多房分隔显示更清晰，在 T_1WI 和 T_2WI 上呈中等或低信号，由于腔内液体成分复杂，因此信号多变。

二、子宫内膜异位症

病变区周期性的出血常导致炎症、纤维化和粘连形成，如果病变发生在卵巢，则易形成巧克力囊肿（图 2-3-1）。当子宫内膜异位发生于宫旁组织时，会导致输卵管形态改变、功能下降，进而引发不孕症。MRI 是诊断该疾病的重要影像方法，特征表现为 T_1WI 高信号的肿块，小的病灶仅表现为点、片状高信号，并且在脂肪抑制序列上不被抑制，随出血时间不同，T_2WI 信号有所差异。MRI 也能较好地显示盆腔粘连情况，但 CT 对于该疾病的应用价值有限。

三、子宫肌瘤

属于妇科常见良性肿瘤，但当肌瘤体积较大时，会对周围输卵管等结构产生压迫，出现功能障碍。CT 常表现为等密度的软组织肿块，增强后明显强化，当病灶内出现囊变、坏死时，呈不均匀强化。MRI 上肿块形态多变，可为哑铃状、分叶状，实性部分与子宫肌层信号类似，T_1WI 呈等或低信号，T_2WI 呈等或稍高信号，增强后实性肿块强化，囊变、坏死区无强化（图 2-3-2）。

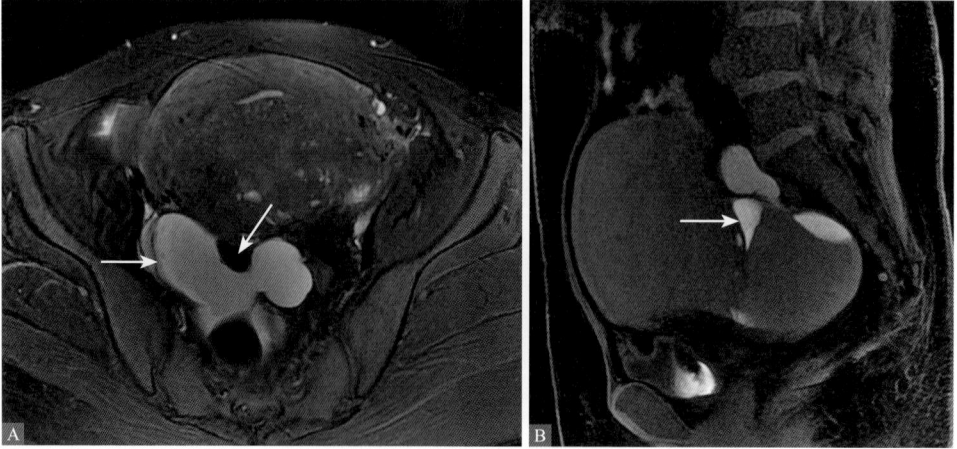

图 2-3-1　右侧卵巢巧克力囊肿

A. 横断位（T₂WI）：宫体后方高信号囊性灶及低信号结节（白箭头）；B. 矢状位（T₁WI 脂肪抑制序列）显示结节为高信号（白箭头），提示出血。

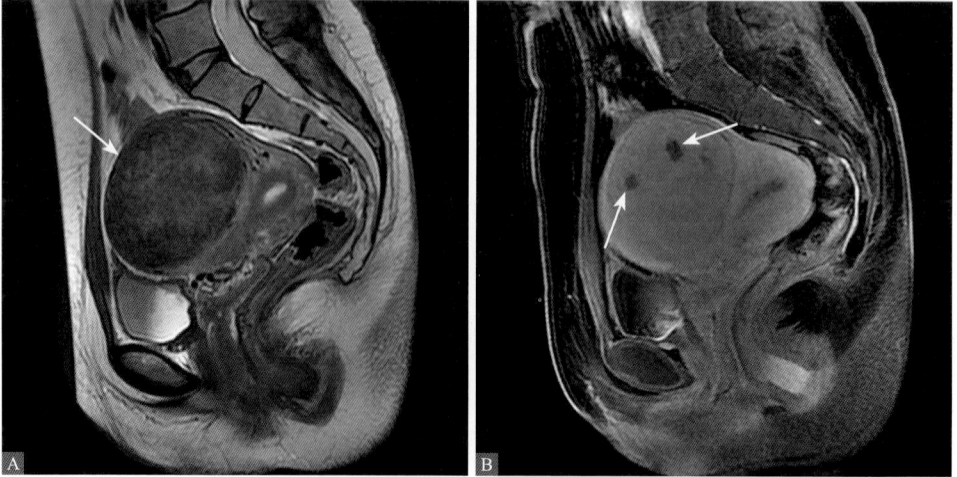

图 2-3-2　子宫前壁肌瘤

A. 矢状位（T₂WI）：显示子宫前壁肌壁间不均匀低信号实性肿块（白箭头）突出于子宫轮廓外；B. 矢状位（动态增强扫描晚期）：肿瘤明显不均匀强化，提示血供丰富，其内点片状低强化灶（白箭头），提示小囊变。

四、输卵管积水

　　输卵管积水在 CT 和 MRI 上表现为充满液体的管状结构，呈 C 形、S 形或腊肠形水样密度或信号。多囊样者各囊之间可见线状分隔，但多为不完全分隔，此为扩张扭曲的输卵管壁相互折叠而成，折叠的两段输卵管壁之间因具有脂肪线，CT增强扫描可呈"夹心饼"样结构。磁共振具有高软组织分辨率和多序列、多参数成像特点，观察附件区最好的位置是子宫矢状位与子宫横断位相结合，不仅可区分附件区域的管状结构，描述卵巢形态，也可通过观察输卵管内液体信号确定导致输卵管积水的病因。典型的磁共振信号特点为：T_1WI 加权低信号，T_2WI 加权高信号，DWI 呈低信号。多囊者可表现各囊信号不均，有时囊内积液因成分复杂致 T_1WI 信号表现各异，多为低或中等信号，T_2WI 信号不均匀高信号，可见分层样结构。输卵管积血或蛋白质含量高的物质（积脓），在 T_1WI 和 DWI 上为高信号，结合囊壁厚薄及强化表现，同时通过 DWI 结合 ADC 图信号常可鉴别，积脓有时可见液-液分层，腔内偶见气体信号较具特异性征象。Tukeva 等对比研究经阴道超声检查（transvaginal ultrasonography，TVUS）和 MRI 诊断盆腔炎症的敏感性、特异性和准确性分别为 81%、78%、80% 和 95%、89%、93%。CT 由于有X 线辐射不作为备孕或近期有生育需求妇女的常规检查方式。MRI 因准确率高、无辐射、无创性及多平面成像的优点，在妇科疾病的诊断中发挥越来越重要的作用。

五、其他疾病

其他疾病包括生殖道畸形（图 2-3-3）、急性附件炎、盆腔炎症、盆腔占位性肿物等可以导致不孕的常见病变，CT、MRI 检查也可以起到重要的诊断价值。

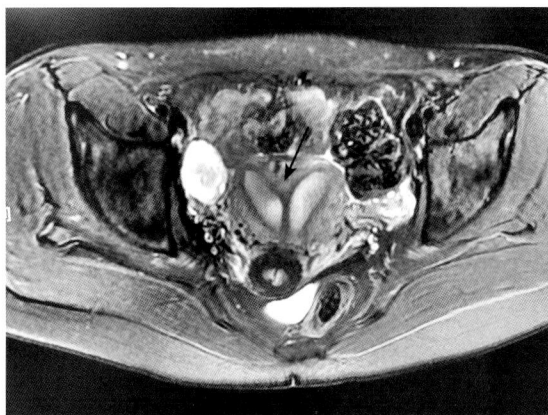

图 2-3-3 生殖道畸形（纵隔子宫）
横断位（T_2WI）：显示稍低信号的纵隔样结构（黑箭头）将宫腔分成左右两半部分。

（苗 杰 彭 松 张 雨）

第四节

输卵管造影正常表现

一、输卵管 X 线解剖分区及形态特点

输卵管 X 线解剖分为四段（图 2-4-1），自子宫腔到盆腔依次分为间质部、峡部、壶腹部、伞部。间质部为子宫角发出的子宫壁内的一小段，形态上常与峡部相似，差异不明显，有时管腔比峡部略显增粗。峡部管腔狭窄、粗细均匀，逐渐移行为壶腹部。壶腹部是输卵管最长的部分，管腔由近至远逐渐增粗，可有数个生理弯曲，甚至表现为迂曲，碘水图像上可以看到和输卵管走行一致、粗细均匀的黏膜褶皱。伞部又称漏斗部，远端通盆腔，因为形似漏斗，所以正常的伞部 X 线上没有显著特征，常表现为紧邻壶腹部远端散开状或云雾状对比剂充盈，边界不明显，只有当伞部发生粘连、阻塞、积水等异常，形成相对封闭的管腔时才可以观察到伞部边界和形态。宫角部常可见宫角括约肌的收缩（图 2-4-1A），勿认为是粘连性病变，也不要认为是间质部的起点，宫角括约肌受到强烈刺激后痉挛会使对比剂不能通过，导致宫角部假性梗阻。间质部和峡部分界点位于 X 线可见的第一个转折处，因为间质部在子宫壁内，不太可能转折，但有时见不到转折点，可能是由于间质部过短或缺失。双侧输卵管多数情况下位置和走行不对称，

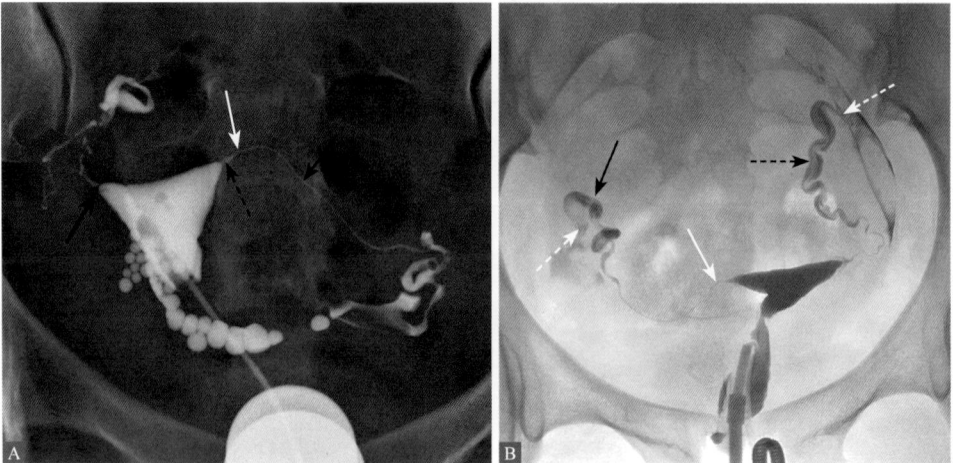

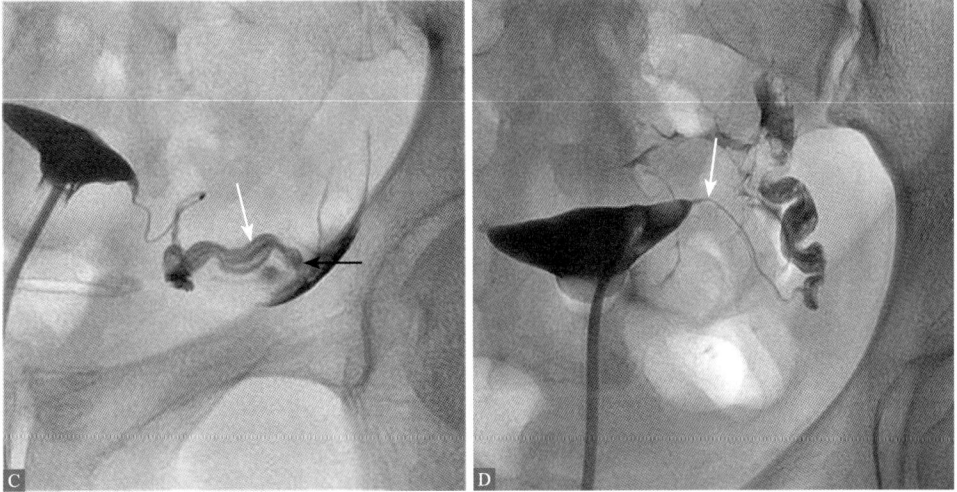

图 2-4-1 输卵管解剖分区

A. 间质部（白箭头），峡部（黑箭头），宫角（黑粗箭头），宫角括约肌的收缩（黑虚箭头）；
B. 间质部和峡部交界点（白箭头），壶腹部（黑箭头），黏膜皱襞（黑虚箭头），伞端（白虚箭头）；C. 黏膜（白箭头），伞端（黑箭头）；D. 间质部和峡部交界点（白箭头）。

这并不代表形态异常，而管腔粗细明显不对称往往提示输卵管功能异常。需要说明的是，上述正常造影表现是建立在输卵管通畅的基础上，若通畅度下降，输卵管未充分显影或未显影，则无法观察输卵管的解剖形态。

二、输卵管蠕动功能的 X 线征象

输卵管的肌肉收缩称为输卵管的蠕动。输卵管的蠕动有规律性，排卵前输卵管蠕动方向为宫角到伞端称为逆向蠕动，排卵后蠕动方向变化为伞端到宫角称为顺向蠕动。因为造影时间要选择在排卵前，所以检查主要体现输卵管的逆向蠕动功能，正常输卵管逆向蠕动频率平均为 12 次 /min。输卵管蠕动功能的 X 线征象分为直接征象和间接征象。直接征象是透视下观察到的输卵管蠕动波。间接征象是指延迟期输卵管内对比剂是否滞留。当延迟期看到输卵管明显有对比剂残留或滞留，提示输卵管蠕动功能下降，反之则为正常（图 2-4-2）。无特殊需要，不提倡长时间观察直接征象，尽量减少辐射剂量。

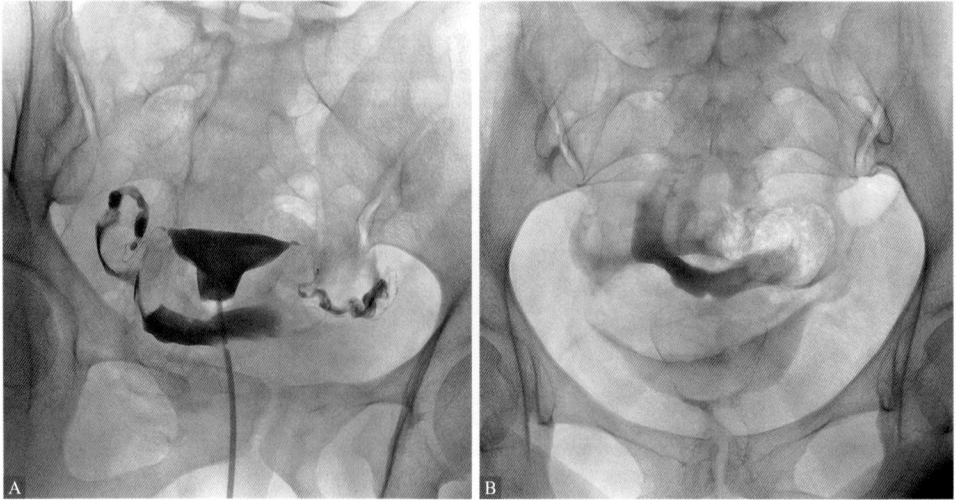

图 2-4-2　正常输卵管蠕动功能

A.充盈期输卵管通畅；B.延迟期显示双侧输卵管内未见对比剂滞留。

三、输卵管拾卵功能的间接判断

在排卵期，输卵管伞端黏膜的纤毛向输卵管壶腹部方向摆动捕获释放出来的卵细胞称为拾卵。拾卵过程输卵管的活动非常复杂，当输卵管伞端运动受限或下降时都会影响输卵管拾卵，其中伞端粘连是导致输卵管拾卵功能下降的主要原因之一。造影可以通过观察输卵管伞端是否粘连来间接判断输卵管的拾卵功能。

正常输卵管拾卵功能的 X 线征象表现为：对比剂顺利通过伞端弥散进入盆腔，自伞端溢出呈云雾状，延迟期输卵管远端无对比剂滞留和异常聚集。当输卵管伞端粘连，造影出现对比剂溢出呈喷射状或弥散受限及团片状聚集，延迟期输卵管伞端仍可见对比剂局部聚集弥散差，提示输卵管拾卵功能下降。

四、子宫、卵巢及盆腔环境的影像表现

（一）子宫的 X 线影像

子宫一般位于小骨盆的中央区域，完全居于正中的不多，多数呈屈曲位，在盆腔有较大的活动性，甚至膀胱和直肠的充盈程度都可以影响子宫的位置，这也是造影前建议排空大小便的原因之一。造影检查显示的是子宫腔的形态，位置可

高可低，也可以轻度偏左或偏右，正常的宫腔形态呈倒三角或是正三角形，其他形态如菱形、纺锤形等都是由于摄片角度没有很好地暴露宫腔最大截面。双侧宫角清晰、锐利，当宫角充盈不良欠锐利时可能会出现同侧输卵管不显影的假阳性堵塞。

宫腔下段与阴道相连接的是宫颈管，影像表现为细线样、圆柱形、纺锤形等（图2-4-3），边缘没有特异性。宫颈管的宽度随月经周期发生改变，增殖期雌激素使得宫颈管增宽，分泌期黄体酮使之变窄。

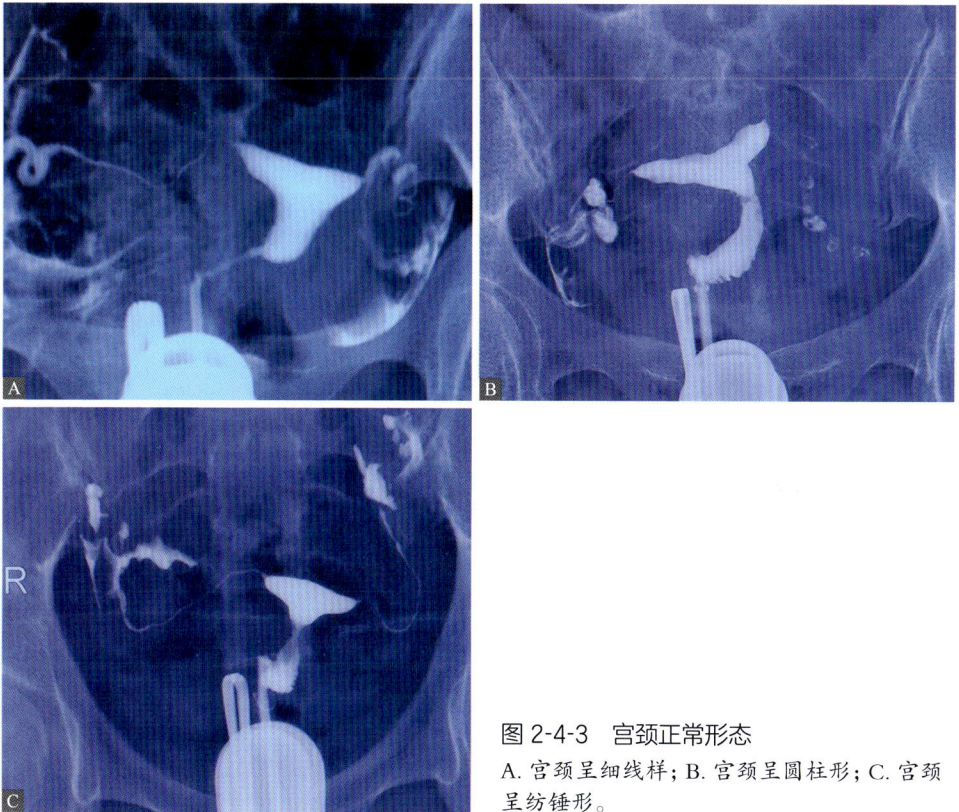

图 2-4-3　宫颈正常形态
A. 宫颈呈细线样；B. 宫颈呈圆柱形；C. 宫颈呈纺锤形。

（二）卵巢的 X 线影像

卵巢位于子宫的两侧，与输卵管伞部相邻，拇指大小。HSG 检查不能直接显示卵巢的影像，有时会间接地看到卵巢的轮廓。对比剂自伞端进入盆腔后在卵巢的位置弥散时看到的充盈缺损，就是卵巢的影像（图2-4-4）。

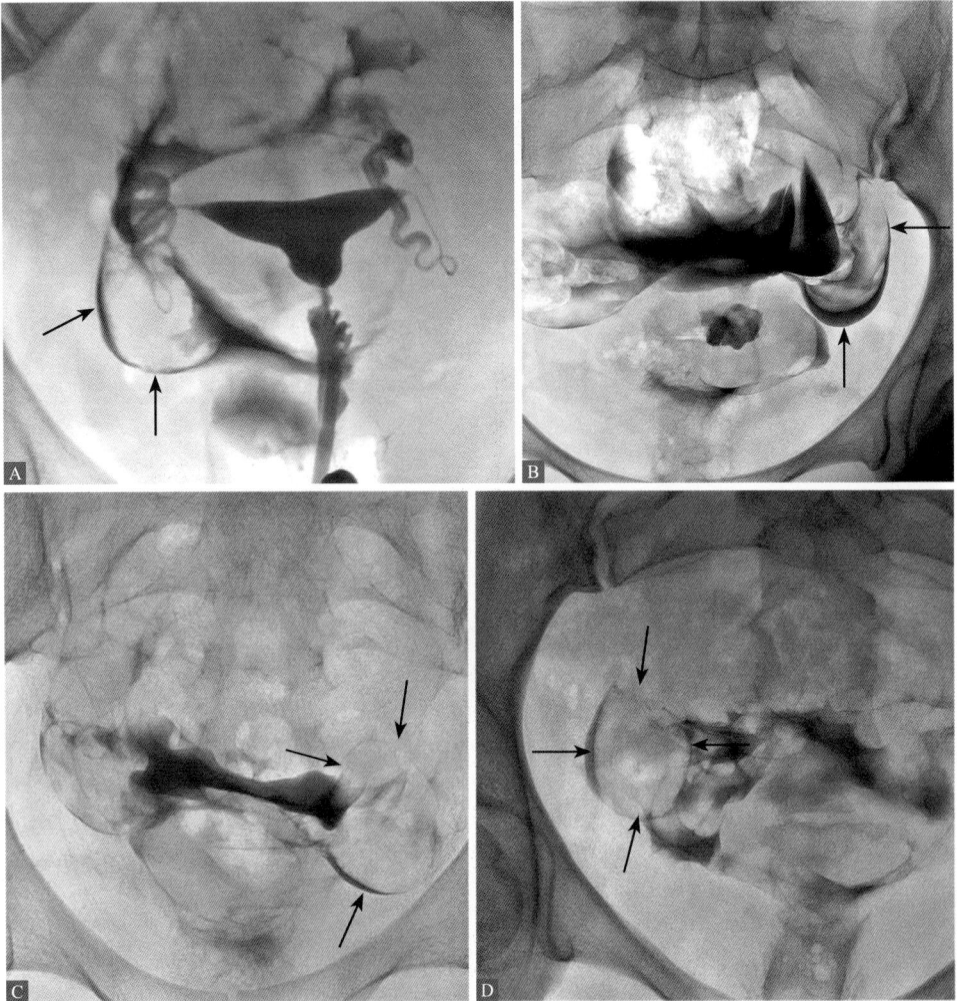

图 2-4-4 卵巢影像

A～D. 所指为边缘光滑、呈椭圆形的充盈缺损（黑箭头）。

（三）盆腔环境的影像评估

盆腔环境的评估是通过对比剂在盆腔内弥散的情况来间接判断，充盈期和延时期都能对盆腔环境进行评估，常需要双期对照观察，充盈期重点观察伞端周围的弥散情况，而延时期主要观察盆腔其他部位的病变（图 2-4-5）。油性（碘油）对比剂相比水性（碘水）对比剂灵敏度较低。水性对比剂在盆腔呈云雾状弥散，弥散范围广泛、均匀，提示盆腔环境佳，弥散局限、不均匀提示盆腔环境差。而

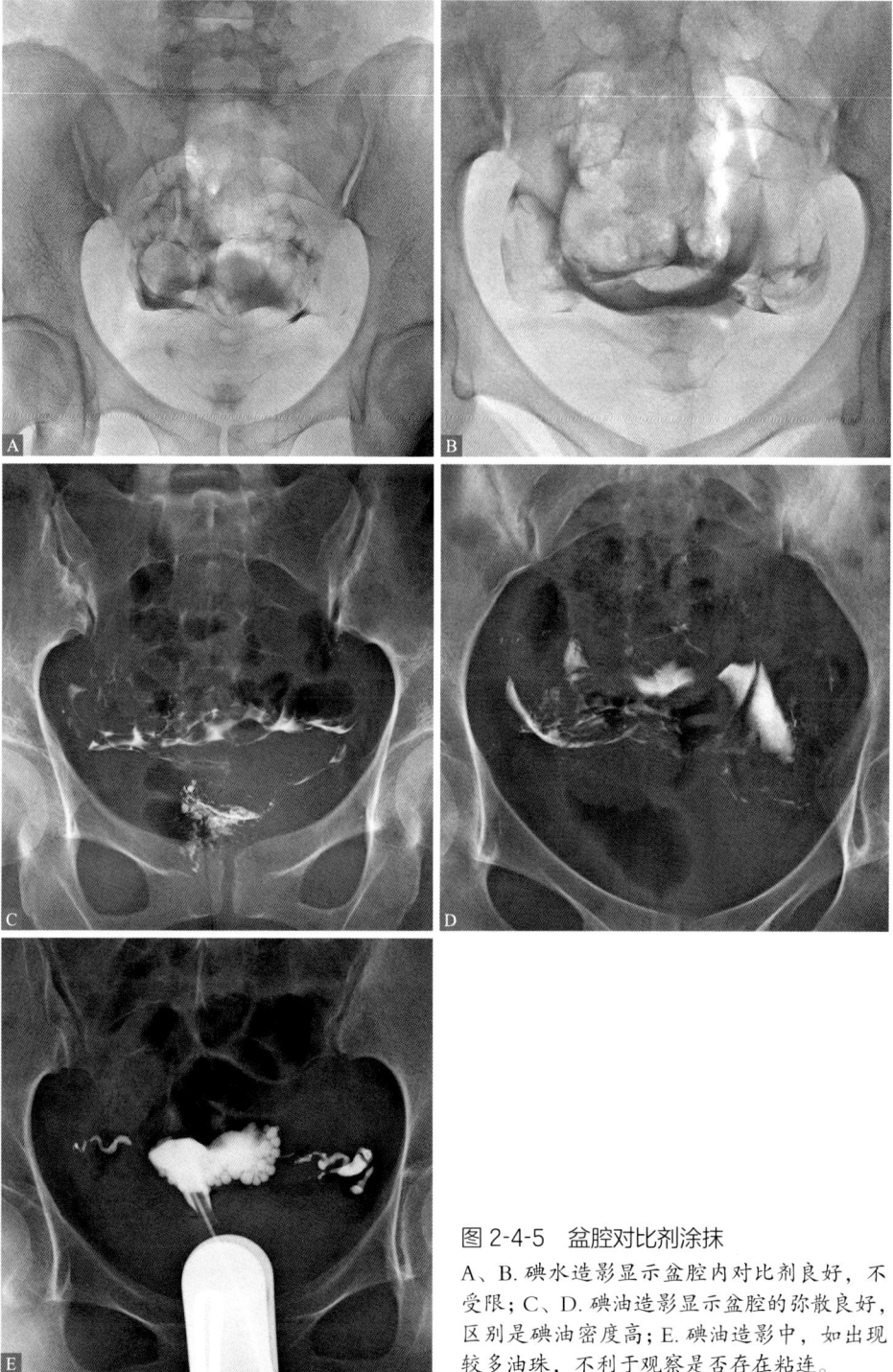

图 2-4-5 盆腔对比剂涂抹

A、B. 碘水造影显示盆腔内对比剂良好，不受限；C、D. 碘油造影显示盆腔的弥散良好，区别是碘油密度高；E. 碘油造影中，如出现较多油珠，不利于观察是否存在粘连。

油性对比剂由于黏滞性高，即使盆腔没有异常，延迟涂抹片也经常呈团状或片状聚集，并且有时延迟时间长反而弥散差，没有明显的特异性。

五、关于"伞端上举"一词的商榷

"伞端上举"又称输卵管上举，指输卵管伞端位置高于子宫水平，时常被误认为是输卵管性不孕的原因之一，在临床工作中经常有"伞端上举"的患者未经任何治疗而自然受孕。"伞端上举"并非一定是异常征象，与是否影响受孕更是无关，历来文献没有报道，是否"上举"不重要，重要的是输卵管周围是否有粘连，这不应作为专业术语写入诊断报告，但在临床工作中被广泛传称，故而在此进行阐述并与广大从业者商榷。所谓"伞端上举"见于以下三种情况。

（一）正常表现

输卵管远端在盆腔具有一定的活动范围起到拾卵的作用，位置可高可低，尤其当受到外来刺激或其他因素使伞端主动游离到子宫上方就表现为上举。这种输卵管"上举"不影响受孕，常常可以看到前后两次检查表现不一致（图2-4-6）。HSG表现为输卵管通畅，对比剂盆腔弥散均匀，仅有这种"上举"而无其他异常征象的无临床意义（图2-4-7）。

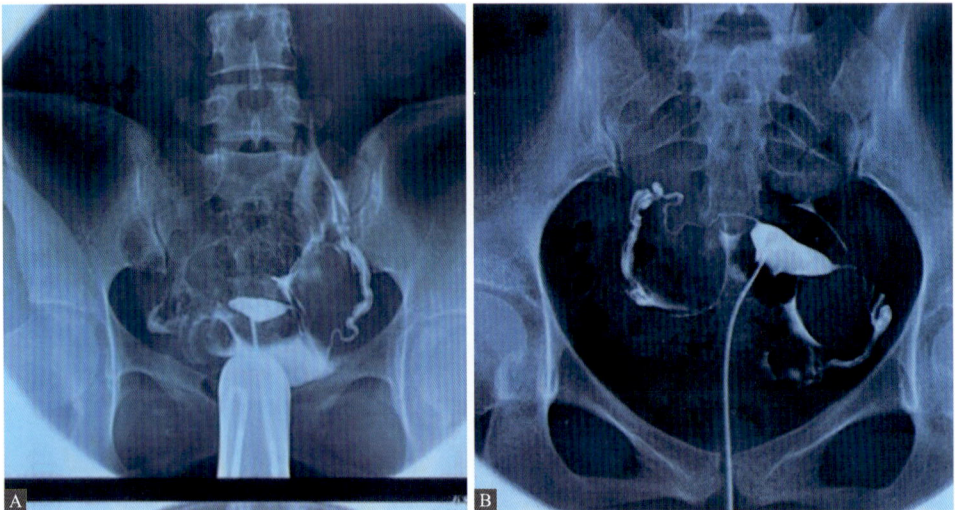

图 2-4-6 "伞端上举"复查对照

A.首次造影显示左侧输卵管"上举"；B.复查造影显示"上举"的输卵管回落。

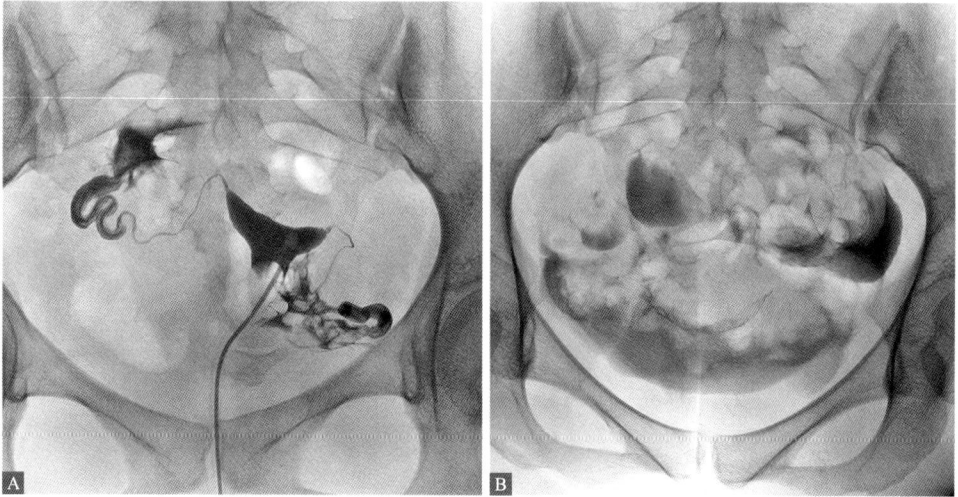

图 2-4-7 所谓的"伞端上举"
A. 充盈期右侧输卵管伞端位置较高；B. 延时片显示对比剂弥散良好，无粘连征象。

（二）异常"上举"

常是因为盆腔炎症、子宫内膜异位症、手术等原因导致输卵管伞端与盆腔组织粘连到子宫上方形成被动性上抬。这种"上举"由于伞端发生粘连使输卵管拾卵功能下降从而导致不孕，需要腹腔镜手术给输卵管"松绑"治疗。HSG 表现为输卵管形态欠自然，伞端上抬，远端对比剂局部聚集、弥散差，延时片输卵管伞端对比剂残留或弥散欠佳。

（三）先天性走行变异

临床并不常见，属于先天发育问题，常伴有子宫畸形和卵巢位置异常。HSG表现为输卵管通畅，形态上有时会变长，输卵管伞端位置上举到髂嵴水平甚至超出了盆腔，对比剂可见弥散到盆腔外的上腹部，延迟期对比剂弥散较均匀，伞端无对比剂滞留。

（苗 杰 王进华 彭 松 郑 国）

第三章

输卵管性不孕相关
疾病及治疗

第一节
输 卵 管 炎

一、输卵管炎与性传播疾病

输卵管炎属于盆腔炎性疾病（pelvic inflammatory disease，PID）的一类，盆腔炎性疾病是指女性上生殖道的一组感染性疾病，主要包括子宫内膜炎（endometritis）、输卵管炎（salpingitis）、输卵管卵巢脓肿（tubo-ovarian abscess，TOA）及盆腔腹膜炎（pelvic peritonitis），盆腔炎性疾病多发生在性活跃的生育期妇女，由多种微生物感染所致。

急性盆腔炎性疾病（APID）指微生物从阴道和子宫颈管内膜上行传播到子宫内膜、输卵管及其邻近组织而引起的上生殖道炎症。慢性盆腔炎性疾病（CPID）多为 APID 治疗不彻底或治疗不当，或患者体质较差、病程迁延所致，也有部分患者起病隐匿，无明显 APID 病史。

近年来，有学者提出"无症状"（asymptoms）或"非典型"（atypical）PID 的概念，指妇女有继发于输卵管瘢痕和 / 或粘连所致的不孕，但是并没有 PID 的病史，尽管输卵管瘢痕可以证实 PID 过去确实以无症状的形式发生过。"无症状"PID 并不是完全没有症状，可能出现不典型的临床表现未被重视以致未发现或诊断 PID，这种"隐匿性"PID 可能与临床症状明显者相比更为普遍。

性传播疾病（sexually transmitted disease，STD）是由性行为引起的生殖器间或生殖器外接触传染的一组疾病。性传播疾病易并发急性盆腔炎性疾病，目前认为引发盆腔炎性疾病的主要性传播疾病病原体为淋病奈瑟球菌（neisseria gonorrhoeae，NG）、沙眼衣原体（chlamydia trachomatis，CT）、生殖支原体（mycoplasma genitalium，MG）、解脲支原体（ureaplasma urealyticum，UU）、人型支原体（Mycoplasma hominis，MH）等。急性盆腔炎性疾病可由单一性传播疾病病原体感染，也可由多种病原体混合感染所致。

淋病奈瑟球菌是引起性传播盆腔炎性疾病主要病原体，淋病奈瑟球菌侵袭生殖、泌尿系统黏膜的柱状上皮与移行上皮，几乎全部由性交传播，感染后以尿道、生殖道脓性分泌物、急性盆腔炎性疾病等为主要症状。在子宫颈、子宫内膜、输卵管、腹腔液及肝脏均可培养出该菌，且多数伴有其他病原体的混合感染，也就是说，盆腔炎可能不只是由淋病奈瑟球菌所引起的，但淋病奈瑟球菌往往是其他细菌继发感染的先驱。淋病奈瑟球菌所致盆腔炎性疾病多于月经期或月经后 7 天内发病，起病急，可伴有高热，体温在 38℃ 以上，也可引起输卵管积脓，对抗生素治疗通常敏感。

沙眼衣原体是一种常见的性传播疾病病原体，沙眼衣原体感染后症状常隐匿，不易及时诊治，更易传播和蔓延。相关文献报道，在欧美一些国家沙眼衣原体感染的发病率已超过淋病而占据首位，在我国沙眼衣原体感染引起的盆腔炎性疾病也呈逐年增多的趋势。

女性泌尿生殖道黏膜感染沙眼衣原体后可上行感染造成盆腔炎性疾病。临床症状较厌氧菌及淋病奈瑟球菌感染者轻，腹腔镜检查有时可见输卵管炎症较重，一般认为是由于衣原体外膜上的热休克蛋白 60、脂多糖等作为致敏原诱导迟发型变态反应，而非沙眼衣原体本身感染引起。

生殖道支原体是指与生殖器官感染有关的支原体类病原体，包括生殖支原体（Mg）、解脲支原体（UU）、人型支原体（MH）等，是引起急性盆腔炎性疾病的潜在致病菌之一。支原体感染主要通过性接触传播。女性生殖道支原体感染通常无明显症状，且由于支原体感染的潜伏期比较长，不易在早期作出诊断。研究发现，急性盆腔炎性疾病患者绝大多数可在阴道后穹隆检出一种或一种以上的支原体，混合感染超过 50%，生殖道支原体是否是独立致病因素以及如何参与盆腔炎的致病仍然需要进一步的研究。

更多情况下，慢性输卵管炎患者生殖道内保持自身相对微生态平衡而不表现出明显的临床症状。临床上，慢性输卵管炎患者在急性感染而表现症状时，检测可呈阳性，但经过有效治疗后，或还反复呈阳性，这时需根据患者症状及支原体计数来判断是否需抗生素治疗。

性传播疾病病原体与盆腔炎性疾病之间的相关性日益明显，性传播疾病的流行常伴随急性盆腔炎性疾病的流行，如延误治疗最终将导致慢性盆腔痛、异位妊娠和不孕等一系列后遗症的发生。

二、易感因素及病理变化

（一）其他输卵管炎的易感因素

1. **不洁的性生活和不注意卫生**　如果性生活前后没有做好清洁工作，或是月经期同房，都有可能造成菌群上行感染，引起盆腔炎性疾病。当病菌侵袭至输卵管，则引起输卵管炎。

2．**邻近器官感染**　输卵管周围组织或器官发生炎症时，都可能会侵及输卵管，使输卵管发生炎症，如宫颈炎、子宫内膜炎等炎症逆行感染，都有可能会侵及输卵管，甚至阑尾炎、盆腔炎等可通过直接接触，蔓延至输卵管而引发输卵管炎。

3．**宫腔操作史**　一些输卵管炎的发生与不严格的无菌手术操作有关，如宫内节育器的放置和取出、刮宫手术、输卵管通液、输卵管碘油造影等等。

最容易发生感染的时间是月经后、流产后或分娩后。月经期子宫内膜剥脱的创面或流产、分娩时所造成的胎盘剥离面及产道的损伤面，都是病原体感染内生殖器的途径。

（二）输卵管炎的病理变化

病原体传播途径不同，急性输卵管炎有不同的病理变化特点。

1．**病原体经子宫内膜向上蔓延**　引起输卵管黏膜炎，输卵管黏膜出现肿胀、水肿及充血等，伴大量中性粒细胞浸润，严重时输卵管上皮可发生退行性病变或出现成片脱落，造成输卵管黏膜粘连，使输卵管管腔及伞端发生闭锁，若在管腔内有脓液积聚则导致输卵管积脓的形成。淋病奈瑟球菌、大肠埃希菌及类杆菌等可直接造成输卵管上皮损伤。除此之外，其内毒素可引起输卵管纤毛脱落，致使输卵管运输功能减退甚至丧失。衣原体感染后可引起交叉免疫反应，损伤输卵管，严重时导致输卵管黏膜结构及功能均受到破坏，引起盆腔粘连。

2．**病原体经子宫颈淋巴播散**　首先通过宫旁结缔组织侵及浆膜层，造成输卵管周围炎，然后侵及输卵管肌层，输卵管黏膜层可不受累或受累较轻。病变以输卵管间质炎为主，其管腔常因肌壁增厚变窄，但仍可保持通畅。轻者输卵管表现为轻度充血、肿胀、略增粗；严重者输卵管可明显增粗、弯曲，纤维素性脓性渗出物增多，与周围组织发生粘连。

若盆腔炎性疾病未得到及时正确的诊断或治疗，可能会发生盆腔炎性疾病后遗症（sequelae of PID）。主要病理改变为组织破坏、广泛粘连、增生及瘢痕形成，导致：①输卵管增生、增粗，输卵管阻塞；②输卵管卵巢粘连形成输卵管卵巢肿块；③输卵管伞端闭锁、浆液性渗出物聚集形成输卵管积水或输卵管积脓；④以主韧带、骶韧带为主要受累部位的盆腔结缔组织增生、变厚，若病变广泛，可造成子宫位置固定。

（陈秋彤　李晓冬　李晓茜）

第二节
输卵管妊娠

输卵管壁中层为平滑肌层，常有节律性地收缩，能引起输卵管由远端向近端蠕动，内层为黏膜层，该层纤维细胞的纤毛摆动有助于运送卵子。输卵管是精子与卵子相遇受精的场所，也是向宫腔运送受精卵的通道。输卵管妊娠是指因某些原因导致受精卵在输卵管运行中受阻并在输卵管某一部分着床、发育。以壶腹部妊娠为最多，占 50%~70%；其次为峡部，占 30%~40%；伞部、间质部最少见，占 1%~2%。

一、病因

（一）影响受精卵进入宫腔的因素

1. **输卵管炎症** 输卵管炎症主要包括输卵管黏膜炎和输卵管周围炎，这是引起输卵管妊娠的常见原因。黏膜炎可以导致输卵管上皮不同程度破坏，黏膜皱襞粘连，管腔未完全阻塞，阻碍受精卵正常运行。因各种原因引起盆腔感染、盆腔手术后、盆腔子宫内膜异位症等导致输卵管周围粘连，使输卵管机械性扭曲或压迫管腔，影响输卵管的正常蠕动，导致输卵管妊娠。

2. **输卵管发育不良或功能异常** 输卵管发育异常如输卵管过长、肌层发育差、黏膜纤毛缺乏、憩室、副伞等可引起输卵管痉挛和蠕动异常，干扰受精卵的正常运送。输卵管功能异常如输卵管手术。

3. **盆腔肿瘤** 盆腔肿瘤如子宫肌瘤、卵巢肿瘤等压迫或牵拉输卵管，使之走行改变、扭曲，管腔部分阻塞、变细，影响受精卵运行引起输卵管妊娠。

（二）促使受精卵在输卵管种植的因素

1. **受精卵游走** 受精卵运行至宫腔后游走至对侧输卵管并种植；受精卵向腹腔运行并在腹腔内游走，被对侧输卵管伞捡拾，并在该处种植，两者均可造成输卵管妊娠。

2. **内分泌因素** 雌激素、孕激素平衡失调，孕酮水平下降等，导致输卵管纤毛蠕动异常可导致输卵管妊娠的发生。

3．输卵管腔的内环境改变　输卵管腔内的环境不正常，受精卵透明带提前溶解，受精卵提前在输卵管内种植以致发生输卵管妊娠。

（三）发生输卵管妊娠的其他相关因素

宫内节育器、口服避孕药、性传播疾病、吸烟、辅助生育技术等影响输卵管蠕动，引起输卵管妊娠，另外，宫腔环境对输卵管妊娠发病的影响值得进一步研究。

二、病理变化

（一）输卵管妊娠流产

多见于输卵管壶腹部妊娠，多发生在妊娠 3 个月。流产可以是完全性或不完全性的，妊娠产物由于输卵管肌层的逆行性收缩，被全部挤出来为完全性流产，只有部分妊娠产物排出来，而仍有小部分留在输卵管内，为不完全性流产。

（二）输卵管妊娠破裂

指胚胎在输卵管内继续生长，直至管壁自然破裂，妊娠物则流入腹腔，并伴有出血。管腔内压力的突然变化或者患者突然用力或遇外力等，都可能引起输卵管破裂。输卵管峡部和间质部因不易扩张，故破裂的机会较多。

（三）胚胎在输卵管内死亡

胚胎死亡，胚囊剥离，胚囊进入输卵管腔，输卵管过度扩张，胚囊逐渐完全或部分被吸收。如果胚囊未被完全吸收，亦未被作出诊断，因其他原因进行腹腔或盆腔手术被发现，显微镜检查时可发现玻璃样变性的绒毛。

（四）输卵管胎块

在妊娠 30～40 天，由于胚囊内压升高，胚胎的包蜕膜发生破裂，受精卵和血液排入输卵管腔称输卵管胎块。

（五）继发性腹腔妊娠

发生输卵管妊娠流产或破裂后，胚胎从输卵管排出到腹腔或阔韧带，多数死亡，不会再生长发育。但偶尔也有存活者，若存活胚胎继续生长发育形成继发性腹腔妊娠，若破裂口在阔韧带内，可发展为阔韧带妊娠。

（六）子宫的变化

子宫增大变软，子宫内膜出现蜕膜反应。

三、对输卵管生殖功能的影响

有研究报道既往有输卵管手术史，是异位妊娠的高危因素，有输卵管妊娠史者行输卵管整形术后妊娠率较无输卵管妊娠史者明显降低，术后异位妊娠率达10.5%，异位妊娠保留输卵管手术患者术后异位妊娠率为8.75%，故有输卵管妊娠史的输卵管梗阻患者推荐直接行体外受精（in vitro fertilization，IVF）治疗。

输卵管妊娠患者行保守手术不增加术后妊娠率，但持续性异位妊娠率升高，既往输卵管手术史是输卵管异位妊娠的最大危险因素，有输卵管手术史者发生异位妊娠的概率是无输卵管手术史者4倍，因此对输卵管术后的输卵管妊娠，推荐行输卵管切除术。

输卵管间质部妊娠治疗后，对于另一侧输卵管正常的输卵管妊娠患者，输卵管切开取胚术和输卵管切除术两组间后续自然妊娠率、重复异位妊娠率差异无统计学意义。输卵管间质部妊娠少见，但随着辅助生殖技术的开展，其发生率有增高趋势，关于其后续自然妊娠率、重复异位妊娠率尚缺乏报道。输卵管间质部妊娠患者经治疗后仍有高于正常人群的再次异位妊娠风险，建议无生育要求的妇女长期避孕。有生育要求的妇女再次妊娠时，应尽早行超声检查明确孕囊着床位置。输卵管间质部妊娠行宫角楔形切除的患者应严格避孕1年以上再妊娠。改良输卵管间质部妊娠开窗取胚术，一般建议术后3个月可再妊娠。输卵管间质部妊娠术后存在再次妊娠后子宫破裂的风险，对于有输卵管间质部妊娠手术史、妊娠期间或分娩期出现上腹部疼痛等不适的患者，需警惕子宫破裂的可能。推荐意见：输卵管间质部妊娠患者治疗后需严密随访，建议无生育要求者长期避孕。

（蔺会兰　李晓冬　任永才）

第三节
输卵管性不孕相关治疗

一、腹腔镜探查

女性不孕症因素中，盆腔因素占 35%。主要是指：

（1）先天性生殖系统畸形：包括米勒管发育不全等。

（2）子宫颈因素：包括子宫颈机能不全、其他子宫颈病变等。

（3）子宫体病变：包括子宫内膜病变、子宫肿瘤、宫腔粘连等。

（4）输卵管及其周围病变：包括输卵管梗阻、输卵管周围粘连、输卵管积水、盆腔粘连等。

（5）子宫内膜异位症。

腹腔镜可在直接视觉下检查盆腔生殖系统解剖，可以弥补 HSG 在检测输卵管通畅性及输卵管功能方面的不足，发现输卵管结构异常，如输卵管周围及伞端粘连等，因此在临床实践中被认为是判断输卵管通畅度的金标准。根据 2013 年 NICE 临床指南指出输卵管通畅评估，对于既往合并盆腔炎性疾病、异位妊娠、子宫内膜异位症等病史的女性，应该通过子宫输卵管造影术筛查输卵管通畅度，因相比单纯腹腔镜，HSG 具有微创、更有效利用资源的特点。然而，子宫输卵管造影术中显示输卵管通畅并不表明拾卵会正常发生。例如，患有严重子宫内膜异位症的妇女可能有粘连于子宫直肠陷凹的卵巢和正常的输卵管。对于考虑有上述合并症的女性患者，腹腔镜下行输卵管通液术可以同时对输卵管和盆腔其他情况进行评估。因此，腹腔镜下输卵管通液术可以弥补 HSG 的不足。也有研究表明在 HSG 检查正常或是单输卵管堵塞中腹腔镜检查出盆腔病变，以轻度子宫内膜异位为主，不影响不明原因不孕症的基本诊治管理。根据美国生殖医学会指南，下列情况下需行腹腔镜检查：不明原因不孕的妇女；有子宫内膜异位症体征和症状；被怀疑有输卵管粘连的疾病；不孕症女性不常规进行诊断性腹腔镜检查。因此，不建议腹腔镜作为输卵管通畅度的首选初筛检查，而是在有指征情况下选择性进行。

二、输卵管整形术

1. **输卵管整形** 包括盆腔粘连分离术、输卵管整形术及复通术。大网膜、肠管与子宫、双侧附件区脏器间的粘连，均属于盆腔粘连。其没有特定的性质与形状，子宫、卵巢、输卵管、直肠及大网膜可以相互粘连，有单纯粘连也有复杂粘连，有疏松粘连亦有紧密粘连，结果使输卵管变形与异位。手术时应尽可能彻底分离各种粘连，使盆腔各器官尽量恢复正常的解剖关系和正常形态。

2. **分离输卵管** 粘连时尽量避免损伤血管，减少浆膜组织缺失。止血以缝合为佳，必要时点状电凝。创面尽可能腹膜化，闭合浆膜层，减少裸露的创面组织，这样可有效减少术后再粘连的发生。

3. **输卵管伞端粘连分离与整形术** 伞部粘连有多种形式，完全粘连成盲端导致输卵管积水，不完全粘连成"桥状"粘连、"地漏样"粘连及狭窄环等，均影响拾卵功能。手术应锐性分离粘连，扩大伞口，修剪瘢痕，薄化伞瓣使伞部重建正常形态。将其边缘外翻，间断缝合固定，使伞部黏膜外展，暴露伞口，防止粘连复发。

行输卵管壶腹部造口术时因伞部损害严重而丧失功能者，或伞端组织粘连包裹、缺失，应切除伞部组织，沿外侧端纵行剪开盲端呈 3～4 瓣，薄化伞瓣并做外翻固定缝合，形成新的伞端。

4. **输卵管结节切除及吻合术** 输卵管被局部炎性结节或异位结节阻塞，可将其切除，再重新行断端吻合，恢复其通畅度。

5. **输卵管宫角吻合术** 间质部完好而峡部部分损害及阻塞者将其切除，再行吻合术恢复其通畅度。

6. **输卵管宫腔内移植术** 输卵管间质部严重阻塞，峡部及远端完好者，切除间质部，将输卵管移植到宫腔。

7. **输卵管管腔扩张术** 如果输卵管某段管腔狭窄，可使狭窄部位的粘连分开，增加其腔内的宽度及通畅度。

手术后治疗的重点是预防再感染及粘连。

三、宫腔镜下输卵管栓塞术

输卵管疾病相关不孕占女性不孕症的 25%～35%，其中输卵管积水占比达 30%，输卵管积水的治疗需根据输卵管积水的程度、患者年龄、卵巢储备功能、是否存在其他不孕症因素等选择个体化治疗方案。可以分为经腹输卵管切除术、输卵管造口术、输卵管近端阻断、远端造口术等，经阴道输卵管积水抽吸术以及输卵管栓塞术。目前经腹手术以腹腔镜手术为主，经阴道手术主要包括输卵管积水抽吸和输卵管栓塞术。

当存在预估腹腔镜手术困难或手术禁忌时，除放射设备引导下的输卵管栓塞术外，还可在宫腔镜下放置微弹簧圈对输卵管近端进行机械性栓塞，术中在宫腔镜直视下通过微导管将微弹簧圈送至输卵管间质部及峡部完成栓塞。微型弹簧圈是由铂金或镍铬合金制成，临床上主要用于血管的栓塞，微弹簧圈上附有纤维绒毛，可增加与输卵管内壁的相容性，术后经过一段时间微弹簧圈周围会发生无菌性炎症，从而进一步加强栓塞的效果。

手术适应证、禁忌证均同介入栓塞术，手术风险除介入栓塞术，还有宫腔镜手术风险如气体栓塞、稀释性低钠血症、宫腔镜子宫损伤、穿孔等。术前、术后护理同介入栓塞术。

四、辅助生殖技术的应用

辅助生殖技术（assisted reproductive technology，ART）是指采用医疗辅助手段使不育夫妇妊娠的技术，包括人工授精（artificial insemination，AI）和体外受精 - 胚胎移植（in vitro fertilization-embryo transfer，IVF-ET）及其衍生技术两大类。

人工授精是指用人工方式将精液注入女性体内以取代性交途径使其妊娠的一种方法。根据精液来源不同，分为夫精液人工授精（artificial insemination by husband，AIH）和供精人工授精（artificial insemination by donor，AID）。

体外受精 - 胚胎移植技术及其各种衍生技术是指从女性体内取出卵子，在器皿内培养后，加入经技术处理的精子，待卵子受精后，继续培养，到形成早期胚胎时，再转移到子宫内着床，发育成胎儿直至分娩的技术。体外受精 - 胚胎移植及其衍生技术主要包括体外受精 - 胚胎移植（IVF-ET）、合子输卵管内移植（zygote intrafallopian transfer，ZIFT）、卵胞质内单精子显微注射（intracytoplasmic sperm injection，ICSI）、冻胚移植（frozen embryo transfer，FET）、植入前遗传学诊断（preimplantation genetic diagnosis，PGD）等。

五、输卵管性不孕的中医治疗

输卵管相当于中医古文献中的"胞络""两歧"，中医古籍中未明确提出"输卵管性不孕"的概念，但根据其临床症状及体征特点，可将其归属于中医学"妇人腹痛""断续""癥瘕"等范畴。

（一）病因病机

本病的发病是由于内外各种病理因素导致气机不畅，致使瘀血、痰湿等病理产物积聚于输卵管，堵塞胞络，最终致使男女生殖之精不能结合而发为不孕。临床常见病理因素有湿热瘀滞、气滞血瘀、寒凝血瘀、痰瘀互结、气虚血瘀、肾虚血瘀等。

1. **湿热瘀滞**　经行前后或产后，湿热之邪侵入，与气血相搏，或痰湿蕴结日久化热，结于输卵管，日久则输卵管通畅度下降，甚则阻塞不通而不孕。

2. **气滞血瘀**　素体抑郁，忧思郁怒，肝气郁结，阻滞经络，血行不畅，瘀血阻滞于胞络，造成输卵管不通而发为不孕。

3. **寒凝血瘀**　素体阳虚，经期、产后感受寒邪，或过食生冷，寒邪客于冲任经络，与血相搏，气血凝滞不畅而致不孕。

4. **痰瘀互结**　素有痰湿内蕴，或脾阳亏虚，饮食不节；脾虚健运失司，无法运化水湿，凝而成痰，痰浊与气血相搏，痰湿瘀结，壅阻冲任胞络，致输卵管阻塞而发为不孕。

5. **气虚血瘀**　素体气虚，或因思虑过度、劳倦所伤，或大病后耗伤阳气，气虚无力运血，血行不畅而致血瘀，瘀血阻滞输卵管而发为不孕。

6. **肾虚血瘀**　先天不足，后天房劳多产，损伤肾气，肾阳不足，则血失温煦，运行迟滞；肾阴亏虚，虚火内生，热灼血瘀，瘀血阻结于冲任脉络而致输卵管阻塞。

（二）辨证论治

1. **辨证要点**　根据患者的主要症状、体征，以及月经的量、色、质和舌苔脉象辨别虚实、寒热。

2. **治疗原则**　以化瘀通络为治疗原则，依据辨证，分别佐以理气活血、温经散寒、化痰祛湿、补气益肾等治法。

（三）分型论治

1. 湿热瘀滞证

（1）主要证候：平素月经量多，色红质稠，有血块，带下量多，色黄质黏，味臭；身热，口渴，身体沉重，或伴腰骶部疼痛，小便不利，大便不爽；舌质紫红，苔黄腻，脉滑数或涩。

（2）证候分析：湿热之邪侵入冲任、胞宫胞络，湿热扰血，故月经量多，血稠有块；湿热壅遏下焦，故白带量多色黄，小便不利，大便不爽；湿性重浊黏滞，易阻遏气机，故身体发热、沉重，热邪烧伤津液，故而口渴；舌质紫红，苔黄腻，脉滑数或涩均为湿热瘀阻之象。

（3）治法：清热除湿，化瘀通络。

（4）方药：清热调血汤加减。当归、川芎、白芍、生地黄、黄连、牡丹皮、郁金、延胡索、桃仁、红花、败酱草、赤芍、红藤。

2．气滞血瘀证

（1）主要证候：经前或经期小腹胀痛或刺痛，经量或多或少，有血块，色暗；经前乳房胀痛，心烦易怒，口干便结；舌质紫暗或有瘀点、瘀斑，脉弦涩。

（2）证候分析：素体抑郁，肝气不舒，气血郁滞，"不通则痛"，故而经前或经期小腹胀痛或刺痛；肝郁气滞，经络不畅，故乳房胀痛；气有余便生火，肝火旺则心烦易怒；舌质紫暗或有瘀点、瘀斑，脉弦涩均为气滞血瘀之象。

（3）治法：理气活血，化瘀通络。

（4）方药：膈下逐瘀汤加减。桃仁、红花、当归、赤芍、乌药、延胡索、牡丹皮、川芎、五灵脂、香附、甘草、路路通。

3．寒凝血瘀证

（1）主要证候：经前或经期小腹冷痛，得热痛减；月经期延后；平素形寒肢冷，小便清长，大便不实；舌质淡胖，紫暗，或有瘀点、瘀斑，苔白，脉沉迟而涩。

（2）证候分析：寒邪凝滞于冲任胞络，致气血运行不畅，故小腹冷痛；寒气得热则化，血行通畅，故得热痛减；寒凝血瘀，冲任不调，故月经延后；寒邪盛于体内，阳气被遏，故形寒肢冷。舌质淡胖，紫暗，或有瘀点、瘀斑，苔白，脉沉迟而涩均为寒凝血瘀之象。

（3）治法：温经散寒，化瘀通络。

（4）方药：少腹逐瘀汤加减。干姜、小茴香、肉桂、当归、川芎、赤芍、没药、延胡索、蒲黄、五灵脂。

4．痰瘀互结证

（1）主要证候：月经后期，有血块，带下量多，色白质稠；形体肥胖，时有头晕，身体沉重，口干，胸闷纳呆，痰多；舌质紫暗，有瘀点、瘀斑，苔白腻，脉滑或涩。

（2）证候分析：痰瘀互结于少腹，气血运行不畅，冲任失调，故月经后期，经期有血块；痰湿下注，故可见带下量多，色白；痰湿困脾，脾失运化，无法运化水湿，故形态肥胖，身体沉重，痰多；气机不利，故胸闷纳呆。舌质紫暗，有瘀点、瘀斑，苔白腻，脉滑或涩均为痰瘀互结之象。

（3）治法：活血行瘀，化痰通络。

（4）方药：苍附导痰汤加减。苍术、醋香附、清半夏、陈皮、胆南星、茯苓、白术、炒枳壳、生山楂、醋三棱、醋莪术。

5. 气虚血瘀证

（1）主要证候：月经或延后，经量或多或少，或有血块，经色暗质稀；平素神疲乏力，少气懒言，大便溏；舌淡胖，或有瘀点、瘀斑，苔薄白，脉沉弱或涩。

（2）证候分析：素体气虚，无力运行血液，瘀血阻滞冲任胞脉，故而月经异常；气虚无力，则神疲少气；舌淡胖，或有瘀点、瘀斑，苔薄白，脉沉弱或涩均为气虚血瘀之象。

（3）治法：益气活血，化瘀通络。

（4）方药：少腹逐瘀汤加减。干姜、小茴香、肉桂、当归、川芎、赤芍、没药、延胡索、蒲黄、五灵脂、黄芪、白术、党参。

6. 肾虚血瘀证

（1）主要证候：平素腰膝酸软，面色晦暗，头晕耳鸣，夜尿频繁，或性欲减退；舌质淡暗，苔白，脉沉细涩。

（2）证候分析：腰为肾之府，肾气亏虚则易腰膝酸软；肾开窍于耳，肾气不足故而头晕耳鸣，面色晦暗；肾与膀胱相表里，肾虚则膀胱气化不利，则夜尿频繁。舌质淡暗，苔白，脉沉细涩均为肾虚血瘀之象。

（3）治法：补肾活血，化瘀通络。

（4）方药：毓麟珠加减。当归、熟地黄、川芎、白芍、党参、白术、炙甘草、茯苓、菟丝子、盐杜仲、鹿角霜、牡丹皮、桃仁、红花、丹参。

（四）其他治疗

1. 中药热敷　将含有中药方的热奄包隔水蒸 20～30 分钟，放置小腹部两侧，使药物在热力的作用下，以局部渗透的方式作用于病灶，改善盆腔血液循环，增强输卵管黏膜上皮纤毛的摆动功能，有利于粘连组织松解及炎症吸收。热敷中药多采用具有活血祛瘀、温经通络作用的中药，如艾叶、花椒、红花、当归、皂角刺、鸡血藤、透骨草等。

2. 中药灌肠　直肠与输卵管紧密相邻，将中药液经直肠给药并保留半小时，药液被直肠直接吸收，可直达病灶，作用于病变部位。灌肠使用的中药多为清热利湿、行气活血化瘀药物，如红花、桃仁、三棱、莪术、大血藤、败酱草、路路通、当归、皂角刺等。

3.**针灸治疗** 通过针刺经络穴位调理气血冲任，达到活血化瘀通络的作用，以疏通输卵管。取穴中极、气海、关元、子宫、足三里、三阴交、太溪等，平补平泻法。

（五）临证要点

临床常见的输卵管性不孕多为虚实夹杂之证，虚者以肾虚、气虚为主，实者根本在于血瘀，故临证需辨证论治，多标本同治，同时以内治与外治法联合应用，以期达到最佳疗效。

（杨　霞　张雨露　李亚敏）

第四章

子宫输卵管造影术及异常表现

第一节
子宫输卵管造影术技术规范

子宫输卵管造影（hysterosalpingography，HSG）是在 X 射线下将对比剂经导管注入子宫腔、输卵管、盆腔，通过透视或摄片观察子宫腔、输卵管及盆腔情况的一种检查方法。它具有成像清晰、图像稳定、诊断准确性高等特点。除评估输卵管通畅度以外，还可以间接评估输卵管蠕动功能、拾卵功能及盆腔环境。所以，HSG 被推荐为评估输卵管通畅性的首选方法。另外，HSG 检查对不孕症有一定的治疗作用，国外一项大样本随机、对照多中心研究显示，造影后不论采用何种治疗手段，包括期待治疗、宫腹腔镜手术或是辅助生殖技术，均能明显增加患者妊娠率，国内学者也同样发现有部分不孕症患者在造影后数月至 1 年内受孕。

一、适应证及禁忌证

（一）适应证

1. 包括符合不孕症的临床诊断、疑似盆腔因素，尤其是输卵管因素导致的不孕或反复不良妊娠、生殖道发育畸形、异位妊娠后准备再次备孕前、输卵管手术后复查、疑似宫腔粘连、宫腔下段憩室、实施辅助生殖技术前的检查。

2. 年龄相关性要求：对于年龄≤35 岁，男方精子质量可、女方排卵正常，备孕一年未孕或专业医生指导下连续三个月 B 超监测排卵未孕；年龄>35 岁，女性在超过 6 个月试孕失败应得到快速评估；年龄>40 岁，女性更应该及时接受评估并检查输卵管是否通畅。

（二）禁忌证

内、外生殖器急性或亚急性炎症；盆腔活动性结核；子宫出血或不明原因阴道出血；本次月经周期内有性生活史；妊娠或怀疑妊娠；产后、流产、刮宫术后 6 周内；可疑子宫颈或宫腔恶性病变；急性泌尿系统感染；严重的全身性疾病；甲亢未稳定或哮喘发病期；明确的中、重度碘对比剂过敏。

二、医疗设备的选择

检查设备（图 4-1-1）包括 X 线胃肠造影机、X 线多功能造影机、数字减影血管造影机（DSA）、其他具有透视和摄片功能的 X 光机。

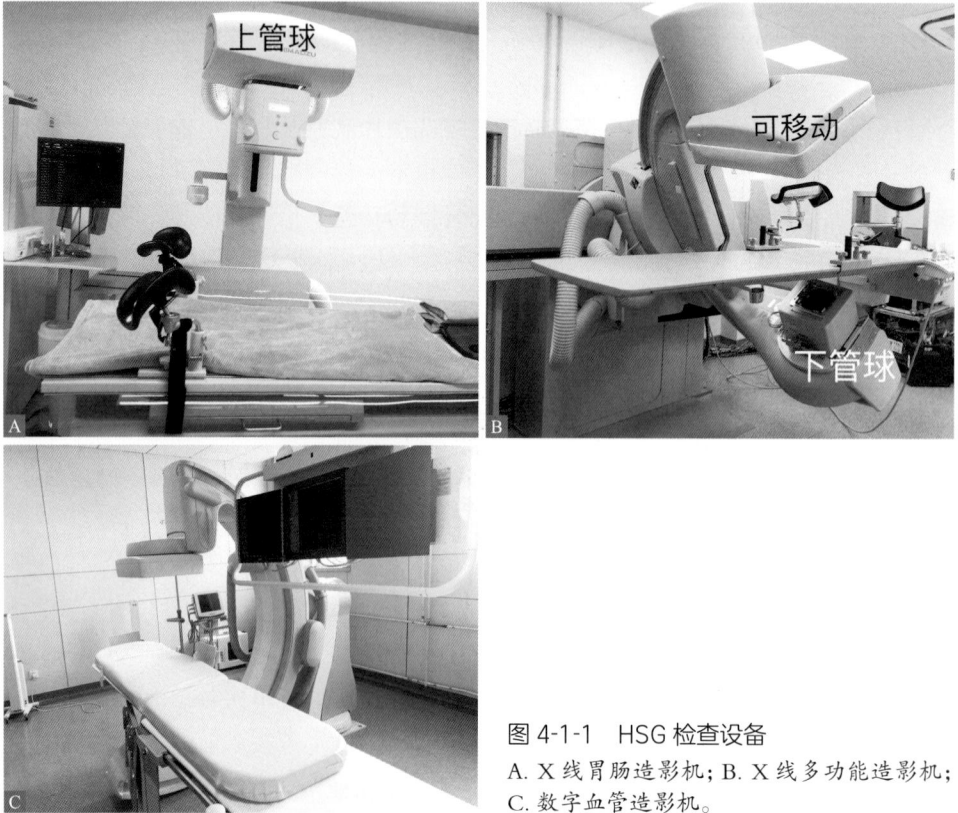

图 4-1-1　HSG 检查设备

A. X 线胃肠造影机；B. X 线多功能造影机；
C. 数字血管造影机。

三、对比剂的选择

对比剂（contrast agent），又称造影剂，理化特征如下（表 4-1-1）。

表 4-1-1　不同对比剂的理化特征

对比剂	原料	黏稠度	流速、弥散	吸收
普通碘油	核桃油	高	慢	慢
碘水	胺或醇	低	快	快
超液化碘油	罂粟籽油	介于以上两者之间	介于以上两者之间	介于以上两者之间

（一）水溶性对比剂

水溶性对比剂包括离子型（如泛影葡胺）和非离子型（如碘海醇）两种，离子型对比剂不良反应发生概率比较高，已基本退出临床使用，目前多选择非离子型碘水对比剂。水溶性对比剂黏稠度低、流动性好，检查中顺利经输卵管伞端进入盆腔，可以在短时间内采集延迟期图像，弥散至盆腔后通过黏膜吸收并经肾脏代谢。显影方面可以良好地显示输卵管远段的管壁、黏膜皱襞及黏膜沟等结构（图 4-1-2A），能够准确诊断输卵管远端的微小病变；当伞端发生粘连，通畅度下降时，水性对比剂的诊断敏感度更高。由于碘水流动、弥散快，所以推注对比剂后应及时点片、存图，以免失去最佳点片时机，丢失有效诊断信息。

（二）脂溶性对比剂

脂溶性对比剂主要指碘油，又称碘化油，它具有含碘量多、黏滞性高、不溶于水等特点，有普通碘油和超液化碘油两种。碘油进入盆腔后通过腹膜的免疫细胞（巨噬细胞）吐噬排出，吸收慢，普通碘油因纯度问题还增加了脂质栓塞（个别患者可能造成严重并发症）和肉芽肿形成的风险。由于碘油黏性高、分子颗粒大，所以相比于碘水，更不容易出现静脉和淋巴系统逆流，若因吸收不完全而形成肉芽肿时，文献报告似乎并不降低 HSG 后的妊娠率。与普通油剂相比，超液化碘油因安全性好、副反应小而被临床广泛使用，但超液化碘油价格较昂贵，限制了部分患者的选择。需要注意的是由于碘油黏滞性高，推注时阻力增加，尤其是在使用塑料注射器时，但这并不意味着输卵管通畅度下降。碘油密度高、颗粒大、流动性慢，所以图像稳定性好（图 4-1-2B），但也正是因为密度高，导致影像层次

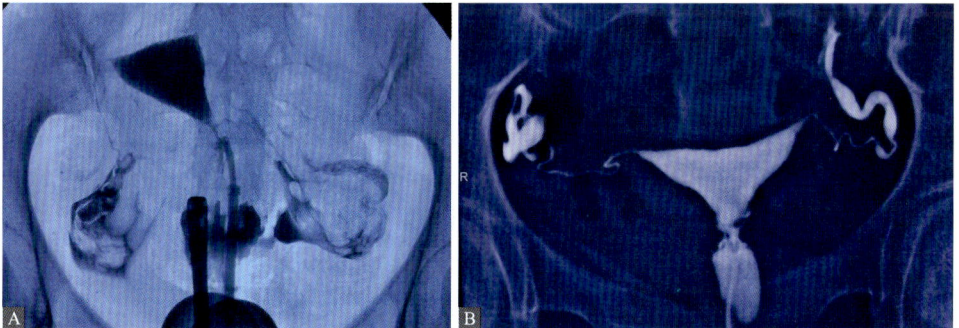

图 4-1-2　HSG 对比剂的选择

A. 碘水造影；B. 碘油造影。

随之减少，诊断信息量略有下降，所以对输卵管远端黏膜的异常和微小病变诊断困难。关于造影术后患者临床妊娠率方面，随机对照试验研究表明碘油优于碘水。

四、检查时机

（一）基本条件

1. 检查当次月经周期内无宫腔或盆腹腔手术史及性生活史，以减少感染风险。

2. 月经彻底干净，如不能确定是否月经彻底干净，应适当延期或超声检查观察内膜厚度以及内膜线是否形成，以降低感染和医源性子宫内膜异位风险。如时间已至排卵期仍未确定月经是否干净，建议由妇科或生殖科先进行诊治，暂时取消造影检查计划。

3. 检查时间应选择在排卵之前，如不能确定，建议超声检查确定。排卵前子宫内膜在雌激素的作用下处于增殖期，故有利于术后止血；排卵后子宫内膜在孕激素的作用下处于分泌期，比较松散，不易止血，故感染概率增加。另外，排卵前后输卵管的蠕动方向不同，排卵前是雌激素主导的逆向蠕动，而排卵后是孕激素主导的顺向蠕动，顺向蠕动不利于观察输卵管的排空。

4. 子宫内膜厚度不宜太薄，最好要大于 3.5mm，当内膜厚度小于 3mm 时，容易导致对比剂逆流进入子宫间质、宫旁血管和淋巴系统；子宫内膜也不宜太厚，在选择子宫腔置管造影时，建议子宫内膜厚度不大于 8mm，子宫颈置管造影时可适当放宽标准，当内膜厚度大于 10mm 尤其是伴有明确的子宫内膜息肉时，可能使输卵管假性梗阻的概率增加（图 4-1-3）。

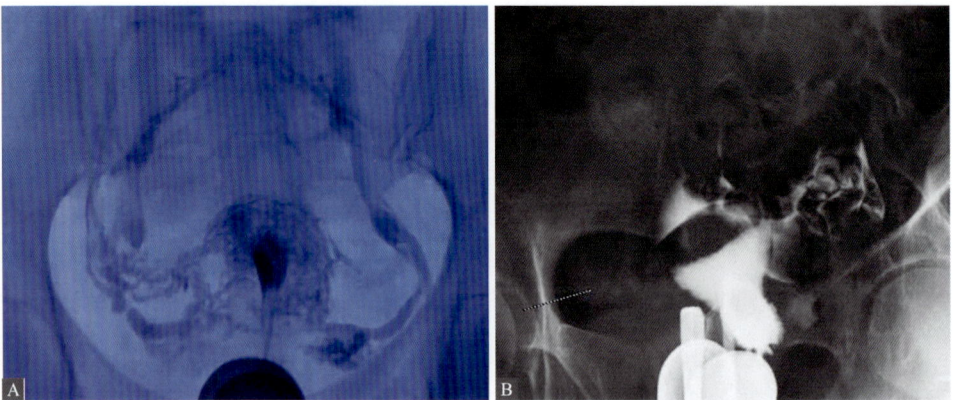

图 4-1-3　子宫内膜厚度对 HSG 检查的影响

A. 子宫内膜薄导致对比剂逆流；B. 子宫内膜厚，右侧输卵管未见显影，宫腔边缘毛糙。

（二）关于造影检查的传统时机的商榷

在以往的教科书或文献中，提及造影检查时机，一般是选择在月经干净以后的第 3~7 天，其实符合造影检查时机的基本条件是选择月经彻底干净之后且排卵前的一段时间内。在此期间，子宫内膜处于增殖期，有利于术后止血和预防感染，子宫内膜厚度也比较适宜。正常情况下排卵前子宫内膜厚度一般在 1cm 之内，另外，输卵管处于逆向蠕动时期，适宜对比剂向盆腔方向排空。基于上述原因，正常月经期和月经周期的女性，月经干净以后的第 3~7 天正好符合上述条件。而临床实践中，因行 HSG 的患者月经期和月经周期都不一定正常，也可以说很多时候是不正常的，个体差异比较大，月经紊乱者更是如此，例如月经期 7 天且月经周期 23 天的患者，月经彻底干净的第 7 天已经排卵，就不适宜再进行造影检查了，所以选择符合基本条件的时间，可能比单纯选择月经周期的某一天更有参考意义。对于月经周期紊乱或排卵异常者，也可服用短效避孕药，服药后月经干净至停用药之前，如符合基本条件均可实施手术。当然，特殊情况可由手术医生安排检查时间。

五、术前检查

1. 术前要求患者近期无发热和严重的全身性疾病等。

2. 造影前必须要做血或尿人绒毛膜促性腺激素（hCG）和阴道分泌物常规检查，白带常规检查至少包括细菌、霉菌、滴虫、清洁度等，否认有阴道瘙痒、异味、豆腐渣样分泌物等阴道炎症状。

3. 根据情况术前进行妇科检查、血常规检查、感染性疾病排查、子宫附件超声检查和因特殊情况需要进行的其他检查。

4. 造影当天测量血压及体温（体温<37.5℃）。

六、术前准备

术前应详细地了解相关病史，书写门诊病历，与患者充分沟通，告知 HSG 的必要性和检查过程，疏导患者紧张心理情绪，避免过度紧张导致手术困难或术中出现假阳性。再次确认适应证和排除禁忌证，进行术前谈话并签署知情同意书。建议术前排空大小便，不建议空腹，以免术后发生低血糖症状。如无禁忌，建议术前 15~30 分钟给予解痉药物，尽可能降低假性梗阻及人工流产综合征的发生，一般使用阿托品 0.5mg 给予肌内注射。最后核查手术器械及相关药品，对比剂使用时最好接近人体体温，以免温度过低而使其注入后引起子宫、输卵管痉挛，进而导致假性梗阻。

七、插管方式

输卵管造影检查插管方式临床上分为两种，即子宫腔置管和子宫颈置管。子宫腔置管法是传统检查方式，临床应用广泛，常用导管是双腔球囊导管（图 4-1-4A）。子宫颈置管法是近些年来经过大量临床实践和研究后对传统置管方法经过改良后的一种新的置管方法，使用的是外套鞘导管（图 4-1-4B、C），检查时导管头端置于子宫颈外口或子宫颈管，此法操作简单，妇产科和放射介入科医生均可独立完成，易于推广。

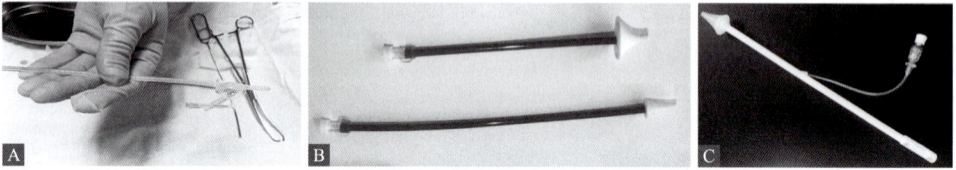

图 4-1-4　HSG 插管方式使用的导管

A. 双腔球囊导管；B. 外套鞘管，包括大头和小头两种；C. 头端可旋转的 HSG 导管。

（一）子宫腔置管

将导管经过阴道、宫颈置入宫腔后充盈球囊，再推注对比剂（图 4-1-5）。该方式的优点是对于子宫颈外口变形、松弛的患者插管成功率高，缺点是当有子宫发育畸形、子宫曲度增大、宫腔广泛粘连、子宫颈病变时，会导致插管困难，增加生殖道损伤的风险，如果宫腔体积狭小，充盈球囊困难会导致检查失败；另外由于球囊导管在子宫腔内扩张，对子宫内膜的损伤和患者疼痛感较子宫颈置管方式更明显

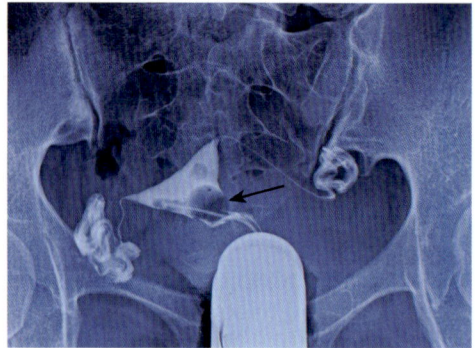

图 4-1-5　子宫腔置管 HSG

子宫腔置管造影图像，黑箭头所指为球囊，球囊以下的子宫下段不可见。

一些；图像上不利于观察子宫腔全貌（尤其对子宫下段及宫颈的显示）；当球囊充盈过度时，可能发生导管头端顶压宫角导致同侧输卵管近端假性梗阻。

（二）子宫颈置管

将导管经阴道置于子宫颈外口或子宫颈管内。由于不用插管进入宫腔，可减少组织挫伤和术后出血量，减轻患者疼痛感并降低术后感染风险。造影图像方面，有利于观察子宫腔、输卵管的全貌，尤其是对于子宫输卵管先天发育异常及子宫下段瘢痕缺损等病变的观察。不足之处在于对子宫颈外口变形、松弛的患者可能因子宫颈外口封堵不严导致对比剂外溢至阴道，致使宫腔、输卵管显影不良，如发生这种情况，可使用子宫颈钳辅助置管提高操作成功率。需要指出的是，针对不同的患者应该采取不同的置管策略，术前选择适宜规格的造影导管（图 4-1-6）。

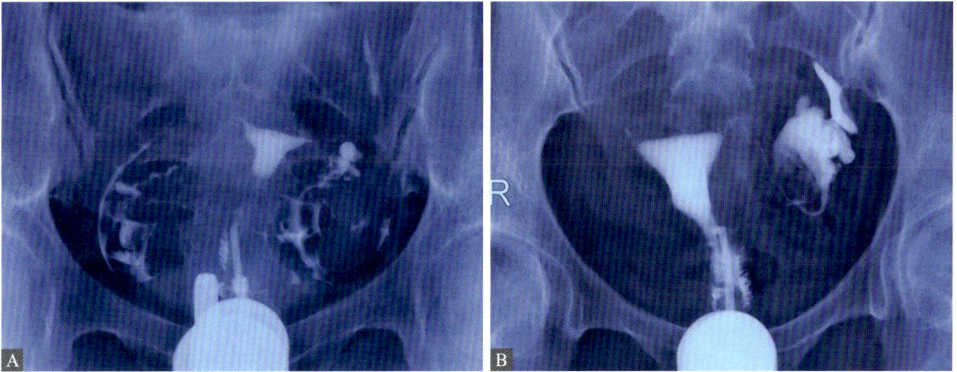

图 4-1-6　子宫颈置管 HSG

A. 导管头端置于宫颈外口；B. 导管置于宫颈管内，头端位于宫颈内口，子宫腔全貌可见。

八、造影操作过程及图像采集

造影检查前注意事项：无论是妇产科医生，还是放射介入科医生，在为患者实施手术时，均建议在造影室或介入导管室内序贯完成置管、注入对比剂及造影点片的全过程。手术过程中注意做好 X 射线防护。无论采取何种插管方式，均应在插管前排空导管内气体，防止气泡进入宫腔导致输卵管近端假性梗阻或形成气泡伪影（图 4-1-7）。

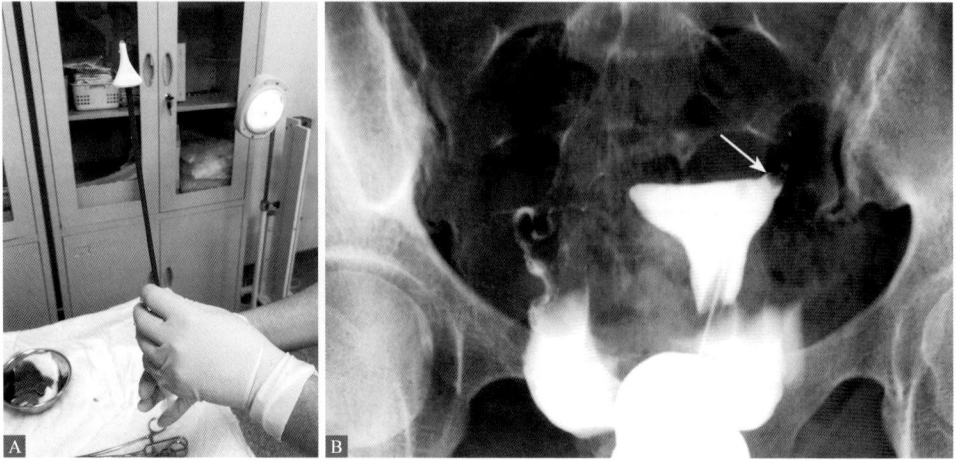

图 4-1-7　防止气泡对 HSG 结果的影响

A. 排空检查导管内气体；B. 气泡（白箭头）位于宫角导致左侧输卵管未见显影。

（一）操作过程

1. **消毒铺巾**　患者取膀胱截石位，会阴部及阴道碘伏消毒后铺巾，再置入阴道窥器，充分暴露子宫颈后，碘伏消毒子宫颈及阴道，对于既往疼痛非常敏感的患者可行宫颈局部麻醉。

2. **子宫腔置管**　导管插入宫腔后多数情况会有突破感，使用双腔球囊导管造影时，球囊一般充盈 0.8~2.0mL 气体或液体，尽量不使用对比剂充盈球囊，以免影响观察。插入导管后充盈球囊，然后牵拉造影导管使球囊贴紧子宫颈内口，长钳固定导管位置以免发生球囊移位或脱管，再推注对比剂。如果导管插入宫腔遇到困难时可使用探针探查宫腔位置，配合子宫颈钳纠正子宫颈曲度后再行插管，或改为子宫颈置管法检查，禁止暴力操作。

3. **子宫颈置管**　使用外套鞘管置管时，应根据子宫颈外口的大小、形态以及子宫颈屈曲状态选择合适的导管。宫颈钳牵拉宫颈位置时，注意让开宫颈外口，以免影响插管。牵拉宫颈可使宫颈曲度下降，用导管头端顶住宫颈内口或外口缓慢推注对比剂，当推注阻力明显增大或患者疼痛明显时应及时停止推药，以避免输卵管痉挛，固定导管进行图像采集。适当地使用子宫颈钳辅助牵拉子宫颈以及对导管进行塑形，使导管适应子宫颈管的方向，有利于对比剂顺利进入宫腔和输卵管（图 4-1-8）。

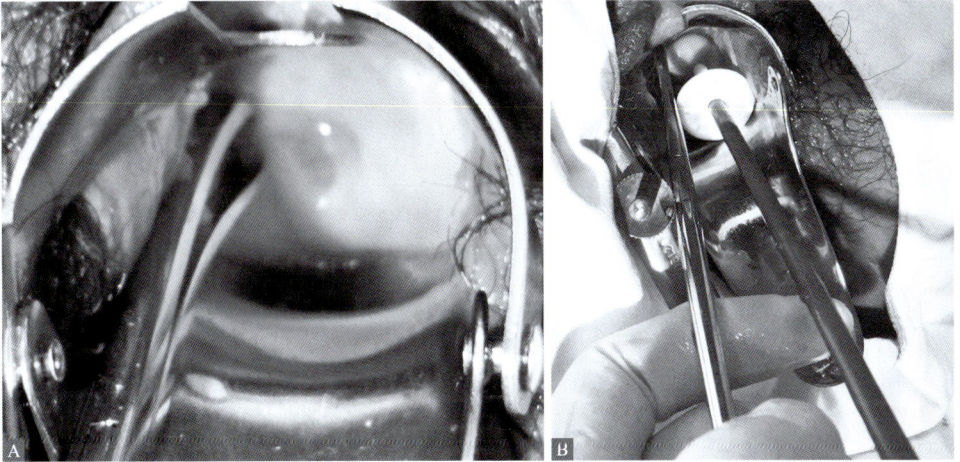

图 4-1-8 子宫颈置管过程

A. 宫颈钳牵拉宫颈位置；B. 导管头端封堵宫颈外口前排空检查导管内气体。

4. **对比剂推注** 推注对比剂（图 4-1-9）过程中要缓慢、匀速，遇阻力增大或患者疼痛加重时可以分次推注，使输卵管显影充分、对比剂进入盆腔弥散或可以明确输卵管阻塞部位后，停止推注，在 X 线透视下推注对比剂安全性更好。推注压力不能太大，如宫腔完全充盈后遇阻力，应适时等待，当压力缓慢释放，输卵管内有对比剂进入时方可再次加压，避免发生由于持续加压出现宫角括约肌痉挛导致输卵管近端梗阻的假阳性。如选择自动推注设备，应能设定适当的压力和速度，注意观察子宫输卵管的充盈情况，要适时控制，必要时及时终止推注对比剂。

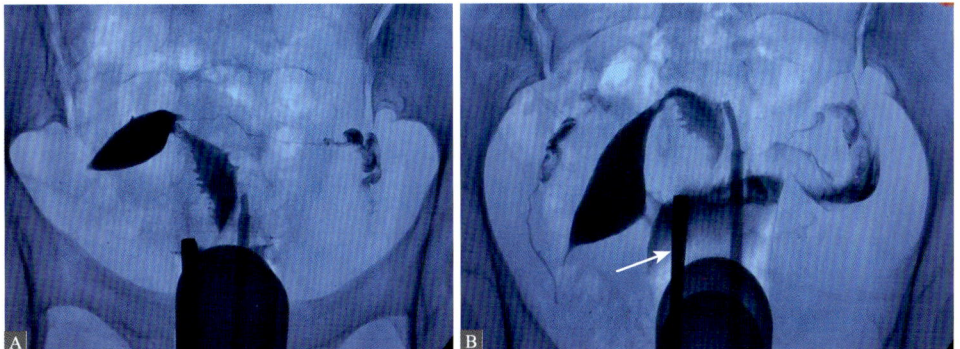

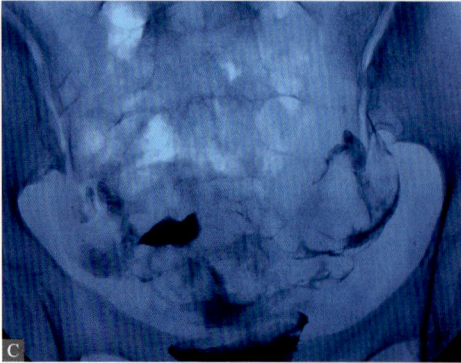

图 4-1-9　对比剂推注过程

A. 推注对比剂发现右侧输卵管未显影；B. 宫颈钳（白箭头）牵拉宫颈，缓慢等待后再次推注，双侧输卵管显影满意；C. 对比剂进入盆腔弥散后停止推注。

（二）图像采集

子宫输卵管造影图像应包括推注对比剂前的盆腔平片、对比剂充盈所见的充盈期图像，以及规定时间内的延时片。

1. 充盈期图像采集

（1）子宫腔：子宫腔充盈后通过患者体位的改变或调整投照角度尽可能充分显示宫腔形态及密度均匀程度，以免宫腔显影重叠漏诊宫腔疾病（图 4-1-10）。

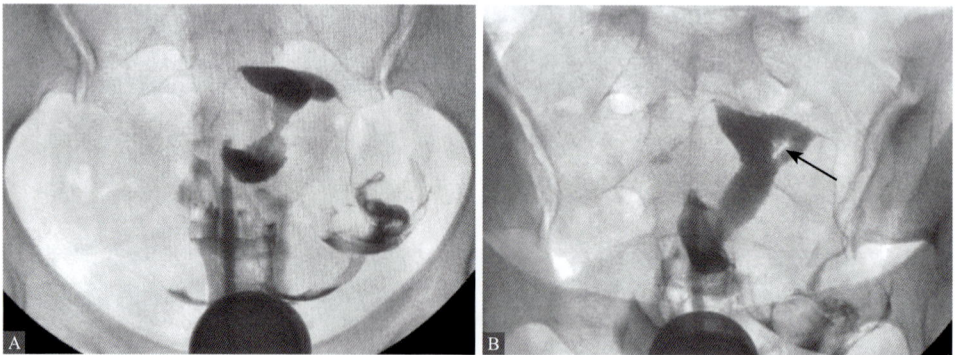

图 4-1-10　子宫腔充盈期图像

A. 宫腔显影重叠，未发现异常；B. 调整投照角度显示宫腔最大截面后发现宫腔粘连（黑箭头）。

（2）输卵管：输卵管显影过程中要适时点片（图 4-1-11），对比剂溢出伞端并在伞端周围充分涂抹后，及时采集输卵管充盈期影像。如设备性能允许，充盈期可动态记录，以便回放动态影像，为减少辐射剂量，可降低采集速度，推荐使用 0.5 ~ 1 帧 /s。避免对比剂注入量过多或过少，过多时会导致影像重叠影响观

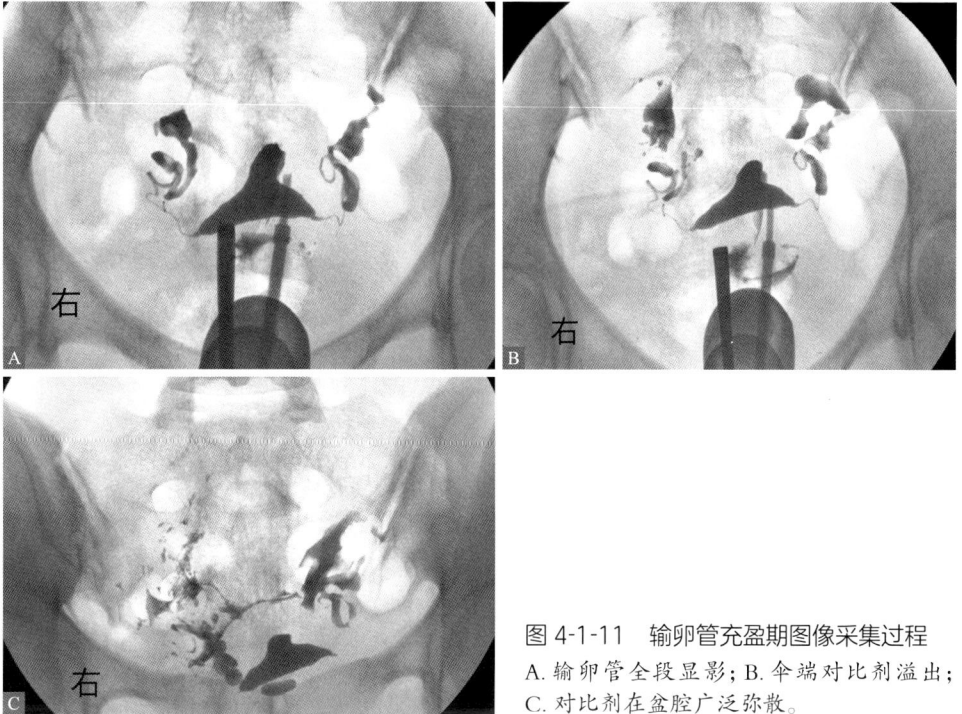

图 4-1-11　输卵管充盈期图像采集过程
A. 输卵管全段显影；B. 伞端对比剂溢出；
C. 对比剂在盆腔广泛弥散。

察；过少时导致输卵管充盈不良、伞端周围对比剂弥散欠佳。如造影设备不能动态存储图像，瞬时点片内容也应包括输卵管各部显像、伞端溢出像及伞端周围对比剂涂抹像，这一过程一般至少需要 1 ~ 3 幅图像。充盈期图像采集结束后，在撤离导管时，建议导管内对比剂不再外流时，再拔除导管，在延时片观察盆腔涂抹情况时，可以减少宫腔内和阴道内残存的对比剂干扰。

2．**图像采集中假阳性的识别及对策**　输卵管显影后要多角度摄片观察输卵管的形态，避免单一角度拍摄出现形态异常（图 4-1-12）。若注入对比剂初期发现造影导管管尖紧贴一侧宫角，应适当调整导管位置，避免因导管阻挡对比剂进入而造成同侧输卵管近端阻塞的假阳性征象。若遇气泡阻塞宫角导致对比剂进入输卵管困难，可嘱患者转动体位，使气泡移动远离宫角后再次推注对比剂显示宫角及输卵管情况。

3．**延迟期图像采集**　延时期摄取盆腔涂抹片，亦称延迟片。建议患者在等待延时摄片的过程中可以适当活动，以促进对比剂的弥散。需要注意延时片的拍摄时间是从拔除造影导管后开始计时确定的，不能带管延时。患者常规取仰卧位摄片，如可疑对比剂异常聚集，可追加俯卧位摄片对照观察（图 4-1-13）。

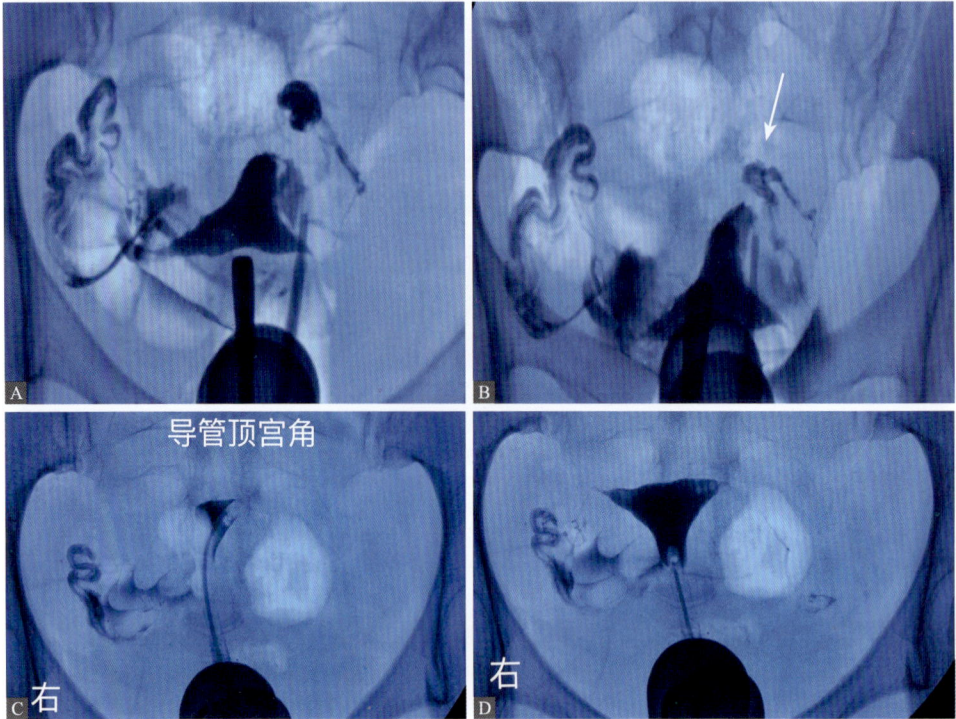

图 4-1-12　输卵管充盈期过程中假阳性的识别及对策

A. 左侧输卵管壶腹部可疑形态异常；B. 改变拍摄角度后显示输卵管形态自然（白箭头）；C. 球囊充盈过度使导管顶住左侧宫角导致同侧输卵管未见显影；D. 调整导管位置后左侧输卵管顺利显影。

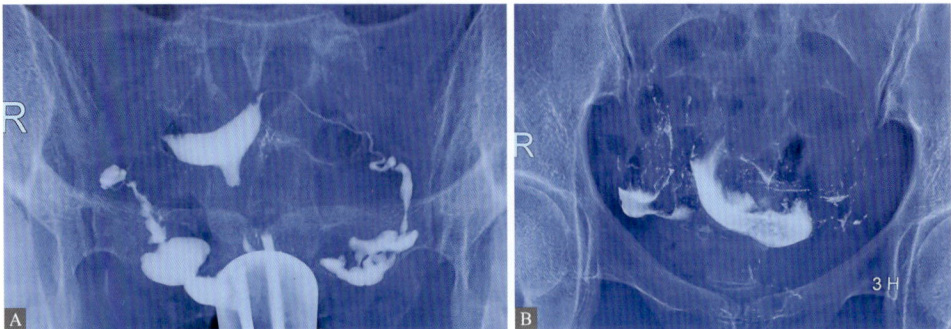

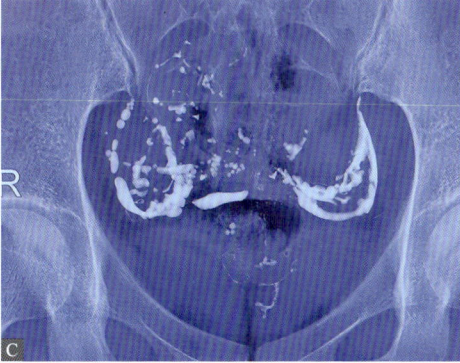

图 4-1-13　延时期加照俯卧位的意义

A. 可疑右侧输卵管远端碘油异常聚集；B. 俯卧位摄片碘油异常聚集消失；C. 延迟期盆腔碘油涂抹较均匀。

（1）碘水延时片：碘水延时片（图 4-1-14）摄取时间推荐为拔除造影导管后的 15～30 分钟内，不能轻易缩短或延长延时片时间，延迟时间短输卵管内对比剂不能及时排空，盆腔内对比剂弥散不广泛，可能会出现假阳性；延迟时间太长会导致影像信息丢失导致假阴性，当出现伞端粘连和伞端积水鉴别诊断困难时，可以适当延长延迟时间。

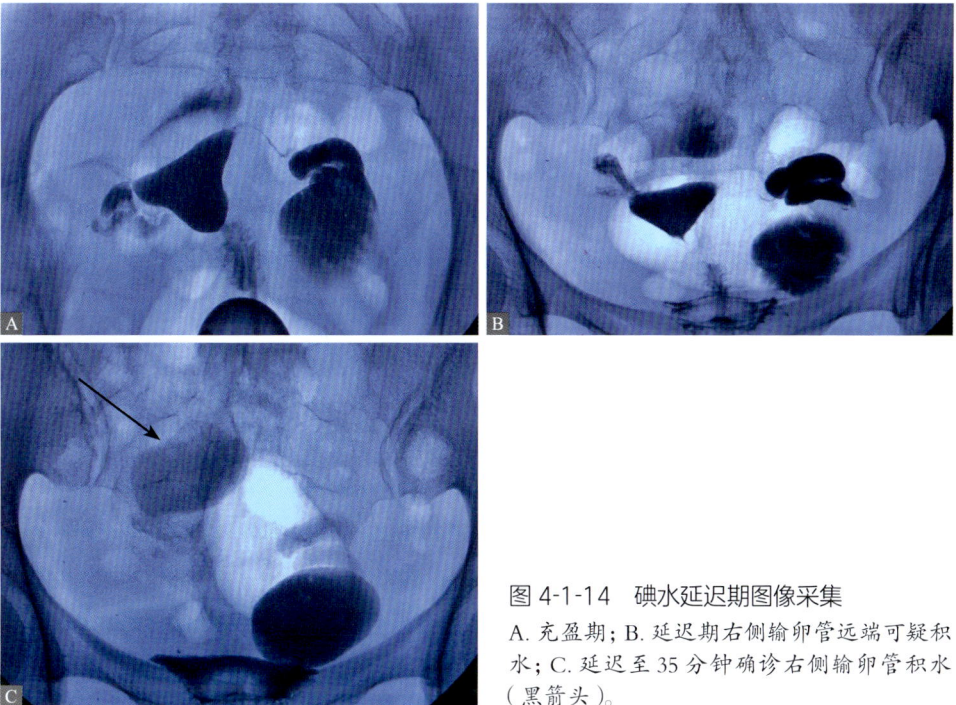

图 4-1-14　碘水延迟期图像采集

A. 充盈期；B. 延迟期右侧输卵管远端可疑积水；C. 延迟至 35 分钟确诊右侧输卵管积水（黑箭头）。

51

（2）碘油延时片（图 4-1-15）：传统碘油延迟时间为 24 小时，而超液化碘油延时片拍摄时间近期有学者研究认为可以缩短至数小时，但当延迟数小时后，仍不能确诊输卵管远端是否为粘连梗阻或积水时，则需要延迟至 24 小时拍摄。目前对于超液化碘油延迟时间还没有达成统一共识，具体时间节点有待于进一步研究。

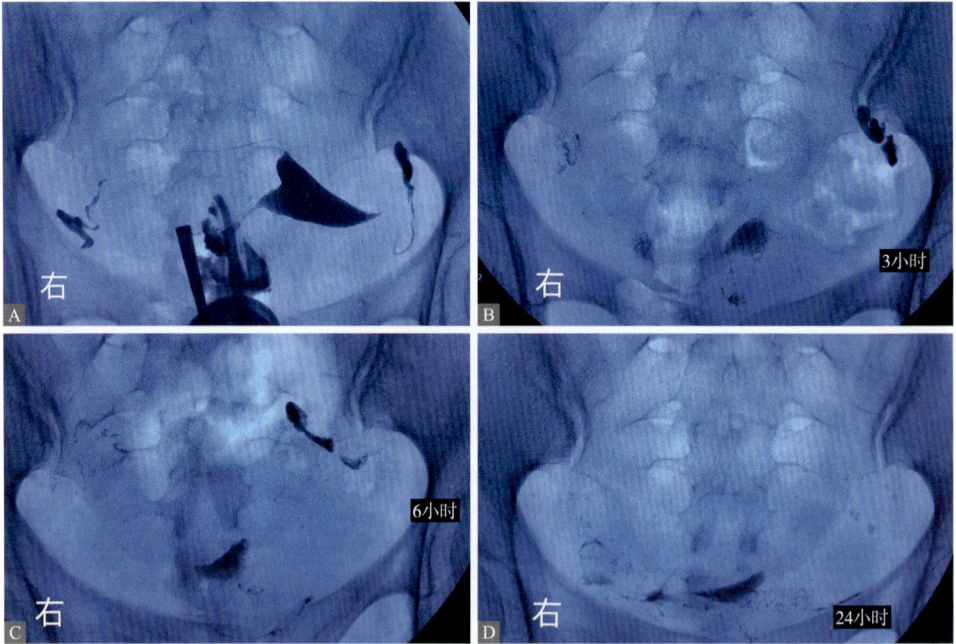

图 4-1-15　碘油延迟期图像采集

A. 充盈期；B、C. 延迟期左侧输卵管远端可疑积水；D. 延迟 24 小时确认左侧输卵管与盆腔相通。

（三）造影图像观察

观察子宫腔形态及密度，输卵管走行情况以及管腔是否存在狭窄及扩张，输卵管壶腹部的黏膜皱襞情况，伞端对比剂是否溢出顺利，伞端周围对比剂是否弥散受限，延时片观察盆腔对比剂的弥散有无异常，输卵管内对比剂是否有残留。对于输卵管未充分显影或近段梗阻等情况，应充分结合操作过程及临床病史，仍然不能对梗阻的定性和定位作出诊断时，推荐选择性输卵管造影术（selective salpingography，SSG）进一步检查。

九、并发症及不良反应处理

（一）对比剂逆流

术中发现少量对比剂逆流（图 4-1-16），一般不会引起严重不良反应，如果是因为操作不当所致，如球囊充盈过大、导管尖端损伤内膜等原因，可以及时调整操作或经患者同意改为选择性输卵管造影完成检查。当大量对比剂逆流进入子宫肌层、宫旁血管及淋巴系统时，无论何种原因所致，都应立即停止对比剂推注，避免进一步损伤子宫内膜和增加感染的风险。如果是碘油大量逆流，建议平卧减少活动，同时严密观察患者生命体征，以便给予及时救治和对症处理。另外，即使不考虑风险问题，当出现大量对比剂逆流时，继续推注对比剂对于诊断也是无益的。因为逆流的对比剂遮盖了正常需要显示的区域。

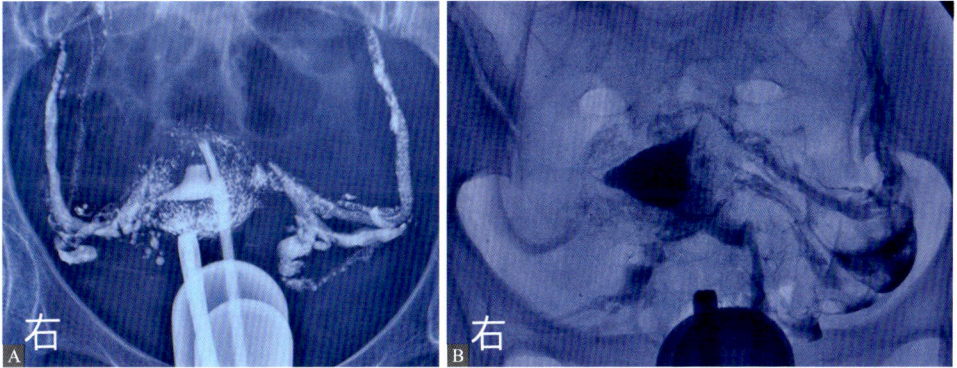

图 4-1-16　对比剂逆流进入宫旁间质、血管
A. 碘油逆流；B. 碘水逆流。

（二）腹痛

术中腹痛在术后 30 分钟内可以明显缓解，如果术后出现持续性腹痛可以做下腹部热敷，如果腹痛仍未缓解并伴有发热，可给予镇痛剂对症处理。对于术后 48 小时后的慢性隐痛，可以考虑中医治疗。

（三）阴道流血

术后少量阴道流血，一般不大于月经量，且不超过 7 天，流血增多时应给予止血治疗。

（四）生殖道及盆腔感染

极少数患者术后出现急性阴道炎、子宫内膜炎或盆腔炎性疾病，一旦出现，应及时抗感染治疗。

（五）对比剂过敏反应

多数情况为迟发性轻度过敏反应，可出现荨麻疹、胸闷、气短、恶心、头晕、面部潮红等。重度过敏反应可出现大片皮疹、皮下或黏膜下水肿、喉头水肿、支气管痉挛、呼吸困难、过敏性休克。按照对比剂过敏反应常规处理，使用抗过敏药物，如盐酸异丙嗪、地塞米松等，必要时吸氧、维持呼吸和循环功能。

（六）人工流产综合征

造影过程中，患者出现恶心、呕吐、头晕、气喘、大汗淋漓、血压下降、心律不齐等症状，严重者还可能出现休克，多为迷走神经反射所致。术者应注意操作动作轻柔，尽可能减轻对子宫颈口和子宫的刺激强度，术前肌内注射阿托品0.5mg 降低发生概率，一旦发生人工流产综合征，应积极给予对症治疗。

（七）术后月经推迟或提前

部分患者术后会出现月经提前、推迟或紊乱的情况，一般经过一到两个月经期后会自然恢复，如没有恢复则建议返院就诊。

（八）其他围手术期管理

术后嘱患者适当休息，至少1周内避免剧烈运动；围手术期口服抗生素预防感染；术后禁性生活、盆浴至少2周；造影检查后当月避孕，可以在次月开始试孕。

十、关于实施手术人员资质的建议

应是具有临床执业医师资质的妇产科、生殖医学科、放射科、介入科医生；放射科及介入科医生应有妇产科介入专科进修经历或其他形式的学习经历；妇产科或生殖医学科医生实施手术中应有影像专业医生辅助采集图像。

（苗 杰 郑 国 彭 松 王进华 鲁景元）

第二节
第二节
输卵管形态异常

输卵管形态异常在输卵管近段和远段均可发生。由于输卵管远端暴露于盆腔，受到盆腔炎症、周围组织器官炎症、子宫内膜异位症、手术创伤等因素影响，所以输卵管远段形态异常更为常见。需要提前说明一下，讨论异常表现，需要与正常表现对照，临床实践中，我们很难获得正常人的图像，因为 HSG 本身的适应证就是不孕症患者。由于 HSG 操作具有一定的侵入性，对正常人进行检查显然是不符合伦理的，所以本书所述的正常人群也是相对正常的，方法是将短期回访到的受孕人群的造影图像作为相对正常图像作为参考。

输卵管腔内形态及走行异常一般多见于慢性输卵管炎，慢性输卵管炎包括输卵管黏膜炎和输卵管周围炎，输卵管黏膜炎可以发生管腔狭窄及扩张，甚至管壁破坏。输卵管周围炎累及浆膜层和浆肌层，故可导致输卵管周围粘连。

一、管腔扩张及狭窄

输卵管内对比剂充盈后显示的首先是管腔内，可以观察是否狭窄及扩张，局限性扩张即是输卵管憩室。输卵管间质部位于子宫内，其管腔内径出现狭窄可能是真的异常，但出现扩张时，却不太好判断是否真的扩张，因为间质部的内径变异性比较大（图 4-2-1）。峡部管腔比较细，测量其绝对值比较困难，可操作性差，主要依据其逐渐移行的趋势，从峡部到壶腹部应是逐渐增粗，如突然增粗或缩窄，或继而又发生反向变化，甚至出现串珠样改变，此时即可诊断输卵管峡部管腔扩张或者狭窄（图 4-2-2）。壶腹部管腔内径为 6 ~ 8mm（图 4-2-3），所以可以直接测量管腔内径，以判断是否异常。但存在测量误差，原因是对比剂的推注压力不同，会导致管腔内径的变化；另外还受到峡部是否通畅的影响，所以壶腹部管腔内径也可以参照峡部管腔内径异常的诊断方法，通过管腔移行的相对内径变化进行诊断。正常情况下，伞端显影转瞬即逝，所以很难连续充盈，也就很难测量出其正常内径。

总之，输卵管管腔内径要综合诊断，包括观察内径移行变化和直接测量数据。

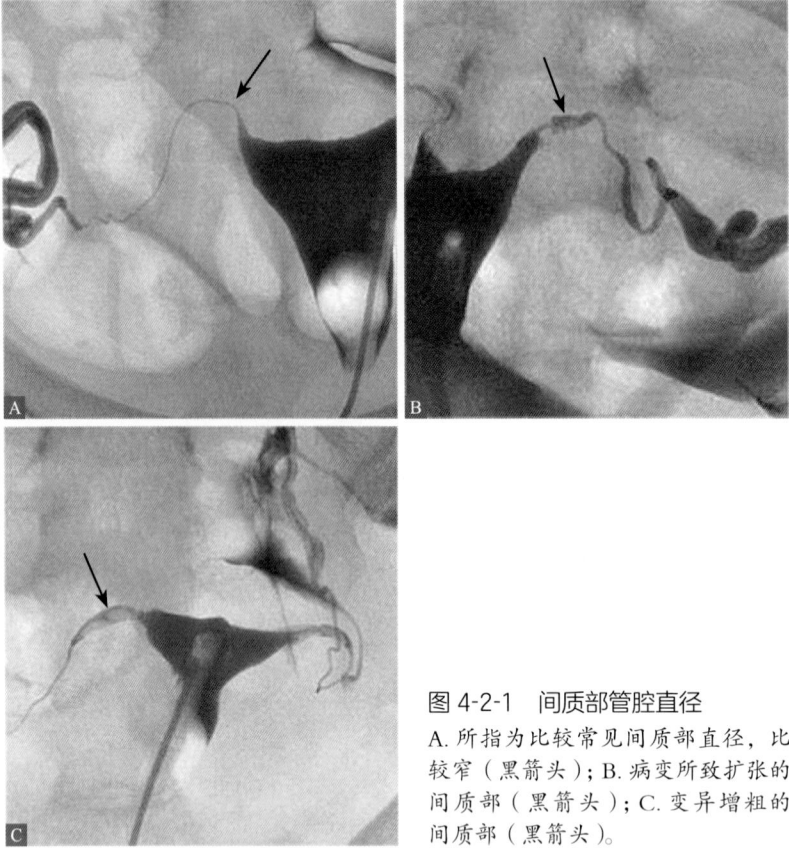

图 4-2-1　间质部管腔直径
A. 所指为比较常见间质部直径，比较窄（黑箭头）；B. 病变所致扩张的间质部（黑箭头）；C. 变异增粗的间质部（黑箭头）。

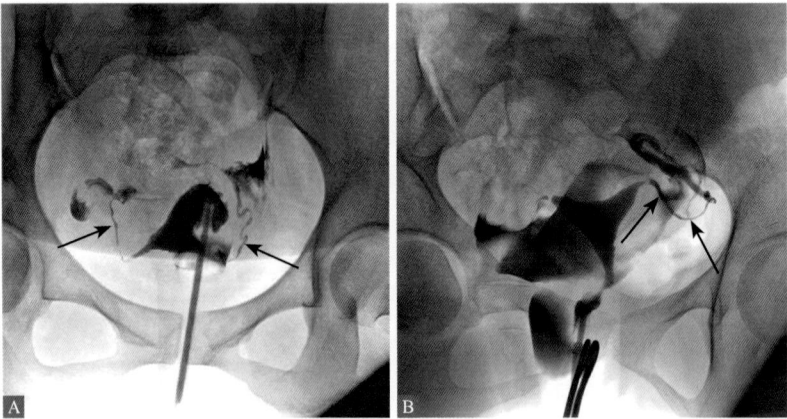

图 4-2-2　峡部管腔直径异常
A. 峡部管腔粗细不均（黑箭头）；B. 峡部管腔异常扩张，可见峡部由近及远不是逐渐增粗，而是逐渐变窄（黑箭头）。

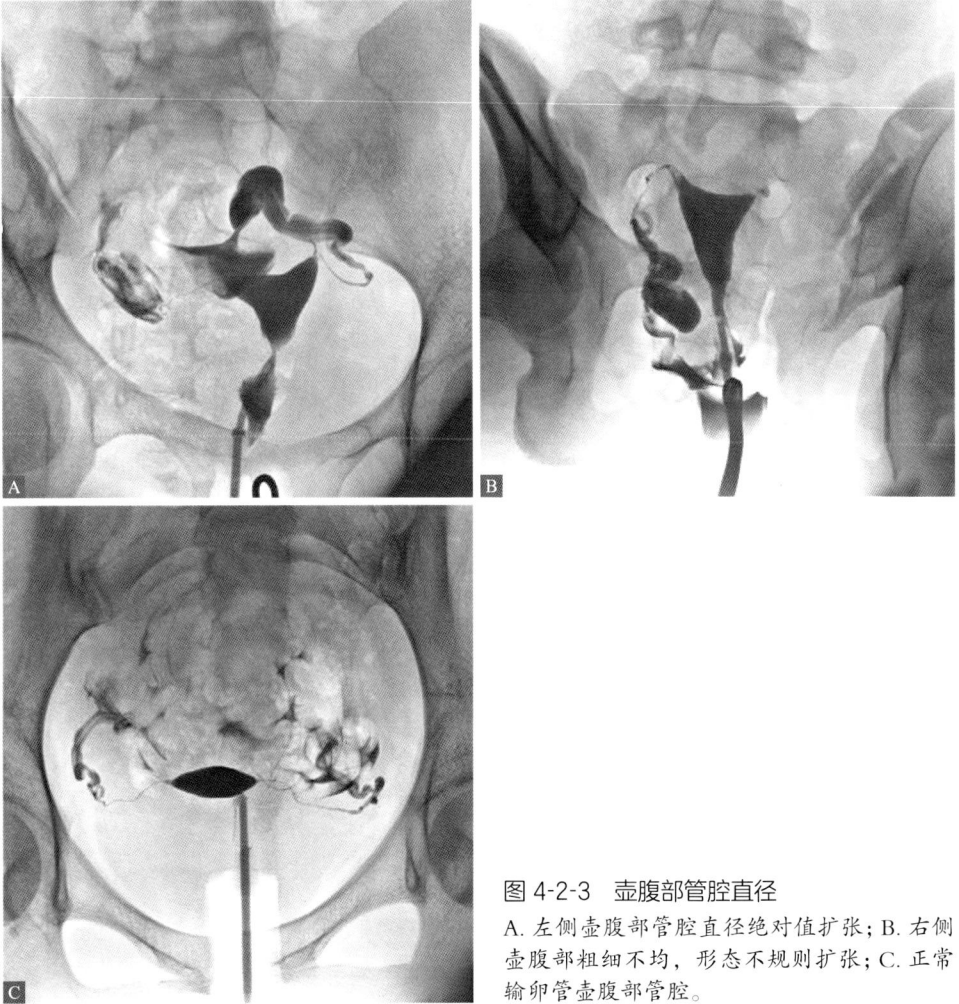

图 4-2-3　壶腹部管腔直径

A. 左侧壶腹部管腔直径绝对值扩张；B. 右侧壶腹部粗细不均，形态不规则扩张；C. 正常输卵管壶腹部管腔。

二、管壁破坏

输卵管炎症可以导致管壁破坏，造影观察可见管壁毛糙，甚至对比剂外溢，严重病变可以导致输卵管堵塞，而这种堵塞很难通过治疗实现再通。需要注意的是对比剂外溢需与对比剂逆流入血管进行鉴别（图 4-2-4），后者显影是由于对比剂在血管内，所以短时间内可以排空或者说排空速度比较快，而对比剂外溢则会滞留更长时间，对于部分患者，对比剂外溢可以引起疼痛。

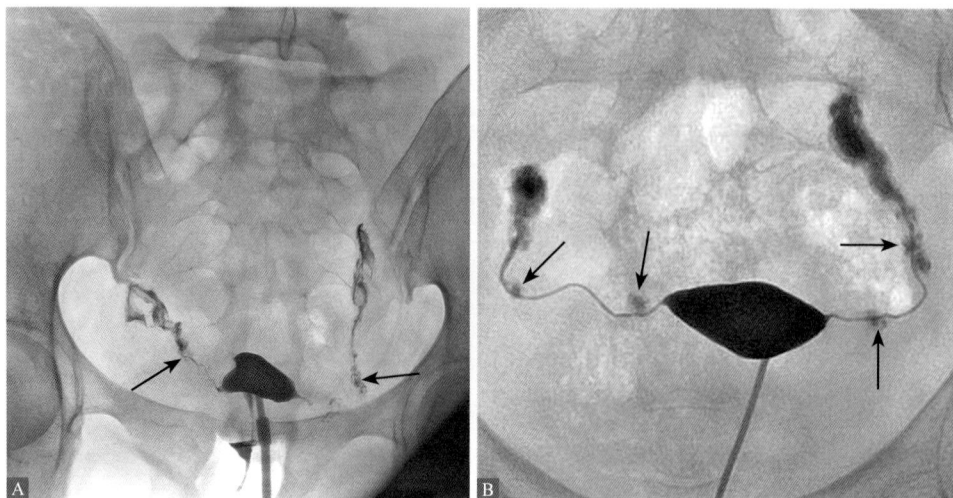

图 4-2-4　输卵管管壁破坏

A. 双侧输卵管峡部管壁破坏，边缘毛糙，部分正常管腔不能显示（黑箭头）；B. 双侧峡部及壶腹部管壁毛糙，可见对比剂溢出（黑箭头）。

三、走行异常

正常情况下，输卵管走行是有自然曲度的，若直线走行或骤然扭转则为走行僵硬。输卵管走行过程中有束缚感，过度内聚、外展，或大角度扭转称为扭曲。僵硬与扭曲征象常同时存在，常见于输卵管慢性炎症和盆腔子宫内膜异位症患者（图 4-2-5）。以上这些征象的诊断很难客观量化，降低了不同医师间的诊断一致性，与诊断医师的经验存在很大的关系。即便如此，我们不能否认这种异常征象的诊断意义，因为在与正常人群的造影表现对照时，的确存在明显差异。

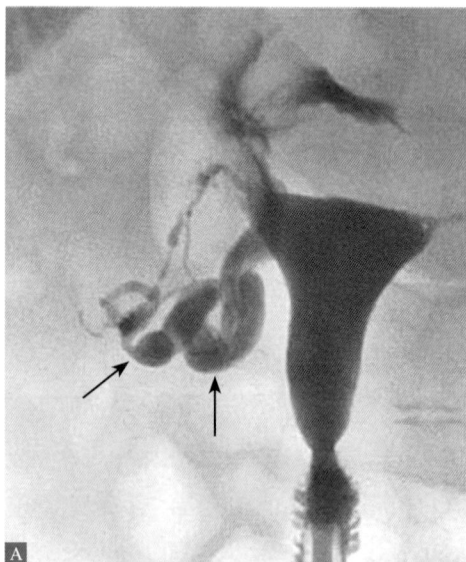

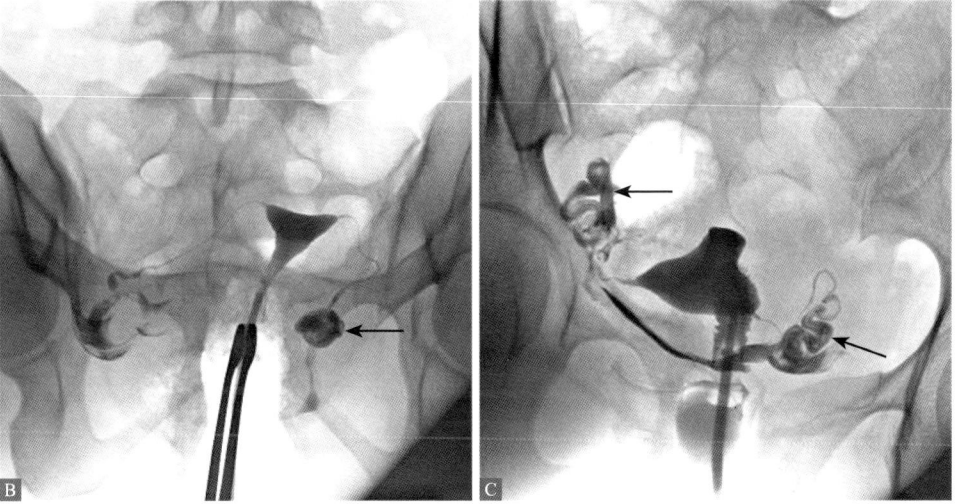

图 4-2-5 输卵管走行僵硬、扭曲
A.走行僵硬（黑箭头）；B、C.扭曲（黑箭头）。

四、输卵管憩室与发育异常

输卵管憩室比较少见，表现为突出于管腔轮廓之外的囊袋状影（图 4-2-6），部分病例延时期有明显的对比剂滞留，除外其他宫腔积液性疾病后，需要对其进行重点关注。

输卵管发育异常比较少，偶见发育短小及融合畸形（图 4-2-7）。

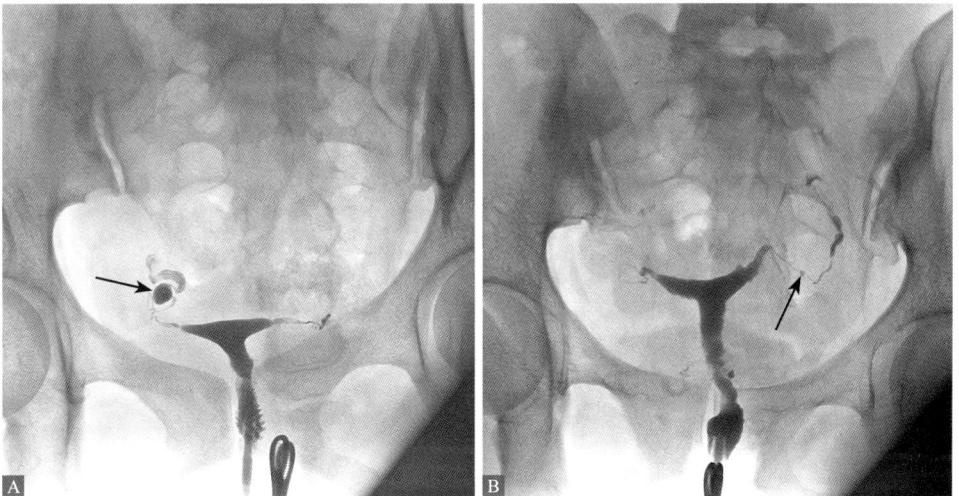

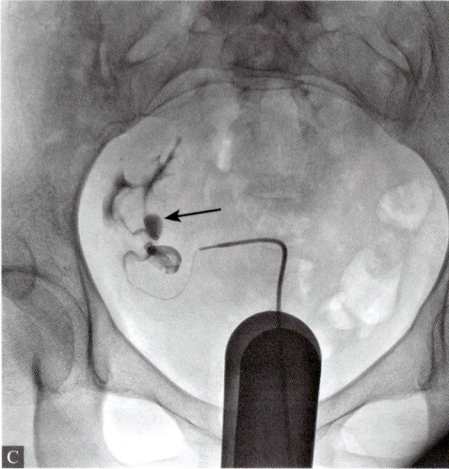

图 4-2-6　输卵管憩室
A. 右侧输卵管峡部与壶腹部交界处憩室（黑箭头）；B. 左侧输卵管峡部憩室（黑箭头）；C. 右侧输卵管壶腹部憩室（黑箭头）。

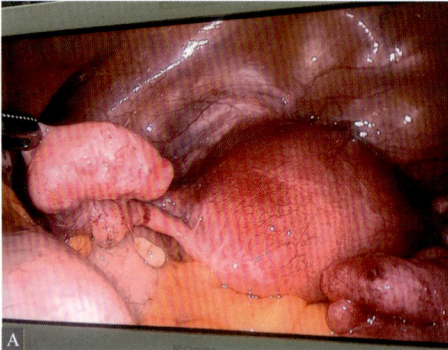

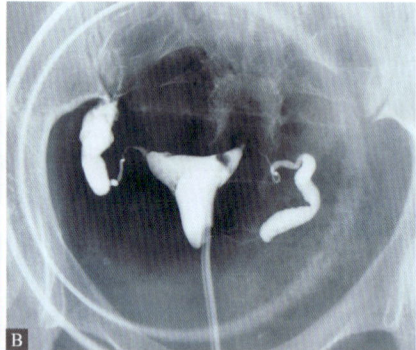

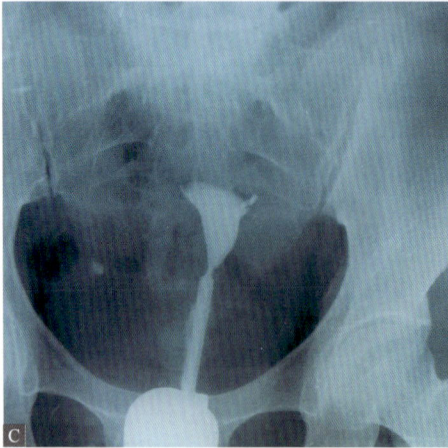

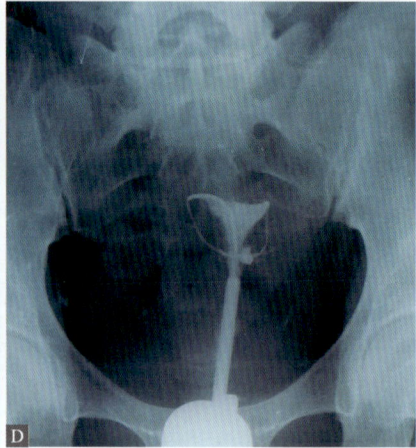

图 4-2-7　输卵管发育异常
A. 输卵管发育短小腹腔镜下所见；B. 与 A 图为同一患者，其造影所见；C、D. 双侧输卵管近端梗阻，拟行 SSG，SSG 术中证实为输卵管融合畸形，双侧输卵管远端直接交通。

（郑　国　彭　松　任永才）

第三节
输卵管粘连与盆腔粘连

输卵管本身就属于盆腔的一部分，故广义的盆腔粘连就包括输卵管粘连。本节对于发生于盆腔的各种粘连进行描述，尤其对输卵管粘连单独进行了描述，包括伞端粘连和输卵管周围粘连，为的就是更好地评估盆腔粘连是否影响备孕。本节所述盆腔粘连是狭义的盆腔粘连，是指输卵管周围粘连以外的其他类型粘连。

一、伞端粘连

伞端粘连程度不同，轻度的 HSG 可能无任何表现，明显的伞端粘连会表现为伞端对比剂溢出不畅或溢出形态异常。伞端粘连梗阻后可以造成输卵管内压力升高，所以伞端邻近的壶腹部可能出现扩张征象，这也是诊断的重要征象。需要强调的是，要注意和对侧输卵管壶腹部对照，另外，透视下观察到部分病例可以看到钟摆样运动，同样说明了对比剂通过存在阻力。伞端溢出形态异常主要是有线样对比剂溢出，伴有或不伴有溢出不畅的征象（图 4-3-1）。

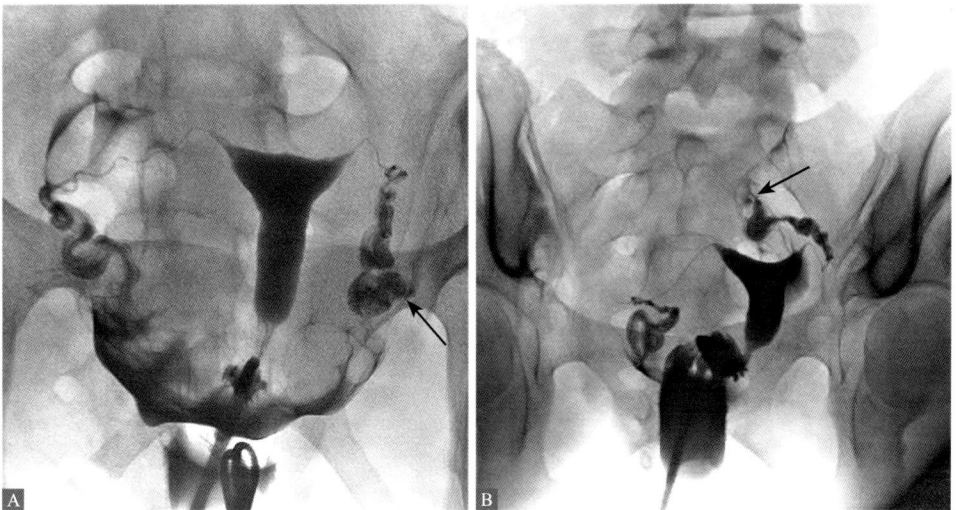

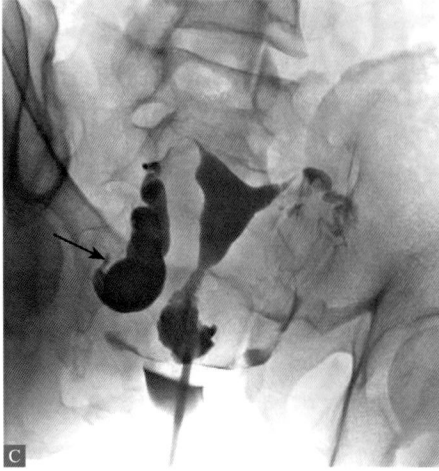

图 4-3-1　输卵管伞端粘连
A、B. 伞端粘连但无梗阻，伞端对比剂溢出形态异常（黑箭头）；C. 伞端粘连形成梗阻（黑箭头）。

二、输卵管周围粘连

输卵管周围粘连是指输卵管周围组织粘连，局限于伞端周围的粘连称为伞端周围粘连，两者均为附近的组织粘连，不一定合并伞端粘连，不同于伞端粘连的是伞端对比剂溢出是顺利的，而是溢出后弥散受限。对比剂弥散受限于伞端周围，即为伞端周围粘连，如输卵管周围对比剂全程弥散受限，即病变累及了整个输卵管周围。输卵管周围粘连除对比剂弥散受限以外，还伴有输卵管走行的异常，大多表现出扭曲或与周围组织牵拉（图 4-3-2）。

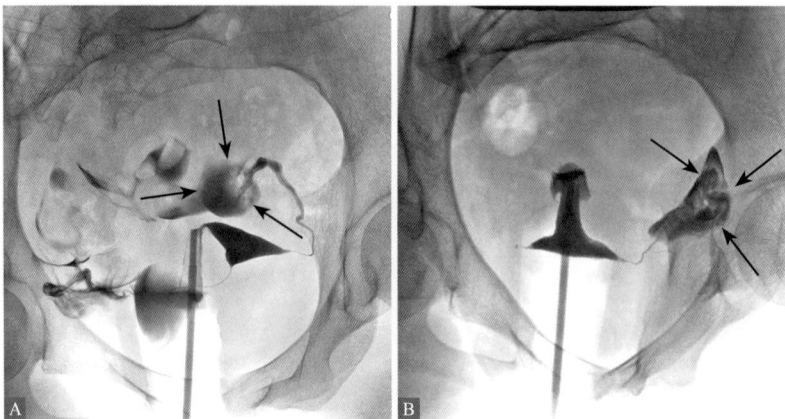

图 4-3-2　输卵管周围粘连
A. 伞端周围粘连（黑箭头）；B. 输卵管周围粘连（黑箭头）。

三、盆腔粘连

盆腔粘连包括两种，即广泛盆腔粘连和局限性盆腔粘连，前者累及范围大，常常合并输卵管周围粘连，后者病变距离输卵管尤其伞端比较远，可能对备孕影响不大，但如果病程比较长，或其他因素已排除，亦是进一步手术探查盆腔环境的线索。与输卵管粘连征象类似，盆腔粘连均有对比剂弥散受限的表现，弥散受限主要表现为对比剂聚集、分隔和分叶现象（图4-3-3）。若聚集的对比剂边缘平滑，诊断粘连的证据不足，此时可俯卧位摄片继续观察，如弥散正常，则是盆腔内正常陷凹所致假性聚集征象。

需要指出的是碘油诊断盆腔粘连相比碘水更加困难，因为碘油的黏滞性高，在盆腔呈油珠样或片状局限性聚集并不代表盆腔粘连。

诊断输卵管粘连和盆腔粘连的要点是充盈期和延时期图像结合观察。对于伞端粘连可能要重视充盈期，而对于伞端周围粘连以及盆腔粘连，延时期可能更重要，但这不代表充盈期和延时期图像可以分开评价。充盈期和延时期都可以诊断输卵管粘连和盆腔粘连，只是侧重点不同，如果双期图像均显示粘连征象，那诊断会更加确定，尤其是输卵管粘连。

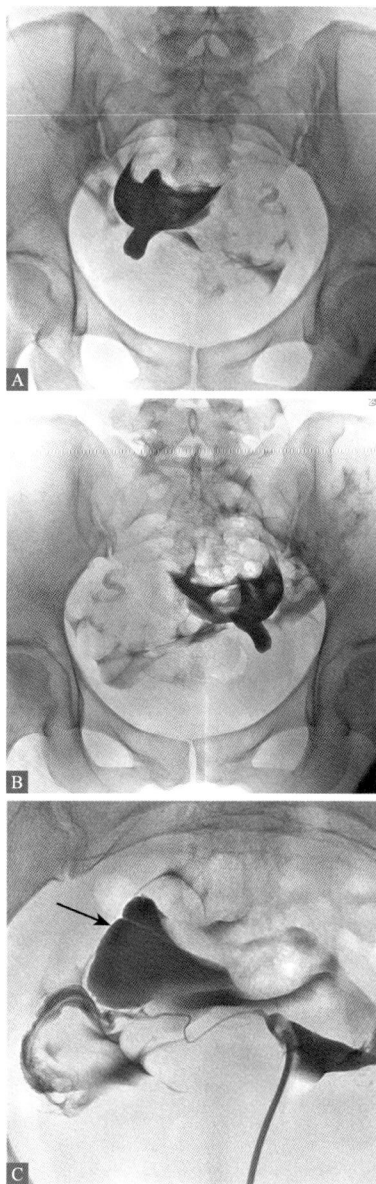

图4-3-3　盆腔粘连

A.盆腔内对比剂弥散不良，局限性聚集并有分叶征象；B.同一患者俯卧位对比剂仍不能弥散；C.盆腔粘连，箭头所指：对比剂内可见分隔现象。

（郑　国　金　钊　李亚敏　高辉玲）

第四节
输卵管远端梗阻与输卵管积水

一、输卵管积水的概念

输卵管远端梗阻和输卵管积水都是导致不孕症的重要原因。一般来讲，典型输卵管积水是输卵管远端梗阻或不完全梗阻导致的，但也有例外，伞端没有粘连和梗阻，仍然发生输卵管积水，这就是非典型输卵管积水。另外，即使输卵管远端发生梗阻性病变，也不一定出现输卵管积水的征象，只是这种情况比较少见。

二、输卵管积水成因

输卵管中的积水可能有两个来源：输卵管远端因粘连而阻塞后，输卵管黏膜细胞的分泌液不能排出，积存于管腔内，形成输卵管积水；化脓性输卵管因炎症导致峡部及伞端粘连、阻塞后，形成输卵管脓肿，当管腔内脓细胞及坏死组织被分解及吞噬细胞清除后，即成为水样液体，形成输卵管积水。

三、输卵管积水病理与不孕机制

炎症病变可以选择性地破坏输卵管内膜皱襞结构，导致褶皱消失或形成凹凸不平的瘢痕。由于输卵管系膜长度固定，不能随输卵管囊壁的扩张而相应延长，故积液扩张的输卵管多向系膜侧弯曲，可游离或与周围组织有粘连。黏膜皱襞减少或消失，可作为输卵管积水的一个特殊标志。动物研究证明，受雌激素的影响，在排卵期及黄体期输卵管液分泌较多，更容易造成输卵管积水。而持续的、较严重的输卵管积水，不可逆地破坏了输卵管黏膜皱襞的正常"轨道结构"，使得输卵管不能准确运送卵子及受精卵至宫腔，因此，即使此时输卵管通畅也可能会异位妊娠，甚至不孕。

据报道，输卵管积水患者与对照组相比，自然妊娠率分别为6%与23%，主要机制可能为积水的液体降低了精子活力和运动速度，并具有胚胎毒性；此外，体外受精（IVF）和辅助生殖技术（ART）的成功率也显著降低，仅约13%。影响 ART 结局的关键因素是胚胎质量和子宫内膜容受性，当积水反流进入子宫腔后，对胚胎产生机械性冲刷作用，降低着床率，也可能使子宫内环境发生紊乱，刺激内膜引发炎性反应，对其容受性产生负面作用。因此，无论单侧或者双侧积水，均显著降低患者的胚胎植入率和妊娠率，增加了早期流产和异位妊娠的风险。

四、输卵管积水的造影表现

（一）典型输卵管积水

1. **完全梗阻型**（图 4-4-1） 输卵管伞端完全粘连闭塞，导致输卵管积水，此为典型输卵管积水。造影表现为壶腹部扩张，黏膜皱襞增粗、平坦，严重病例可见壶腹部黏膜皱襞消失。对比剂不能进入盆腔，延时期摄片可见输卵管内对比剂完全滞留，而且多数病例延时期所示输卵管管腔扩张比充盈期更加明显。此型腹腔镜下可以观察到伞端闭锁，即造影诊断和腹腔镜诊断完全一致。

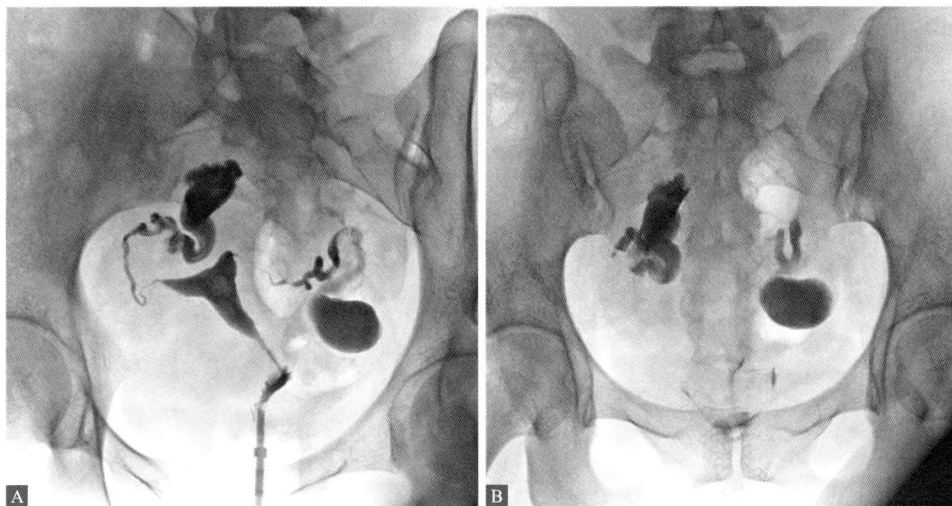

图 4-4-1 完全梗阻型
A. 充盈期输卵管扩张，伞端梗阻；B. 延时片显示输卵管内对比剂完全滞留。

2. **不完全梗阻型** 输卵管伞端不完全梗阻（图 4-4-2），只是对比剂溢出困难或不畅，延时片显示输卵管内对比剂大量滞留，腹腔镜下可证实伞端粘连及不完全梗阻的表现，但不一定看到积水。

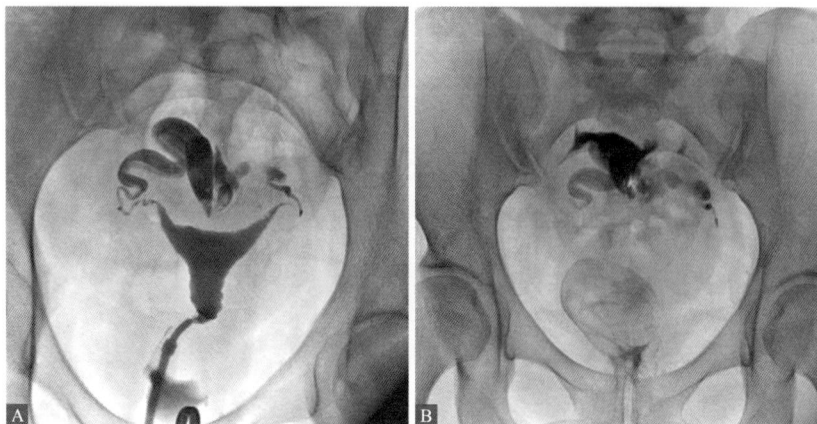

图 4-4-2　不完全梗阻型

A. 充盈期伞端对比剂溢出不畅，管腔扩张；B. 延时片显示输卵管内对比剂明显滞留。

（二）非典型输卵管积水

腹腔镜下未见伞端粘连，亦未形成梗阻，但 HSG 延时片显示输卵管内大量对比剂滞留（图 4-4-3），甚至壶腹部充盈有张力，直径等于或稍大于充盈期。这种情况是否诊断为输卵管积水尚有争议，但应重视其是否能导致宫腔积液。若排除其他导致宫腔积液的原因，可视同输卵管积水进行处理。

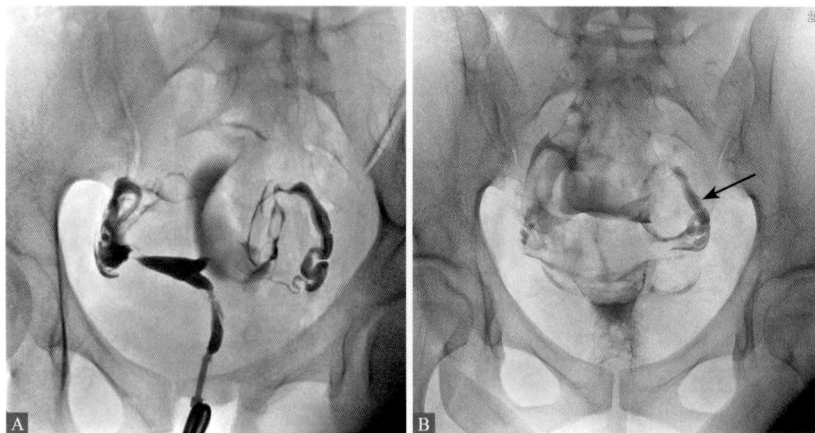

图 4-4-3　非典型输卵管积水

A. 充盈期伞端对比剂溢出顺利；B. 延时片壶腹部内对比剂明显滞留，且管腔有张力（黑箭头）。无论充盈期还是延时片都未见到输卵管及周围粘连的征象。

五、HSG 诊断输卵管积水的临床价值

HSG 是目前确诊输卵管积水最简便可靠的方法，可明确诊断并对输卵管积水的部位和程度作出准确评价，指导临床不孕症的治疗。除定性诊断外，HSG 还能分辨黏膜皱襞的情况，输卵管管壁是否僵硬以及是否存在管壁破坏等等，有助于评估输卵管积水病变程度，指导后续诊疗方案。HSG 的诊断准确率高达 82.9%，未诊断的病例可能是由于输卵管痉挛或管腔内压力高等，导致对比剂不能流入而未显示，此时需 SSG 进一步检查明确诊断，尤其是对准备胚胎移植的不孕症患者。HSG 的缺点是只能显示输卵管管腔内部，不能显示盆腔内其他脏器或病变。

六、关于输卵管积水分度和分型

对于已经放弃自然受孕而选择辅助生殖技术的患者来说，只需要确定是否为输卵管积水即可，但对于拟自然受孕的人群，输卵管积水的分度和分型还是比较重要的，这涉及治疗方案和预后。

（一）美国生殖学会对输卵管积水的分度

1990 年美国生殖学会对输卵管积水、盆腔病变进行分度，将输卵管积水病变程度分为轻度、中度、重度。但其这种方法基于腹腔镜探查术中所见，且对于轻度积水的描述不合理，指导意义不大。

（二）国内学者分型

1. 根据预后优劣，输卵管积水又分为可修复性输卵管积水和不可修复性输卵管积水，这种分型对如何选择临床治疗方案意义比较大。

（1）可修复性输卵管积水：多为薄壁积水，在造影片上表现出积水边缘光滑、孤立、无相邻的异常显影。这种积水的直径可能会比那些不可逆损伤者大很多，这是因为输卵管的损伤远未达到管壁增厚、血管新生、管腔黏膜完全消失的程度，因此管壁的柔韧度良好，形成的积水也相对较大。这类损伤进行输卵管伞端整形手术的预后较好，术后妊娠率可达到 40%。

（2）不可修复性输卵管积水：这一类输卵管积水显影边缘不光滑，周围可见毛玻璃影，提示输卵管炎症的存在。这一类输卵管厚壁积水的手术预后较差、复发率高、术后妊娠率极低，属于不可修复性的病变。

2. 病理上根据输卵管积水是否与子宫腔相通可将输卵管积水分为两类：交通性输卵管积水和非交通性输卵管积水。HSG 和 SSG 联合应用可作为交通性输卵管积水诊断的金标准，能准确直观地显示积水的部位和程度。如 SSG 证实输卵管近端真性梗阻，而超声又提示输卵管积水时，可以在选择辅助生殖技术时暂不予处理。

（郑　国　孙　巍　彭　松　田　伟）

第五节
输卵管逆向蠕动功能异常

一、输卵管蠕动功能

X 线电影可记录输卵管的张力和运动，文献报道输卵管有两种蠕动，一种是由输卵管伞端至宫角的蠕动，称为顺向蠕动；另一种是由宫角至伞端的逆向蠕动，逆向蠕动以 12 次 /min 的频率进行。顺向蠕动发生在排卵后，是孕激素主导的，有助于受精卵回到子宫腔着床；而逆向蠕动发生于排卵前，是雌激素主导的，有利于协同精子向壶腹部运动。

二、观察方法

由于 HSG 是在排卵前完成的，所以我们观察的是输卵管的逆向蠕动功能。透视下可以直接观察到输卵管内对比剂向伞端方向蠕动，在观察过程中，患者受照射的剂量无疑是增加了，所以更多的是选择间接的办法观察。对比充盈期和延时片就可以间接判断输卵管逆向蠕动功能的情况。一般来讲，充盈期对比剂停止注射后，即失去了外力影响，输卵管内对比剂就会在单纯逆向蠕动功能的作用下向伞端方向排空，15 分钟后输卵管内对比剂应完全排空，若有对比剂滞留，即为输卵管蠕动功能异常。

三、输卵管蠕动功能不良

输卵管蠕动功能不良存在程度的不同，轻型的在延时片显示输卵管内有对比剂滞留，但无张力（图 4-5-1），随访发现这部分患者不会因此而不孕。重型的在延时片显示输卵管内不但有对比剂滞留，而且富有张力，也就是第三节所述非典型输卵管积水的成因。无论轻重，腹腔镜下均可能无阳性发现。

四、输卵管蠕动功能受限

输卵管蠕动功能受限与蠕动功能不良的区别是前者有可能存在正常的蠕动

功能，也有可能是异常的。这是由于输卵管周围粘连的存在，限制了正常输卵管的蠕动功能，只有解除输卵管周围粘连，才能显现真正的输卵管蠕动功能。HSG 延时片显示输卵管内对比剂不同程度的滞留且伴有输卵管周围粘连的表现（图 4-5-2）。输卵管积水其实也是输卵管蠕动功能受限的表现之一。

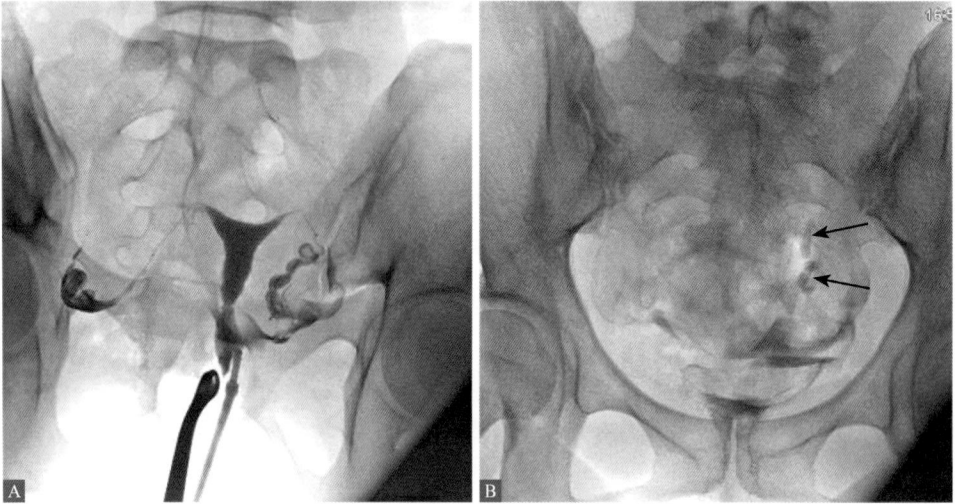

图 4-5-1　输卵管蠕动功能不良
A. 充盈期输卵管通畅；B. 延时片壶腹部内少量对比剂滞留（黑箭头）。

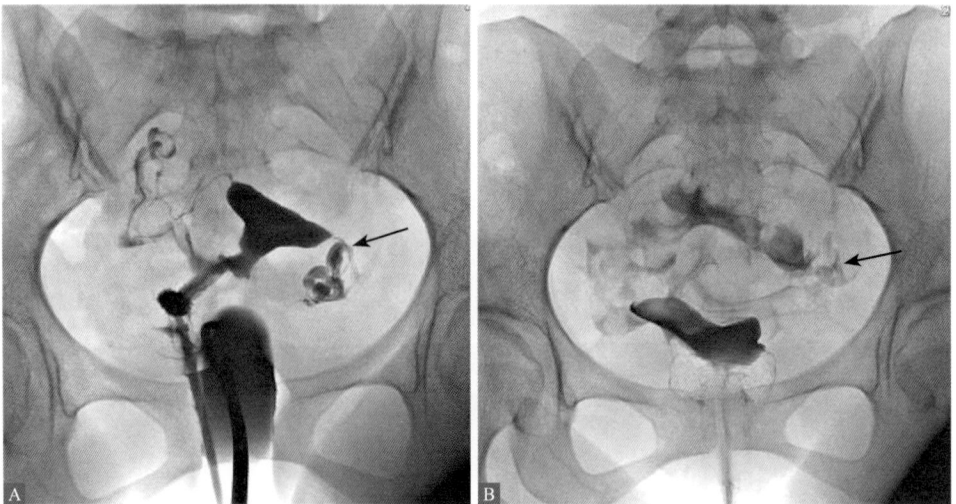

图 4-5-2　输卵管蠕动功能受限
A. 充盈期伞端粘连、不完全梗阻（黑箭头）；B. 延时片输卵管内对比剂滞留（黑箭头）。

五、输卵管蠕动功能与通畅度

输卵管逆向蠕动功能和输卵管通畅度之间并不一定存在因果关联，通畅度正常的输卵管同样可以出现蠕动功能异常，不通畅的输卵管在延时期也可以无对比剂滞留。观察是否通畅是在充盈期观察的，是在外力作用下实现的，说明的问题是对比剂前方是否有阻力，这种阻力可能是狭窄或闭塞性病变，也可能是痉挛或炎症碎片阻塞。输卵管蠕动功能是在延时片观察的，是没有外力干预下实现的，和有无狭窄、阻塞不一定有关系，评价的是输卵管平滑肌自身运动功能。

（郑　国　金　钊　薛明悦　赵　蕾）

第六节
输卵管妊娠后表现

一、输卵管慢性炎症改变

由于输卵管妊娠的主要病因是慢性输卵管炎，所以输卵管妊娠后的造影表现主要是慢性输卵管炎的表现，其具体造影表现就是本章内除先天变异和畸形外的所有输卵管异常造影表现。但是造影诊断不能直接报告慢性输卵管炎，而应报告输卵管慢性炎症改变，因为造影表现只是间接征象，不是病理所见。

慢性输卵管炎分为输卵管黏膜炎和输卵管周围炎，输卵管黏膜炎可以引起黏膜皱襞粘连、纤毛功能受损以及管腔狭窄或扩张，而输卵管周围炎则是累及浆膜层和浆肌层，常造成输卵管周围粘连、输卵管扭曲、蠕动功能减弱等等前述所有异常征象。而管腔内部黏膜紊乱和病变局部严重变形则是比较典型的输卵管妊娠后的造影表现（图 4-6-1）。

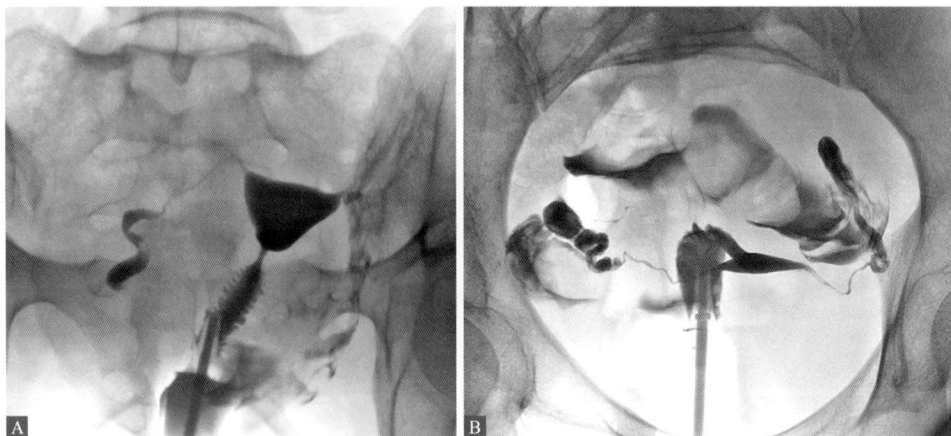

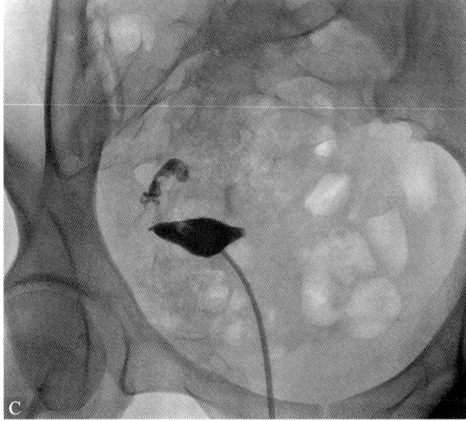

图 4-6-1　输卵管妊娠后改变

A. 右侧壶腹部梗阻、积水；B. 右侧输卵管妊娠后壶腹部变形；C. 右侧输卵管峡部管腔破坏。

二、造影表现与生育能力评估

有输卵管妊娠史的患者再次发生输卵管妊娠的概率达 10%。有报道称，输卵管妊娠患者在患病之前 50% 是没有病理基础的，但在一项关于输卵管妊娠后（就诊原因为排查输卵管性不孕）HSG 表现的研究中，73.08% 的未患病侧输卵管表现出不同程度的病变，这已远远超过 50%。这是因为双侧输卵管同在一个盆腔环境内，一旦发生输卵管妊娠，炎症反应会波及对侧输卵管，而且这种对侧侵犯征象无论是保守治疗还是手术治疗都同样存在。由于输卵管妊娠对输卵管损伤最严重的情况可能出现输卵管积水和输卵管闭塞，基于此，建议输卵管妊娠后如有再生育需求，无论患病时采取的何种治疗方式，也无论是作为备孕前的评估还是备孕失败的原因排查，都应及早进行 HSG，以免延长备孕时间。一般认为输卵管妊娠后第三次月经干净后可以进行造影检查，这可能更有利于反映患者输卵管和盆腔环境的真实情况。

（郑 国 金 钏 丁 伟）

第七节
子宫腔异常

一、发育异常

正常子宫腔内为潜在腔隙，对比剂充盈后显示的子宫腔是以内膜线为轮廓形成的，并非子宫全貌。造影显示下的子宫大致呈三角形，由于造影时摄影体位不同，图像显示可能为倒三角或正三角，当射线投照方向接近平行于子宫冠状面时，甚至还可以呈现出梭形或其他形态。造影过程中需根据情况做体位调整来观察，无论什么形态，宫底和宫体之间都有一定的角度和比例关系。造影诊断子宫发育异常包括：弓形子宫、纵隔子宫、双角子宫、单角子宫、"T"形子宫等等（图 4-7-1）。相比解剖学分类来说，造影对纵隔子宫和双子宫及单角子宫和残角子宫的鉴别比较困难，而幼稚子宫一般在超声诊断时就已经比较明确，很少进行造影检查，故诊断中少见。HSG 对子宫发育异常的检查重点在于观察子宫腔的容积是否影响受孕和宫腔矫正手术后的效果。

（一）弓形子宫的诊断标准

双侧宫角连线距宫底凹陷顶点的深度≤1cm，且凹陷角度>90°，则提示弓形子宫。弓形子宫通常归类为正常变异型，不会导致不良妊娠结局。

（二）纵隔子宫和双角子宫

双侧宫角连线距宫底凹陷顶点的深度>1cm，且凹陷角度<90°，则提示纵隔子宫，若双侧宫腔完全分开，则称为完全性纵隔子宫，反之为不完全性纵隔子宫。

双角子宫和完全性纵隔子宫不好鉴别，甚至无法鉴别，需要结合 MRI 及超声检查。

（三）单角子宫

单角子宫表现为宫腔形态异常，大多数呈梭形，仅发出 1 条输卵管。单角子宫和残角子宫在造影中无法鉴别。

（四）"T"形子宫

"T"形子宫的宫体部容积较小，形状像字母"T"，2020年Ludwin等提出的先天性子宫畸形专家标准（Congenital Uterine Malformation by Experts，CUME）中，"T"形子宫诊断标准摒弃子宫壁厚度等宫腔特征的测量，仅通过侧壁的缩窄程度确立诊断。具体为：侧壁内缩深度≥7mm；侧壁内缩角≤130°；T角≤40°。"T"形子宫对备孕的影响仍然有争议，但对HSG的影响主要是子宫腔置管困难，导管易脱出，此类子宫形态适合采用子宫颈置管造影。

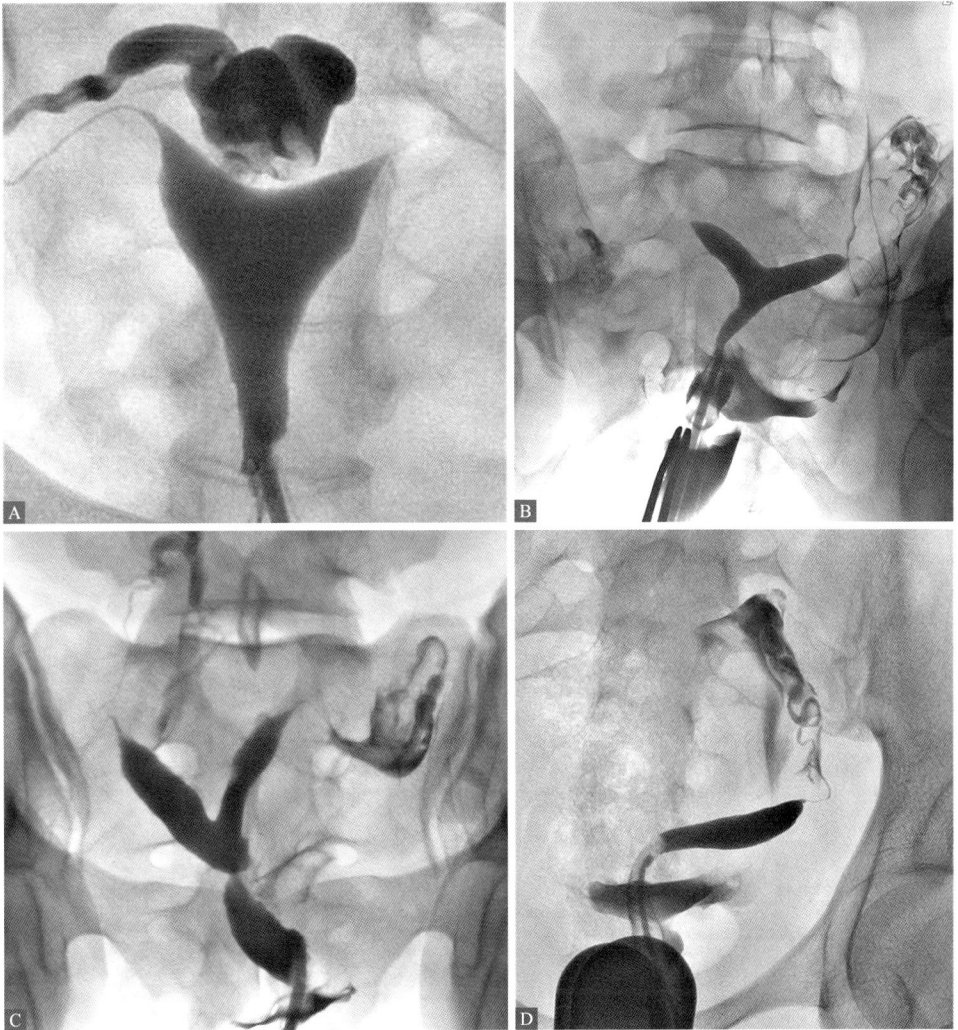

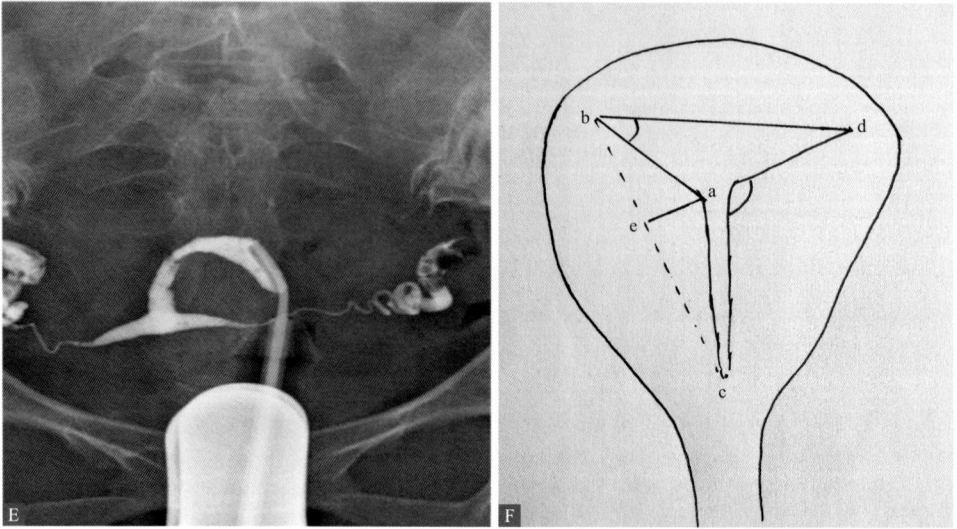

图 4-7-1　子宫发育异常

A. 弓形子宫；B、C. 纵隔或双角子宫；D. 呈梭形的单角子宫，需要注意的是遇此情况需调整投照角度再次确认，以免误诊；E. "T"形子宫；F. "T"形子宫线图。侧壁内缩深度：子宫壁内缩最深点 a 至连接宫腔最远点 b 与最近点 c 虚线的距离，即 a～e 的距离；侧壁内缩角：子宫壁内缩最深点 a 与其周围内膜／肌层交界构成的角，即∠cab；T 角：宫腔最外侧点 b、宫腔对侧最远点 d、同侧侧壁内缩最深点 a 三点构成的角，即∠abd。

二、子宫憩室

（一）子宫憩室的影像表现及临床意义

子宫憩室最常见的是剖宫产术后子宫瘢痕憩室（cesarean scar diverticulum，CSD），其次是子宫内膜异位所致的憩室。CSD 又称为剖宫产术后子宫切口缺损（previous cesarean scar defect，PCSD），指剖宫产术后子宫切口愈合不良，子宫瘢痕处肌层变薄，形成一与宫腔相通的凹陷或腔隙。无论哪一种憩室，影像表现都是子宫轮廓异常，可见龛影，临床都可以导致部分患者出现一系列相关的临床症状，如月经淋漓及阴道排液症状，其中阴道排液症状提示有可能存在宫腔积液，而这很有可能是导致胚胎着床失败的重要原因。一般能导致阴道排液或宫腔积液的憩室大多数为憩室腔隙较大，且出口较小，本书暂称之为大憩室；而出口较大，憩室腔隙较小的则多数少有临床症状，本书中暂称之为小憩室，往往出口大于憩室腔隙（图 4-7-2）。

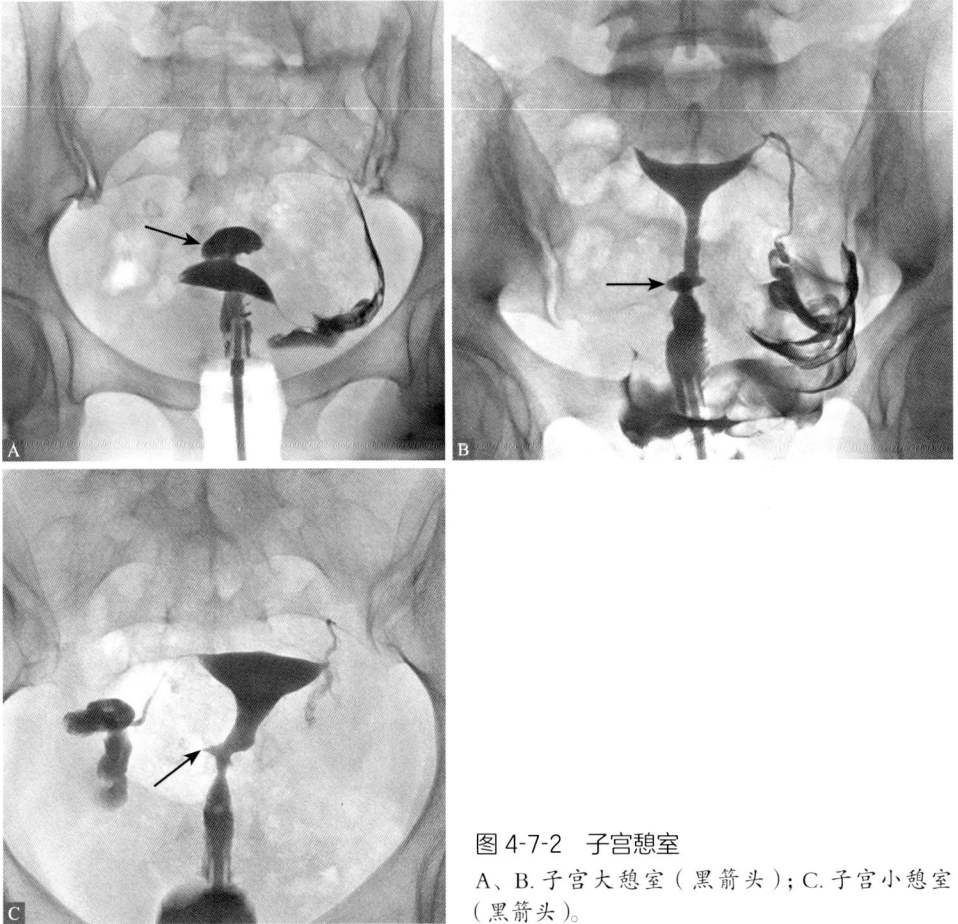

图 4-7-2　子宫憩室

A、B.子宫大憩室（黑箭头）；C.子宫小憩室（黑箭头）。

（二）子宫憩室的检查注意事项

　　CSD 位置比较低，如宫腔内置管造影往往会漏诊，所以在剖宫产病史的患者进行 HSG 检查时，尽量选择子宫颈置管。延时期注意观察憩室内是否存在对比剂滞留，对诊断宫腔积液的来源比较重要。

三、子宫充盈密度异常

（一）充盈密度不均

　　多见于子宫内膜炎和子宫内膜息肉，需要注意的是在内膜比较厚的情况下也可能出现不均匀的征象，类似松鼠背样的改变，不要误认为病变。另外子宫下段近宫颈内口处有时会出现假性密度不均。

（二）子宫腔充盈缺损

充盈缺损实际也是一种充盈密度不均的表现，只是比较明显地在子宫腔轮廓之内有对比剂未充盈区，如果是完全没有对比剂充盈，则更趋向于宫腔粘连的诊断。若见规则的弧形压迹且病变与内轮廓线呈钝角，那多是子宫肌瘤或腺肌瘤的压迫所致，宫腔粘连所致充盈缺损多不规则（图 4-7-3）。

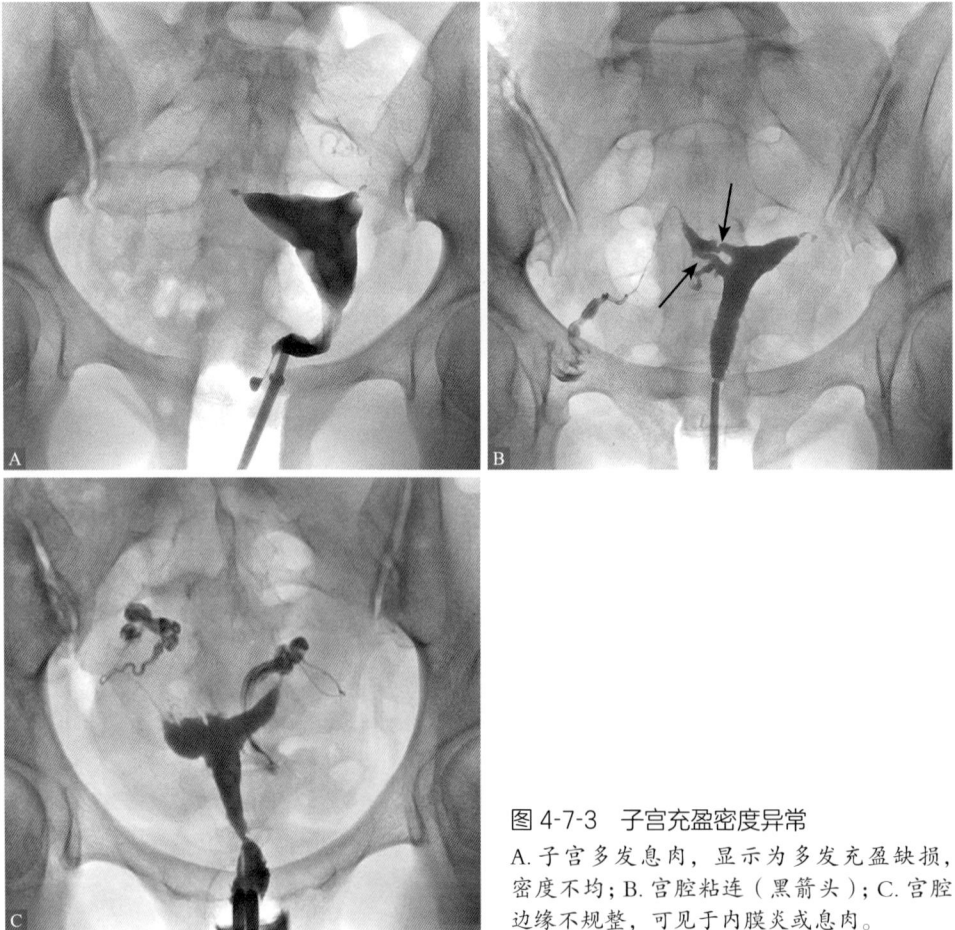

图 4-7-3　子宫充盈密度异常

A.子宫多发息肉，显示为多发充盈缺损，密度不均；B.宫腔粘连（黑箭头）；C.宫腔边缘不规整，可见于内膜炎或息肉。

（三）子宫壁边缘毛糙

子宫内膜炎、子宫内膜结核以及子宫腺肌病，都可以出现宫壁毛糙的表现，有时不好鉴别（图4-7-4）。

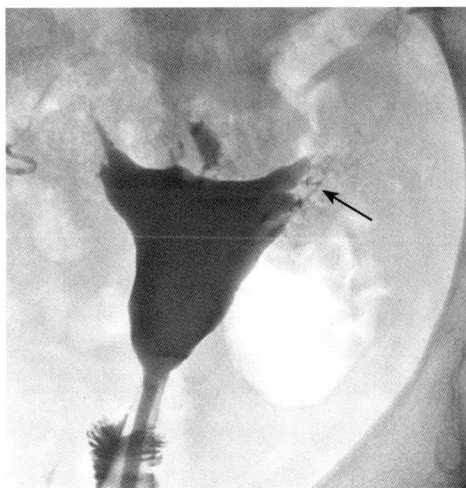

图4-7-4　子宫壁毛糙
子宫腺肌病患者，左侧宫角区毛糙（黑箭头）。

（四）子宫角充盈异常

正常宫腔双侧宫角光滑、锐利、走行自然，当该区域有息肉、粘连、肌瘤时，会出现宫角充盈变钝、缺损、欠规则等异常，同时也会导致同侧输卵管充盈不良或显影不佳，这并不意味着输卵管通畅度下降，如果手术解除宫角病变后，再次复查输卵管造影会正常显影。

宫角括约肌正常收缩波和痉挛，也比较常见，痉挛和正常收缩波的鉴别是后者为一过性的征象，其他章节亦有介绍，在此不再赘述。

（钱朝霞　郑　国　苗　杰　董淑媛）

第五章

选择性输卵管造影术与介入治疗

第一节

选择性输卵管造影术

选择性输卵管造影术（selective salpingography，SSG）是将输卵管导管选择插入一侧子宫角或间质部后注入对比剂使该侧输卵管显影的一种技术。1993 年以来，美国生殖医学会建议输卵管近端阻塞患者先进行 SSG，可以避免部分侵入性和 / 或其他昂贵的治疗方式。包括输卵管再通术（fallopian tube recanalisation，FTR）在内的所有输卵管介入治疗均是建立在 SSG 基础上的。SSG 与 HSG 相比，由于是导管直接插至子宫角部或间质部后注射对比剂，从而增加了管腔内的流体静压力，能更有效地分离轻度粘连或冲洗黏液栓、血凝块、内膜碎屑等，治疗意义增强，能有效地克服肌肉痉挛的阻力，消除 HSG 中的假阳性，能更准确地显示阻塞部位和细节，为进一步治疗提供指导。

一、适应证

1. HSG 诊断为输卵管间质部梗阻。
2. HSG 显示输卵管间断显影，而延时片输卵管内未见对比剂滞留者。
3. HSG 对比剂充盈不良而导致对输卵管形态学诊断不确切，需要进一步检查者。
4. SSG 和输卵管介入治疗在术中为先后序贯完成，术中经 SSG 证实确为输卵管阻塞的患者，可随即进行介入治疗。
5. 超声检查可疑诊断重度输卵管积水或患者存在阴道排液症状，同时 HSG 显示输卵管近端梗阻的反复着床失败患者，可进行 SSG 进一步检查除外与宫腔相通的输卵管积水。

二、禁忌证

同 HSG。

三、术前准备及围手术期管理

同 HSG。

四、操作过程

1. 暴露宫颈之前的操作同 HSG，与 HSG 不同的是，为了增加患者术中的舒适度，建议安装检查专用的脚架。导管的选择推荐使用输卵管介入导管套装（图 5-1-1），比非专用导管操作更简洁、方便。使用套装中的亲水超滑导丝引导 SSG 专用输卵管导管进入宫腔，继而使导管头端选择性插入目标侧输卵管开口，即可缓慢推注对比剂。建议使用同轴导管技术完成插管操作，可以增加导管头端的稳定性。

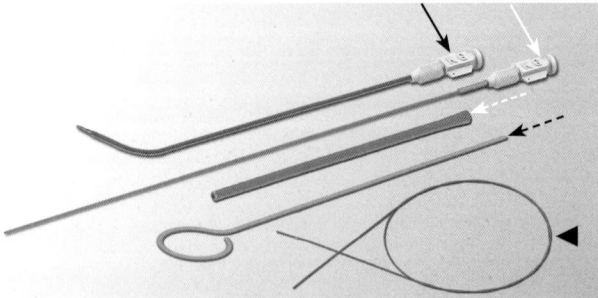

图 5-1-1 SSG 手术器械

输卵管导管（黑箭头）；微导管（白箭头）；外套鞘管（白虚箭头）；探针（黑虚箭头）；0.018inch 超滑导丝（黑三角）。

2. 图像采集 "冒烟"技术证实导管位于输卵管内后，缓慢推注对比剂，待对比剂充分溢出伞端且能够观察到伞端周围对比剂涂抹时，即可停止对比剂注射，在此过程中应适时进行图像采集。在确认导管位置之前，切忌高压推注对比剂，以免造成内膜损伤。采集图像一般常用模式为非减影图像，当对比剂与观察目标重叠时可以选择减影模式（图 5-1-2）。

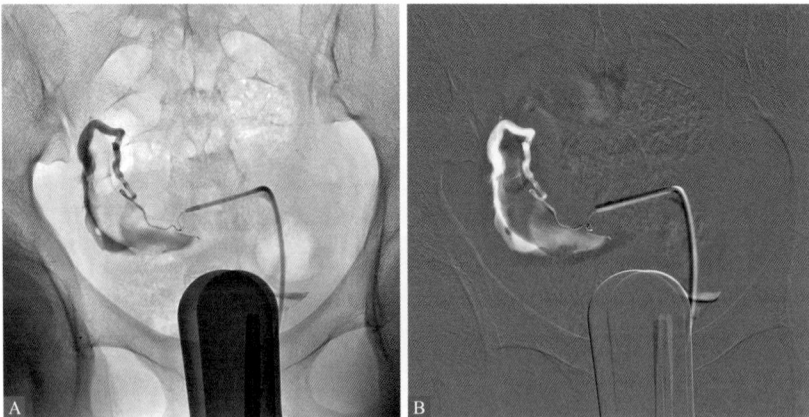

图 5-1-2 SSG 图像显示

A. 常用模式；B. 减影模式。

五、输卵管再通术

SSG本身就有输卵管疏通的作用（图5-1-3），对于SSG术中发现的输卵管间质部狭窄（图5-1-4），甚至梗阻，单纯SSG仍不能使输卵管恢复通畅时，可以使用0.018inch或0.035inch导丝进行输卵管疏通，需要注意的是不能过于粗暴，如果阻力比较大，说明病变为粘连闭塞，应果断选择放弃再通术。

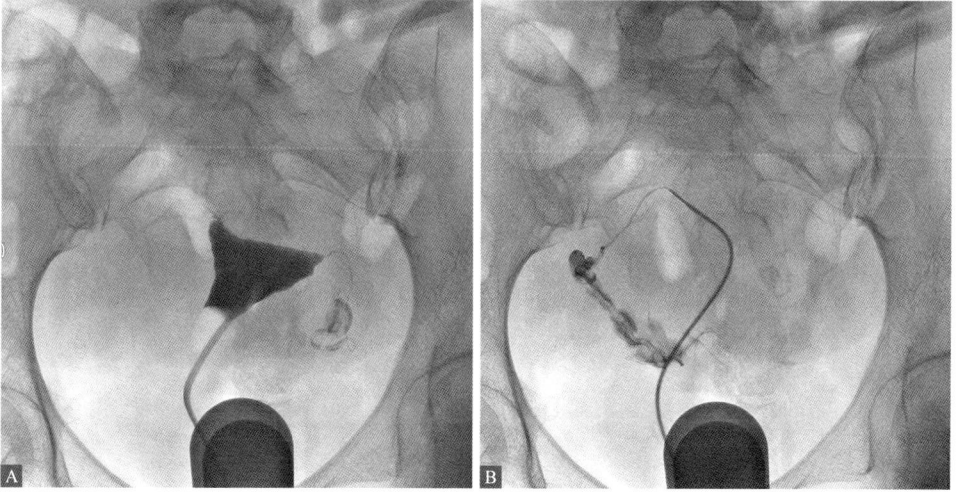

图5-1-3　输卵管再通术
A. HSG显示右侧输卵管近端梗阻；B. SSG术后恢复通畅。

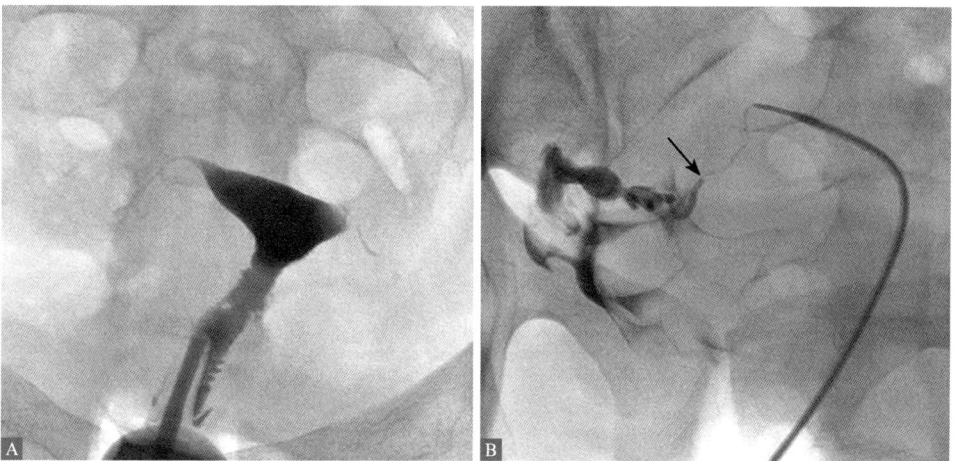

图5-1-4　SSG术后发现峡部狭窄
A. HSG显示双侧输卵管峡部梗阻；B. SSG术后右侧输卵管峡部可见局限性狭窄（黑箭头）。

六、并发症

（一）输卵管穿孔

有文献报道，输卵管穿孔发生率在 10% 以下，主要与输卵管原有病变和手术操作有关。穿孔最容易发生于纤维病变（如手术吻合部位或结节性输卵管峡部炎症区）造成较坚固的阻塞处。而术中操作导丝最常穿破肌层较薄弱的输卵管峡部，而间质部有较厚肌层包围极少出现穿孔。主要表现为对比剂外渗到腹膜腔或在管腔周围弥散或聚集成团，或类似血管造影中的"夹层"影像（图 5-1-5），穿孔时患者可有瞬时疼痛及子宫收缩。一般不会造成严重的并发症，多无不良后遗症的报道，但应尽量避免，因为有可能导致对比剂或药物不能正常通过病变段，从而影响手术继续进行。

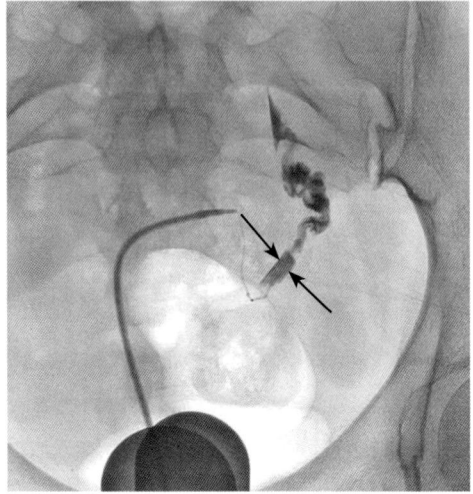

图 5-1-5　输卵管穿孔导致对比剂进入"夹层"
SSG 显示左侧输卵管峡部可见"夹层"现象
（黑箭头）。

（二）导管、导丝断裂

比较少见，可能由于产品质量问题或术者术中暴力操作。因此在再通手术中切忌暴力操作，如发生导管或导丝走行与输卵管行程不一致甚至出现断裂，及时中止操作，注意复查造影了解输卵管情况，一旦导管、导丝断裂，可借助宫腔镜或输卵管镜将其取出。

（三）再通手术后综合征

腹痛、恶心、呕吐、发热、阴道出血等。一般由手术或药物刺激导致，通常是自限性的，注意对症处理，避免感染。

七、关于施术者人员资质的建议

应具有临床执业医师资质的妇产科、生殖医学科、放射科、介入科医生；放射科及介入科医生应有妇产科介入专科进修经历或其他形式的学习经历；如妇产科或生殖医学科医生单独施术，应有介入医学进修或其他形式的学习经历。

（李鸿江　付佳亮）

第二节
输卵管内臭氧灌注术

输卵管内臭氧灌注术因其操作简便、安全、有效，成为诊治输卵管性不孕症的重要方法。研究表明，输卵管内臭氧灌注术对消除病因、降低粘连复发率、改善输卵管功能、提高宫内妊娠率具有重要的作用。

一、臭氧治疗妇科炎症的原理

臭氧是氧气的同素异形体，分子式为 O_3，具有强氧化性，又名超氧、三原子氧、蓝氧、生物氧、活性氧等。常温下，臭氧是一种有特殊臭味的淡蓝色气体，极不稳定，一般暴露在空气中 20 分钟就会自行分解为氧气。它的氧化性仅次于氟，比氯高一倍，灭菌速度较氯快 200～3 000 倍。臭氧可溶于水，臭氧的水溶液同样具有杀菌作用。臭氧具有广谱抗菌作用，对细菌、芽孢、病毒、真菌等致病微生物均有杀灭作用，对各种因致病微生物引起的疾病，均具有治疗作用。它的作用机制是先破坏细胞膜，使细胞新陈代谢出现障碍，之后继续向细胞膜内部渗透，破坏组织内细胞的 DNA 结构成分，直至细胞死亡，从而抑制细菌生长。臭氧具有高效、快速的杀菌作用，尤其对于厌氧菌，可在数秒内杀灭。在一定浓度范围内，医用臭氧具有杀灭多种致病菌、重建氧化还原平衡、调节免疫、镇痛等作用，已广泛应用于骨关节炎、椎间盘突出、妇科炎症等临床治疗，并取得了良好的效果。臭氧治疗妇科炎症的原理如下：

1. 臭氧的治疗原理　通过医用臭氧发生器产生适当浓度的臭氧气体，全方位弥散接触病灶快速彻底杀灭阴道、宫颈、宫腔及盆腔内的各种致病菌，抑制病原体繁殖，消除炎症反应。杀菌作用机制：臭氧具有强氧化性及生物膜高度扩散能力，这些特性是其杀灭病原体、治疗妇科炎症的基础。病原体细胞膜上的甘油醛 -3- 磷酸脱氢酶、非蛋白性硫氢基和所有含硫氢基的化合物能与臭氧进行结合，臭氧渗过细胞膜将通道内的蛋白进行溶解，改变细胞膜内的脂蛋白、不饱和脂肪酸和脂多糖等结构，改变细胞膜的通透性、进而侵入病原体内，将病原体内部氧化葡萄糖所必需的酶进行氧化分解，使病原体的 DNA 结构成分发生改变，新陈代谢和膜内组织受到破坏，使细胞功能和结构出现障碍，导致细胞溶解死亡，阻止病原体生长繁殖，导致病原体死亡。臭氧通过对细胞 DNA 修复系统的破坏，使得细胞结构无法进行修复，而导致病原体凋亡。

2. 促使生殖系统血液循环加快，提高生殖系统的免疫力，减少炎症的发生。臭氧不稳定，能迅速转化为活性氧。活性氧进入机体组织细胞后，增加氧供，为组织细胞提供修复及再生的良好环境，同时促进免疫细胞产生和繁殖，提高了局部的免疫能力。活性氧能增加局部组织血氧含量，改善组织微血管及神经末梢的营养状况，维持吞噬细胞及其他组织细胞活力，提高新陈代谢。

3. 通过改变阴道的 pH 值，抑制球菌及厌氧菌的过度生长，调节阴道内微生物之间的生态平衡。生理情况下，女性生殖道内微生物菌群总量可达 10^9/mL，是一个以产酸产 H_2O_2 的乳酸杆菌为优势菌群的微生态系统。这些菌群在维持阴道微生态平衡中，发挥着重要的保护作用，是宿主抵御致病菌或机会致病菌的一道重要的生物学屏障。但当受环境变化、药物刺激及宿主自身激素水平和免疫力改变等因素影响时，女性阴道内的微生态菌群多样性发生变化，微生态平衡会被打破，造成致病菌繁殖，可引起生殖道炎症。臭氧生成的活性氧还能激发乳酸杆菌迅速生长和繁殖，维持阴道常驻菌群的动态平衡，改善了阴道内环境，在阴道内形成防御屏障，阻止人乳头瘤病毒（human papilloma virus，HPV）的再次入侵，使 HPV 转阴的效果明显，减少了 HPV 再次感染的发生，解除了子宫颈癌和宫颈癌前病变的主要诱发因素。因此，臭氧在治疗宫颈 HPV 感染以及预防宫颈癌方面具有积极的作用。

此外，医用臭氧对妇科炎症的治疗效果与其浓度有关，在一定的浓度范围内臭氧的治疗效应与浓度成正比关系，即随臭氧浓度的增大，治疗效应增强。低浓度臭氧抑制炎症反应可能不明显，而臭氧浓度过高也会对人体组织产生损害，因此严格控制医用臭氧浓度非常重要。配备准确显示浓度的医用臭氧发生器，有利于提高治疗的安全性、有效性、减少副作用。有研究表明医用臭氧在血液中的安全浓度为 20～80μg/mL，一旦超过此浓度将会产生毒性。临床常采用的浓度不超过 30μg/mL，超过此浓度会使患者局部疼痛明显增加。

二、适应证

1. **子宫输卵管造影检查及选择性输卵管造影检查**　对于碘剂过敏的患者，臭氧可以作为对比剂用于检查宫腔及输卵管内情况。

2. **输卵管慢性炎症**　输卵管通而不畅者，多为慢性炎症，管壁内毛糙、不光整，在病变早期，随着炎症好转、组织修复，治疗后多能提高自然受孕概率。

3．**慢性输卵管炎症所致各段输卵管阻塞**　自然受孕不仅有赖于输卵管的形态正常，管腔通畅，同时还和输卵管拾卵功能、蠕动、纤毛摆动、分泌功能密切相关。SSG 或输卵管再通术后，均可尝试行输卵管内臭氧灌注术，巩固疏通治疗效果。输卵管中远端阻塞、积水、周围炎症粘连、伞端闭锁，输卵管功能已遭严重破坏，是影响介入术后正常妊娠成功的最主要原因，同时，中远端阻塞介入疏通成功率相对较低。

三、禁忌证

1．**明确碘过敏、臭氧过敏者，蚕豆病患者**　输卵管内臭氧灌注术中使用对比剂多含碘，因此碘过敏、臭氧过敏者禁用。蚕豆病也称葡萄糖-6-磷酸脱氢酶缺乏症，患者的红细胞缺乏抗氧化保护系统，与氧气接触会导致红细胞大量受损，同样禁用。

2．**严重全身疾病者**　对于全身性疾病不能耐受手术的患者也不宜进行输卵管内臭氧灌注术。

3．**生殖器炎症急性发作者**　一般来说，生殖器急性、亚急性炎症期的情况下不适合进行输卵管内臭氧灌注术，因为这样容易导致上行感染输卵管等其他一些器官组织。

4．**结核性输卵管炎患者**　确诊为生殖学结核患者不宜采取输卵管内臭氧灌注术，以免造成结核播散。

5．**发热、月经期及产后、流产、刮宫术后 6 周内者**　均为身体免疫力下降的情况，月经期及产后、流产、刮宫术后 6 周内进行操作易增加患子宫内膜异位症的风险。

四、术中操作

开放静脉通道，备好心电监护；患者仰卧于 DSA 机器检查台，取截石位，准备好手术包、器械、耗材、药物及对比剂，对比剂优选非离子型对比剂水剂；同时准备好臭氧发生器，建议臭氧浓度控制在 20～30μg/mL；常规消毒外阴、阴道，铺无菌手术巾。

在 SSG 操作基础上，微导管插至子宫角或输卵管间质部，加压注射对比剂显像证实导管位置，观察输卵管形态及伞端对比剂弥散情况，后依次注射药物及臭氧进行治疗，药物多选择庆大霉素、地塞米松等注射液混合生理盐水。当输卵管无法全程显影或者阻力比较大时，可行输卵管再通术后再进行臭氧灌注，建议臭氧总量不宜超过 30mL。随着臭氧剂量和浓度增加，术后患者不适感增加。在臭氧灌注的过程中，可以选择缓慢或间断性的推注，这样可以增加臭氧和输卵管的接触时间，同时也减少了臭氧应用的总量。

五、术前准备和术后不良反应

同 SSG 及 HSG。

（谭一清　李鸿江）

第三节
输卵管栓塞术

一、输卵管栓塞术的作用机制

（一）栓塞机制

使用微弹簧圈（图 5-3-1）作为栓塞材料，一般为镍铬合金或铂金，栓塞首先是机械性阻断输卵管管腔，其次是通过微弹簧圈及其附着的纤毛慢性刺激改变被栓塞的输卵管局部的微环境，从而导致轻度坏死组织释放碱性磷酸酶，引起辅助性淋巴细胞聚集，纤维血管组织增生等加重输卵管管腔阻塞。

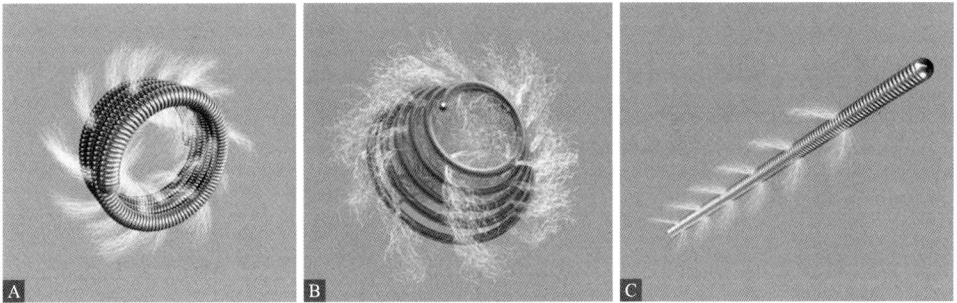

图 5-3-1　微弹簧圈
A. 微弹簧圈；B. 塔形弹簧圈；C. 直形微弹簧圈。

（二）作用机制

栓塞后可能通过以下几个方面提高 IVE-ET 的临床妊娠率、降低流产率：

1. 消除了输卵管积水对子宫内膜容受性的影响。
2. 消除了输卵管积水对胚胎的毒性作用。
3. 消除了输卵管积水对受精卵的冲刷作用。
4. 采用微弹簧圈进行输卵管腔内栓塞不会对输卵管系膜内的动脉弓造成损伤，因此对卵巢动脉的血液供应不产生影响。

二、适应证与禁忌证

（一）适应证

1. 输卵管积水拟行 IVF-ET 的患者（尤其是结核、腹腔粘连、不接受或不能耐受妇科手术者）。

2. 一侧输卵管积水，栓塞后拟通过对侧输卵管自然受孕的患者。

3. 降低输卵管妊娠或输卵管残端妊娠发生概率。

4. 永久避孕的人群。

（二）禁忌证

1. 生殖道炎症急性发作者。

2. 患有不可纠正的凝血功能障碍的人群。

3. 发热人群。

4. 患有严重的心脑血管疾病的人群。

5. 活动期结核患者。

6. 碘过敏者（可用 CO_2 造影）。

三、术前准备

（一）患者及医师术前准备

1. 手术时机同 HSG，禁同房，一般认为是排卵前的卵泡期，过早易发生淋巴管静脉回流，过晚则损伤子宫内膜，甚至导致子宫内膜异位症。

2. 术前无发热、无严重的全身性疾病等，术前行阴道分泌物检查，明确无急、慢性生殖道炎症。阴道分泌物检查包括：白带清洁度、霉菌、滴虫、衣原体，正常是白带清洁度 1~2 度、霉菌阴性、滴虫阴性、衣原体阴性。对支原体的检查目前尚有争议，有专家认为无症状的支原体阳性无需治疗。

3. 术前行子宫输卵管造影术（hysterosalpingography，HSG）或超声子宫输卵管造影检查明确输卵管积水诊断；虽无上述检查但超声检查时明确或可疑积水。

4. 仔细询问患者病史，书写门诊病历，告知患者病情并要求其签署《输卵管介入栓塞告知同意书》。

5. 术前 15~30 分钟给予患者肌内注射阿托品 0.5mg。

（二）手术室及器械、药物准备

1. 建议在专业的介入无菌手术室进行，普通的胃肠机造影室会使感染风险增加。

2. 器械准备　包括注射器、输卵管介入导管套件（图5-3-2）、各种常用型号微弹簧圈（长度为10~60mm，直径为2~6mm）。

3. 药物准备　生理盐水、庆大霉素8万~16万单位，非离子型对比剂，利多卡因。

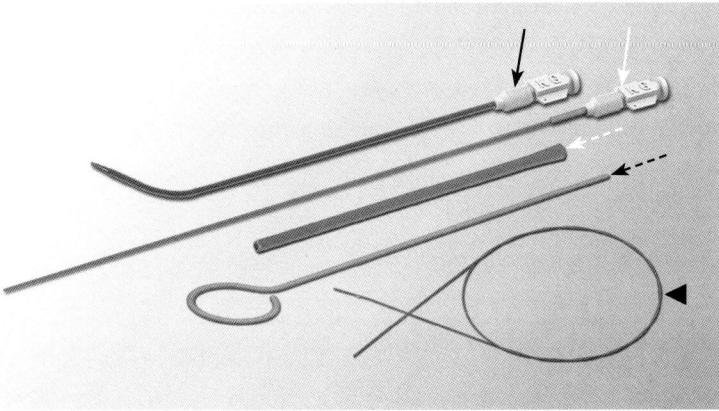

图5-3-2　输卵管栓塞套件

输卵管导管（黑箭头）；微导管（白箭头）；外套鞘管（白虚箭头）；探针（黑虚箭头）；0.18inch超滑导丝（黑三角）。

四、操作过程

患者于数字减影血管造影机手术台上取截石位。碘伏消毒会阴部、铺巾，放置扩阴器，充分暴露宫颈。阴道及宫颈消毒，必要时行宫颈麻醉。将0.035inch的导丝插入6Fr导管内，在X线监视下，在导丝引导下将6Fr导管插至宫腔，先行HSG观察宫腔的形态及双侧宫角的位置。在X线监视下将导管插至宫角，再用微导丝引导将3Fr微导管送入输卵管峡部，SSG造影进一步明确有无积水、积水程度、有效栓塞段长度、形态及管径，并选择合适型号的微弹簧圈进行栓塞，栓塞结束后撤出微导丝及微导管，复查造影初步确认栓塞效果，若栓塞效果满意，则拔管、取出扩阴器，嘱咐术后注意事项。

五、栓塞注意事项

（一）微弹簧圈的选择

需要备好常用的各种型号微弹簧圈，不同生产厂家的弹簧圈特性不尽相同，需要熟悉和掌握其特性，最常用的为微弹簧圈，根据具体情况选择合适长度及直径的微弹簧圈。常用微弹簧圈长度为 10～60mm，直径为 2～6mm，微弹簧表面附有人造纤维，可增加弹簧圈的稳定性及栓塞致密性。

（二）微弹簧圈放置部位的选择

微弹簧圈通常需要放置在间质部至峡部之间的输卵管内，微弹簧圈放置后能起到阻止积水反流至宫腔的作用，此处称为有效栓塞段。但有些病例需要在与有效栓塞段紧邻的增粗输卵管处放置较大尺寸的微弹簧圈（成篮或框架技术），以提高近端微弹簧圈的稳定性，防止其进一步变形或向远端移位。

（三）输卵管栓塞术的策略

"致密栓塞"是输卵管栓塞的基本原则。选择合适的微弹簧圈直接成圈或部分嵌插、并列，必要时可采用弹簧圈"折叠挤压法"，使弹簧圈与管壁之间的缝隙变小，甚至完全消失，通过"致密栓塞"增强机械栓堵的有效性。具体采用"并联"还是直接"成圈"策略取决于输卵管可栓塞段的长短、直径以及术者的经验和习惯，无需过分纠结，必要时可多种栓塞策略结合（图 5-3-3）。"致密栓塞"时，弹簧圈表面的纤毛与输卵管壁贴得更紧密，可能会增加其对管壁的刺激增生作用，促使输卵管管腔闭塞。"致密栓塞"增加了弹簧圈的稳定性，降低弹簧圈向远端移位的概率。在"致密栓塞"基础上，适当增加有效栓塞段长度，有利于提高栓塞的成功率（图 5-3-4）。另外，输卵管近端（间质部及峡部）扩张较明显时，需慎重选择输卵管栓塞术预处理输卵管积水，此时对术者技术有更高的要求，如达不到理想的"致密栓塞"可能导致最终的栓塞失败。有时，虽然采用单枚弹簧圈栓塞，以下两种情况也可达到"致密栓塞"效果：①其管腔较细及栓塞段足够长；②弹簧圈变形完全阻塞管腔。不建议进行非致密栓塞，虽然非致密栓塞对部分患者也能起到良好的栓塞效果，但成功率低于"致密栓塞"（图 5-3-5）。而且，非致密栓塞放置的微弹簧圈更容易向积水端移位和发生形变，从而导致栓塞失败，尤其是单纯使用直径较小和长度较短的微弹簧圈移位变形概率更大。这种情况下由于管腔未达到完全闭塞，造影复查时，对比剂容易通过弹簧圈与输卵管壁间的缝隙进入远端输卵管。在非致密栓塞后弹簧圈上的纤毛虽也会刺激输卵管壁增生狭窄，但有时并不能达到管腔完全闭塞的程度。

孙巍等对输卵管积水使用两种不同栓塞方案的疗效进行对比，证实致密栓塞方案栓塞成功率明显高于非致密栓塞方案。由于微导管内径较细，抽吸积水效果不佳，且抽吸后积水往往仍会重新产生，因此采用微导管抽吸输卵管积水作用不大。

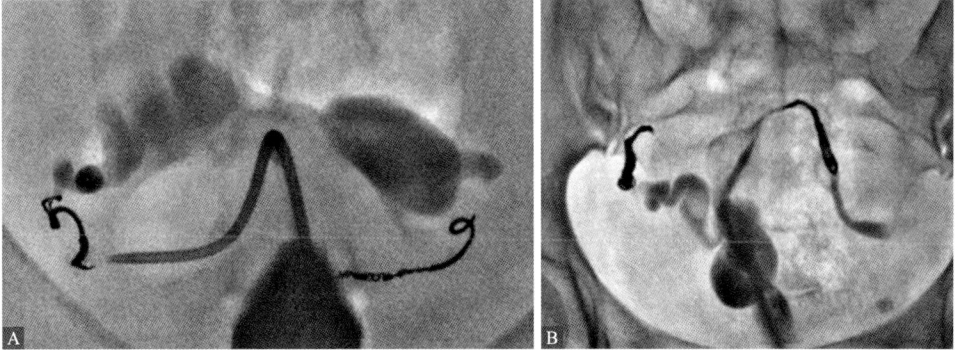

图 5-3-3 复杂病例"致密栓塞"

A. 双侧输卵管均采取致密栓塞方式，右侧以"并联"方式为主，左侧为远端"并联"结合近端直接"成圈"方式；B. 双侧输卵管除远端积水扩张外，近端管径增粗，导致致密栓塞难度大，既要保证栓塞段长度又要保证栓塞的致密性，微导管深入后先释放直径较大、长度较长的弹簧圈（成篮或框架技术），以增加近端弹簧圈稳定性，防止其向远端移位变形，近端再用直径稍小的弹簧圈直接"折叠或盘圈"致密栓塞。

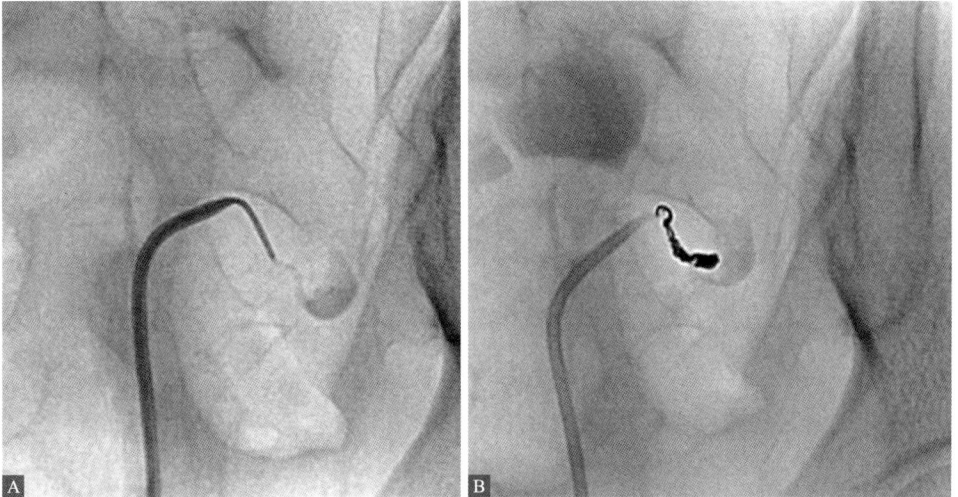

图 5-3-4 短段病例"致密栓塞"

A. SSG 示左侧输卵管积水；B. 远端栓塞以直接"成圈"方式为主，近宫角处采取1cm长的微弹簧圈"并联"方式收尾以保证栓塞成功。

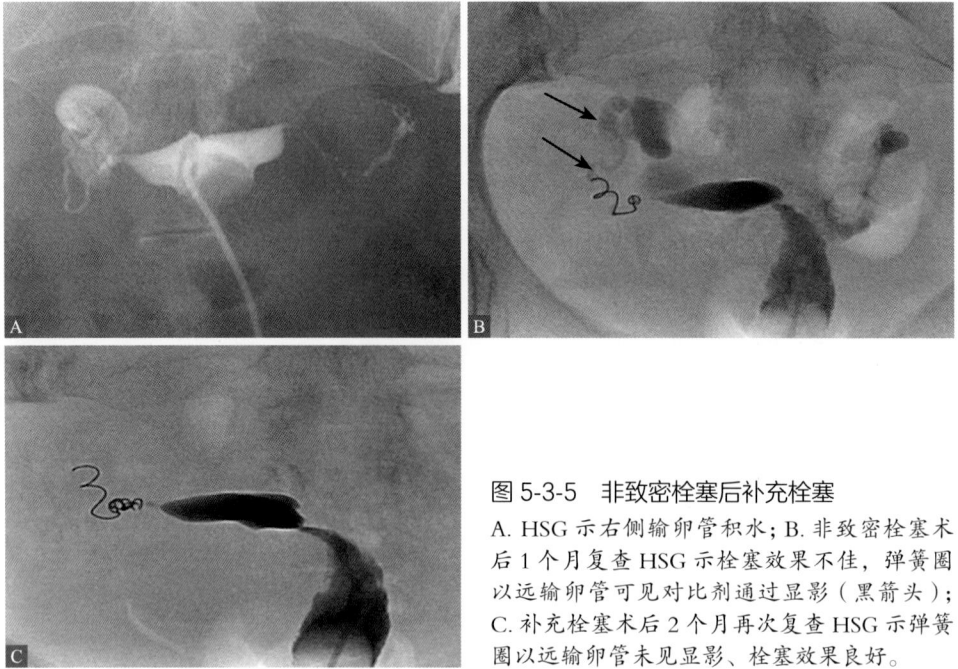

图 5-3-5　非致密栓塞后补充栓塞

A. HSG 示右侧输卵管积水；B. 非致密栓塞术后 1 个月复查 HSG 示栓塞效果不佳，弹簧圈以远输卵管可见对比剂通过显影（黑箭头）；C. 补充栓塞术后 2 个月再次复查 HSG 示弹簧圈以远输卵管未见显影、栓塞效果良好。

（四）栓塞结束时机

栓塞结束后撤出微导管，使用 6Fr 导管在宫角处造影确认栓塞效果，弹簧圈以远的输卵管不显影或在推注阻力较大的情况下少量显影即为栓塞终点。以下两种情况多提示致密度不够仍需进行栓塞：①对比剂仍能很容易通过弹簧圈进到远端输卵管使其显影；②微导丝引导下微导管仍能轻松进入到输卵管近端管腔内。

（五）避免将微弹簧圈留置在宫腔内

有国外学者使用 Essure 节育器进行输卵管栓塞时发现，与不做任何干预治疗的女性相比，使用 Essure 节育器的患者有更高的胚胎移植后妊娠率，但与采用其他治疗方法（结扎、切除）的女性相比，使用 Essure 节育器的患者有更高的胚胎移植后妊娠率［36%（95% CI，0～43%）vs. 13%（95% CI，9%～17%）］。但与采用其他治疗方法的女性相比，使用 Essure 节育器的患者临床妊娠流产率更高［38%（95% CI，27%～49%）vs. 15%（95% CI，10%～19%）］，分析可能与 Essure 节育器近端暴露于宫腔内引起妊娠内环境变化，甚至暴露在宫腔内的 Essure 节育器刺破羊膜囊相关。因此，在进行输卵管栓塞术时，除宫角较深的个别患者外，要尽量使微弹簧圈全部位于输卵管内。在栓塞过程中需要保持支撑导管口始终置于宫角处，以判断输卵管与宫腔交界的位置，接近宫角处置入微弹簧圈时要预估好其长度及直径，避免不能完全将微弹簧圈推入输卵管而部分释放在宫腔内，必要时可使用 1cm 长的短圈进行栓塞，若留置在宫腔内的微弹簧圈过长，则必须取出后再重新置入，以免造成 IVF 妊娠失败或流产（图 5-3-6）。

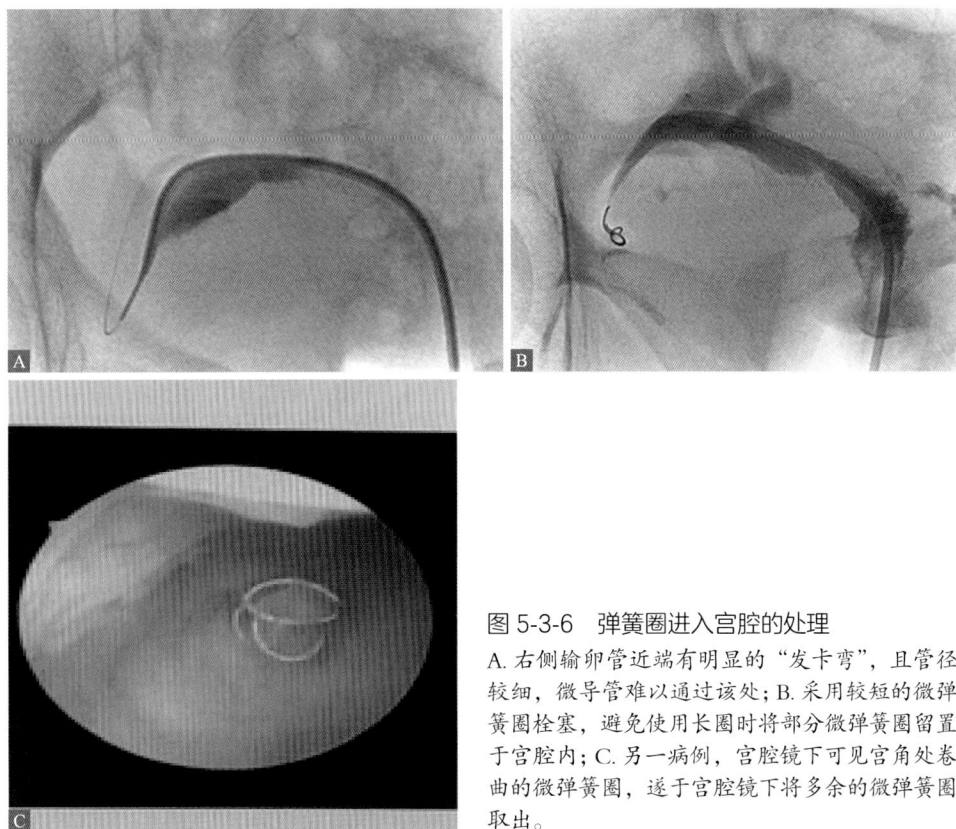

图 5-3-6　弹簧圈进入宫腔的处理

A. 右侧输卵管近端有明显的"发卡弯"，且管径较细，微导管难以通过该处；B. 采用较短的微弹簧栓塞，避免使用长圈时将部分微弹簧圈留置于宫腔内；C. 另一病例，宫腔镜下可见宫角处卷曲的微弹簧圈，遂于宫腔镜下将多余的微弹簧圈取出。

六、并发症及不良反应

（一）微导丝嵌顿或无法撤出

发生率较低，偶尔出现在栓塞过程中，原因及解决方法如下：①由于术者捻转微导丝导致其自身在管腔内或与输卵管同时形成"麻花"状，需要反向将其解开；②微导丝夹在微弹簧圈与输卵管管壁间，需将微导管尽量向远端推送，顶住微导管同时拉直并缓慢后撤微导丝。

（二）微导丝解体、微导管头端断裂

手术医生尽量避免暴力操作，减少该类事件的发生，一旦发生应将断裂的导管或解体导丝取出体外，多无严重后果。

（三）输卵管穿孔

穿孔类型有两种：①穿孔至浆膜下。造影表现为输卵管浆膜下少量对比剂渗入形成"假憩室"或局限性、片絮状对比剂积聚影。②穿孔至腹腔。可见微导丝远离输卵管走行区直接进入腹腔。发生穿孔时建议在经验技术允许的前提下尽量完成栓塞，如微导丝始终不能进入远端真腔则可选择在部分假腔及其近端真腔内释放微弹簧圈，必要时择期再行栓塞或改为妇科手术。

（四）感染

术后可能会出现输卵管炎、急性阴道炎或盆腔炎的症状，即白带异常、腰腹部持续性疼痛、发热等。因此，术中应注意无菌操作，术前、术后常规使用抗生素预防感染。栓塞术中可将 8 万单位庆大霉素与对比剂混合使用预防感染。一旦证实感染，尽早使用敏感的抗生素（根据药敏试验）进行保守治疗；若保守治疗疗效不佳可行输卵管穿刺抽吸术或妇科手术进一步治疗。

（五）下腹胀痛不适

术后 1 周内的下腹胀痛不适为正常的术后不良反应。如胀痛不适持续时间较长或程度加重，可能与输卵管栓塞后积水量增加、张力增高相关，也可能是输卵管积水感染所致，需要鉴别诊断。首选保守治疗，严重影响生活质量且保守治疗效果不佳时可能需要行穿刺抽吸 / 硬化术或妇科手术切除输卵管。

七、介入栓塞疗效评价

输卵管栓塞后可以在 1 ~ 3 个月经周期后进行复查，通过 HSG 检查可以直接评估弹簧圈位置以及对比剂是否能够通过栓塞段，盆腔摄片结合输卵管近端超声检查可以评估弹簧圈在输卵管中的位置是否移动。如直接复查造影，应重点观察弹簧圈形态、位置以及弹簧圈以远输卵管是否有对比剂明显通过（图 5-3-7）。

部分弹簧圈会发生变形、移位，移位的方向大多数是向伞端方向，如对比剂明显通过栓塞段或位置移动明显，可以进行补充栓塞。如复查时弹簧圈位于宫腔内，应予果断处理，以防影响受孕，对于宫角比较深的病例，弹簧圈少许位于宫角也是可以的。术后即刻的弹簧圈位置更是要通过即刻复查的宫腔造影评价，若术后即刻弹簧圈位置不合适，应根据情况做出调整，或补充栓塞，或取出弹簧圈，如果当时不能取出的，可以于次月复查，必要时行宫腔镜取出弹簧圈（图 5-3-8）。

　　输卵管积水患者多有阴道排液症状，但可以引起阴道排液症状的疾病比较多，包括宫腔粘连、子宫内膜炎、子宫内膜息肉、子宫憩室及霉菌性阴道炎，除霉菌性阴道炎外，其他这些疾病同输卵管积水一样都可以导致宫腔积液，影响胚胎着床。所以在评价输卵管栓塞效果时，一定要排除或已处理了相关疾病，才能正确评价栓塞效果，不能单纯以少量对比剂通过栓塞段就认定是输卵管栓塞失败，因为输卵管造影的力学方向是子宫向输卵管方向，而输卵管积水反流方向是相反的，另外力度也不一样，积水的反流压力显然小于推注对比剂进输卵管的压力，所以部分专家也通过临床实践观察认为栓塞后复查不一定进行 HSG 检查，单纯评估弹簧圈位置后再结合临床症状也是可以的。

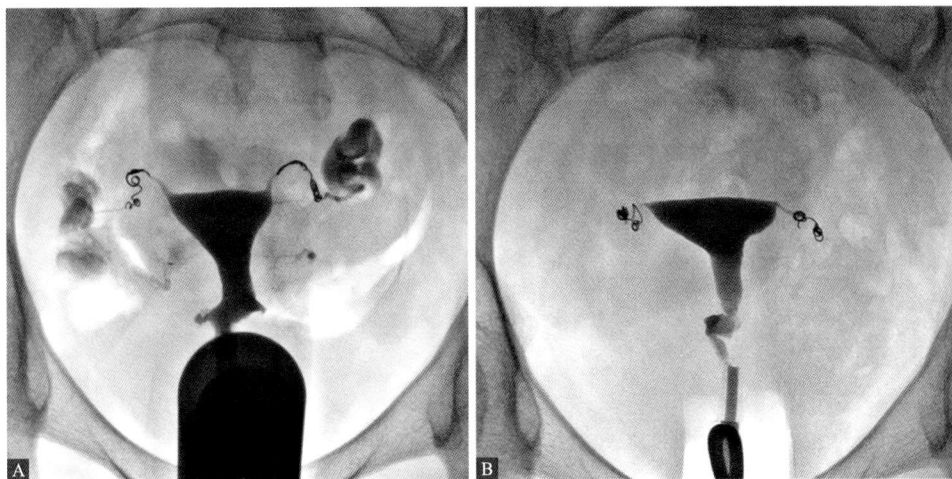

图 5-3-7　输卵管栓塞的造影评价

A. 双侧输卵管栓塞；B. 双侧输卵管栓塞术后 3 个月复查造影，弹簧圈位置良好，其以远未见对比剂通过。

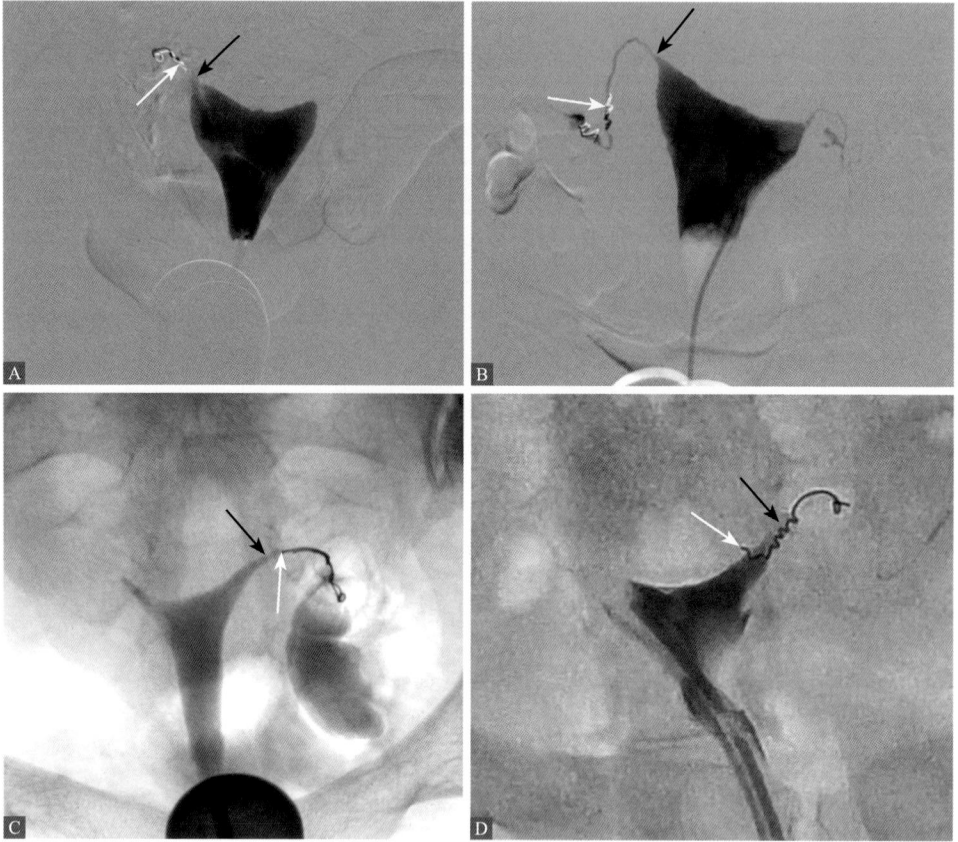

图 5-3-8　弹簧圈位置评价

A. 图弹簧圈位置比较合适；B. 图中弹簧圈距离宫角位置太远；C. 图中弹簧圈部分位于宫角，但宫角较深，不影响受孕；D. 图中弹簧圈位于宫腔内，需进一步处理。所指为宫角远端位置（黑箭头），所指为弹簧圈近端位置（白箭头）。

八、输卵管栓塞术与其他输卵管积水处理方法比较

输卵管切除术对积水输卵管行根治性切除，最大限度地排除了积水对胚胎宫腔内着床的影响，但不可避免地存在卵巢供血血管损伤的可能，对控制性超排卵打击较大。输卵管伞端造口术处理后积水后的复发率高，增加了输卵管妊娠风险。输卵管介入栓塞术经自然管腔行手术治疗，手术费用低，不需要全麻，时间短，并发症少且程度也较轻，介入手术过程中保护了输卵管-卵巢系膜内吻合弓，不会影响卵巢的血供和功能，且机械性地栓堵住输卵管腔。有学者进行 Meta 分析显示 IVF 前输卵管积水患者的控制性卵巢刺激（controlled ovarian hyperstimulation，COH）天数、获卵数、妊娠结局，输卵管栓塞术与输卵管切除术对比无明显差别。但前者具有较高的受精率，分析其原因可能为输卵管切除术导致卵巢血供不足、卵巢血流受限、卵巢储备功能下降；而输卵管栓塞术在消除了输卵管积水在子宫腔内的逆流的同时保留了卵巢的血液供应，不影响卵巢功能。卵巢功能的改善可能导致体外受精时获得的卵母细胞更活跃，受精的机会更高。如采用宫腔镜进行输卵管栓塞术可同时进行宫腔镜检查，发现宫腔内病变时可术中切除子宫内膜息肉或分离宫腔粘连，减少患者就诊次数及费用，这是宫腔镜下输卵管栓塞术特有的优势。但与 DSA 下栓塞对比，宫腔镜下不能准确评估输卵管腔内情况及弹簧圈栓塞的位置、长度、致密度等细节。需要说明的是，虽然输卵管栓塞有其自身优势，但对术者的技术操作有更高的要求，与腹腔镜手术相比，技术的推广存在劣势。

九、输卵管栓塞对预防输卵管残端妊娠的价值

输卵管妊娠手术或保守治疗后对妊娠率及重复移位妊娠风险的影响一直有争议。但随着 IVF-ET 的广泛应用，输卵管残端妊娠的发生率有增加趋势。因此，在 IVF-ET 术前该怎样处理患侧输卵管是生殖科及介入科医生所面临的一道难题。虽然目前尚未达成诊疗共识，但有益尝试在进行。利用介入栓塞技术将切除或结扎不彻底的较长的输卵管残端进行弹簧圈栓堵可以明显减小输卵管妊娠的发生概率，但不会完全避免。

总之，IVF-ET 前输卵管积水的介入栓塞治疗可以提高临床妊娠率，减少不良妊娠结局，具有成功率高、使用方便、成本低、疼痛轻、无麻醉风险、对卵巢功能无影响等优点，可作为 IVF-ET 前输卵管积水传统治疗手段的替代术式和优选方案，栓塞时应首选多枚弹簧圈"致密栓塞"方案以提高栓塞的成功率，消除输卵管积水反流至宫腔对胚胎及子宫内膜容受性的负面影响，为 IVE-ET 创造良好的条件。

（孙　巍　郑　国　谭一清）

第四节
输卵管介入诊疗后备孕时机

之所以有"备孕时机"的说法，是因为介入诊疗术后会存在一些影响备孕的不利因素，如感染问题、辐射问题、辅助生殖技术相关问题等等。而"备孕"一词也不单纯指自然备孕，辅助生殖备孕也在此列。

一、感染相关

输卵管介入诊疗是一种侵入性操作，阴道的消毒是必然的，所以术后阴道菌群会有一定的变化，如术后有宫腔出血，就更增加了术后感染的风险，所以术后备孕的第一个障碍就是继发感染。针对这一问题，比较容易解决，一般经历一次月经后就可以备孕了。

二、辐射剂量相关

辐射问题是医患都比较关心的问题，其实通过调整曝光参数完全可以把辐射剂量降到安全范围，我中心抽样统计 HSG 和 SSG 术后辐射剂量在 100mGy 以下的占 93%。即使辐射剂量比较大的介入操作，如输卵管栓塞术，对于次月开始备孕的患者进行2 年内的随访，和正常人对照显示也没有明显提高致畸概率。甚至有患者没有遵医嘱，在造影当月就备孕受孕，最后顺利生产了健康儿。所以从目前临床经验看，所有介入诊疗术后经历一次月经周期开始备孕是安全的，当然以上也只是临床经验。针对这方面的研究，由于涉及医学伦理学问题，至今没有严谨的、系统的循证医学证据。

三、辅助生殖技术相关

应用辅助生殖技术备孕的患者，备孕时机是由生殖科医师决策，作为介入医师，应注意介入诊疗时机与辅助生殖助孕过程相匹配，应与生殖医师充分沟通，避免干扰辅助生殖技术的关键环节，例如已经决定取卵时机，那么在此月经周期内肯定不能进行任何介入诊疗操作。

（金 钊 郑 国）

第六章

输卵管介入诊疗技术临床实践

第一节
造影异常与输卵管性不孕

一、输卵管通畅与假性梗阻

在造影过程中，对比剂从输卵管间质部到达伞端，最后进入盆腔的整个过程顺利，输卵管全程、连续、充分显影，即视为通畅；若输卵管全程未显影则为近端梗阻；输卵管显影至间质部即为间质部梗阻，以此类推可诊断峡部梗阻、壶腹部梗阻及伞端梗阻；若已显影，但全程断断续续不充分显影，延时期输卵管内对比剂全部排空或少量排空即为不全梗阻；若显影充分但延时期对比剂大量滞留即为远端梗阻。

决定是否通畅的因素很多，包括术者推注对比剂的压力和对比剂的剂量、输卵管管腔是否狭窄和闭塞、宫角和输卵管是否痉挛，对比剂通过的速度还与对比剂类型和输卵管走行相关，例如油剂比水剂通过速度要慢，输卵管走行迂曲或扭曲的明显程度也直接影响对比剂通过速度。上述影响通畅度的因素中，既有人为因素，也有生理和病理性因素，所以在 HSG 诊断梗阻性病变中，我们常常提及是否诊断假阳性也就不难理解了。从输卵管近端到伞端，假阳性发生概率逐渐降低，也就是说输卵管伞端梗阻、积水最可信，而输卵管近端梗阻则需要进一步检查确认。对于进一步检查的方式，SSG 被认为是比较简单易行且特异性比较高的检查方式。

对比发现，对于 HSG 表现出的近端梗阻，单侧与双侧病变在 SSG 术后结果有差异，双侧病变的 SSG 术后仍然梗阻的占比相对较高，单侧病变更容易恢复通畅，且具有统计学意义。这说明双侧病变较单侧病变假阳性率低，更可信。但在不同的医疗中心，HSG 操作流程可能存在不同程度的差异，从而导致 HSG 诊断出现假性梗阻概率不同。目前文献报道输卵管近端梗阻假阳性率在 16% ~ 50% 之间，差异比较大，如果 HSG 诊断假阳性率偏高，SSG 术后恢复通畅的概率也就会增高，所以 SSG 可能是检验 HSG 可靠的质量控制工具。一项被认为是输卵管检查金标准的腹腔镜探查术，依然存在 3% 左右的近端梗阻假阳性，从这个角度来讲，SSG 是检验输卵管近端梗阻的金标准，而腹腔镜则是检查输卵管周围及盆腔粘连的金标准。

另外，SSG 被认为是输卵管再通术的方式之一，因术后患者受孕率提高，从而被广泛认可和应用。即使患者放弃自然受孕，接受辅助生殖技术前，近端梗阻的病变性质还是要靠 SSG 进一步检查的，至少要排除输卵管没有显影而实际存在输卵管积水的隐患。也就是说，在输卵管显影之前，我们不能确定输卵管到底有没有问题，会不会影响自然受孕或者辅助生殖技术。

二、固有通畅度及造影通畅度

HSG 作为一线检查，输卵管梗阻，尤其是近端梗阻，假阳性是不可避免的，所以 HSG 不能 100% 地反映输卵管真实的通畅度。基于此，笔者提出固有通畅度和检查通畅度的概念。固有通畅度不随检查者及检查方案而改变，是输卵管本身固有的状态。而检查通畅度是通过检查技术观察到的输卵管通畅度，针对输卵管造影来讲，是通过宫腔注入对比剂使输卵管显影实现诊断的。

检查通畅度只能尽量接近固有通畅度，而无法等同于固有通畅度。另外，检查过程中还会双向影响固有通畅度，一方面是正向改善通畅度，即原本不通畅的固有通畅度在检查后恢复了通畅。在这一方面，SSG 由于直接插入输卵管开口注射对比剂，其正向改善通畅度的能力优于 HSG，所以术后使部分梗阻性病变恢复通畅，针对轻微堵塞，HSG 也能正向改善，所以仅 HSG 术后患者自然妊娠率也会有提高。另一方面是负向的，也就是那些检查结果是因某种因素出现的假性梗阻，掩盖了固有通畅度，对比剂没有进入输卵管，也没有起到冲刷作用或其他作用，也就不能改善固有通畅度了。

三、通畅度与输卵管病变的联系

输卵管通畅不一定不存在输卵管病变，有时由于管腔扩张和管壁的僵硬，反而会使输卵管更加通畅（图 6-1-1）；输卵管不通畅也不一定是输卵管腔内的狭窄导致，也有可能是输卵管周围的粘连导致了输卵管的扭曲从而增加了阻力，另外也有可能是假性梗阻，假性梗阻导致了输卵管没有显影或没有充分显影，这些没有显影或没有充分显影的输卵管有可能是正常的，也有可能是异常的。所以输卵管通畅只是诊断。

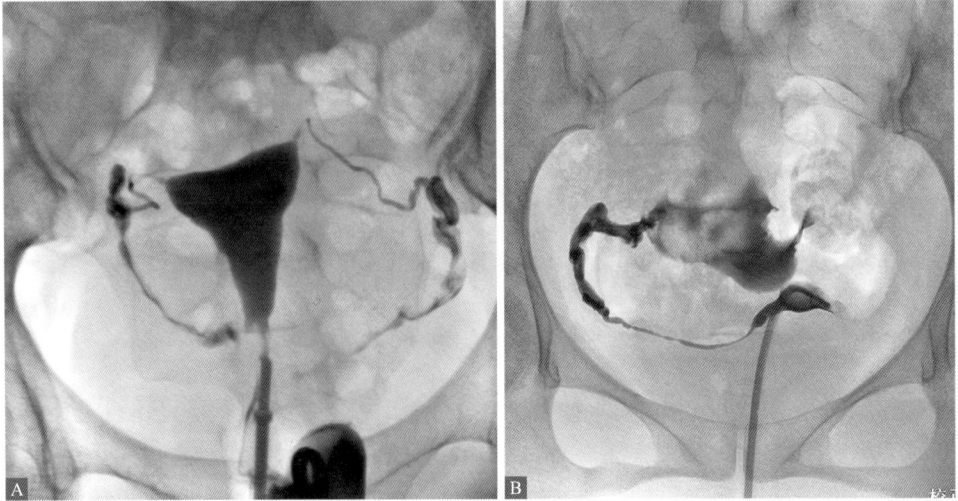

图 6-1-1　通畅的病变输卵管
A、B. 峡部管腔明显扩张，走行僵硬，伞端对比剂溢出顺利。

四、输卵管炎与子宫内膜炎的相关性

在具有前述慢性输卵管炎造影表现的患者回访中发现，有很多患者可以自然受孕，但通过宫腔镜检查发现，这一部分患者诊断子宫内膜炎的比例比较高。文献报道子宫内膜炎会通过输卵管开口蔓延到输卵管而引起慢性炎症，说明慢性输卵管炎的诊断意义不仅仅在于评价输卵管的情况，也有利于给不明原因不孕的患者提供一个是否做宫腔镜检查的线索。

慢性输卵管炎和慢性子宫内膜炎都是影响受孕的因素，但都不是绝对不孕因素。随访发现，慢性子宫内膜炎对备孕的影响更大，且部分子宫内膜炎虽有阴道排液症状，但宫腔镜可以表现为阴性，故更隐匿，易漏诊。

（郑　国　李志强　任峰奇　李鸿江）

第二节
输卵管造影分类诊断探讨

不孕症的发病因素有很多，包括输卵管因素、卵巢因素、子宫内膜因素、男方因素等等常见因素，以及一些不常见因素。各种不孕因素对受孕的影响大多数是相对性的，只是影响了受孕的概率，而"一票否决"的绝对不孕因素比较少，输卵管因素亦是如此。在判断输卵管造影阳性报告时，也需要在全面评估各种不孕因素的基础上，合理分析异常造影表现的临床意义，以免使患者接受过度的诊疗方案。临床随访也发现，HSG 术后受孕概率增加，且不限于正常 HSG 患者，说明有些异常是可以不处理直接备孕的。那么，如何更好地把异常的造影表现和不孕联系起来显得非常重要，为了更好地指导临床诊疗工作，本书编者组织相关业内专家，根据临床工作经验和随访结果提出分类诊断的初步意见，供大家参考。

参与方案制定专家（以姓氏笔画为序）：

王进华	江西省妇幼保健院	李鸿江	福建医科大学附属第二医院
王艳丽	郑州大学第一附属医院	杨 迪	兰州市第一人民医院
王常富	三门峡市中心医院	杨 霞	兰州大学第一医院
左 坤	甘肃省妇幼保健院	杨文忠	湖北省妇幼保健院
叶志球	广东省妇幼保健院	张 孝	内蒙古自治区妇幼保健院
冯对平	山西医科大学第一医院	张 凯	郑州大学第三附属医院
朱 元	江西省人民医院	苗 杰	首都医科大学附属北京妇产医院
任永才	山东中医药大学第二附属医院	郑 国	河北生殖妇产医院
任峰奇	西北妇女儿童医院	郎 旭	天津医科大学总医院
刘珍银	广州市妇女儿童医疗中心	赵 琰	江西省妇幼保健院
孙 巍	中国医科大学附属盛京医院	钱朝霞	中国福利会国际和平幼保健院
李 兵	安徽省妇女儿童医学中心	徐文健	南京医科大学附属妇产医院
李亚敏	昆明医科大学第一附属医院	彭 松	重庆市妇幼保健院
李志强	太原市妇幼保健院	敬怀波	成都市妇女儿童中心医院
李青春	湖南省妇幼保健院	鲁景元	南京医科大学附属妇产医院
李晓冬	河北医科大学第一医院	谭一清	武汉大学附属同仁医院
李海波	广州市妇女儿童医疗中心	霍 岷	常州市妇幼保健院

一、输卵管造影分类诊断的基本思路

对造影中观察到的子宫腔、盆腔和输卵管分别诊断；与传统诊断不同，不仅是区分正常与异常表现，还要根据情况大致分为不确定、正常、异常但不确定是否影响备孕、异常且影响备孕、不可逆病变等类型，旨在为临床诊疗提供更有价值的参考。分类诊断具体方案讨论稿如下（表 6-2-1 ~ 表 6-2-5）。

表 6-2-1　以形态对子宫腔分型

分型	造影表现	造影提示	临床意义
1 型	正常宫腔	正常宫腔形态和正常宫腔容积	不影响备孕
2 型	弓形子宫	临界于正常和纵隔子宫之间	对备孕的影响存在争议，如无不良妊娠史，不建议过早进行手术处理，涉及多方面因素，需要结合临床综合评估
3 型	纵隔子宫或双角子宫	有时造影不能准确分辨纵隔还是双角	
	单角子宫	不能排除为残角子宫	
4 型	T 形子宫	宫腔容积小	多数认为可能会影响受孕或妊娠结局

表 6-2-2　以是否存在子宫憩室对子宫分型

类型	造影表现	造影提示	临床意义
有	有剖宫产史憩室	剖宫产后形成的憩室	需要观察是否存在宫腔积液或患者是否存在阴道排液症状
	无剖宫产病史患者	子宫内膜异位灶或其他原因导致	
无	子宫颈置管 HSG 观察无憩室	基本可以排除憩室存在	基本可以排除宫腔积液的憩室因素
	子宫腔置管 HSG 观察无憩室	可能存在漏诊憩室的情况	需要结合超声尤其是月经期的超声检查

表 6-2-3　以充盈及密度对子宫腔分类

分类	造影表现	造影提示	临床意义
1 类	宫腔充盈密度均匀一致	正常宫腔密度	正常造影表现
2 类	宫角区局限性充盈缺损，但未影响输卵管通畅度和/或宫腔容积	可能为局限性粘连或宫角括约肌的痉挛	对备孕的影响不确定或不影响 需要结合超声检查 排除其他因素后试孕 3~6 个月，若不成功建议进一步检查
3 类	宫腔内松鼠背样充盈密度，但无明确充盈缺损	子宫内膜增厚或其他因素	
3 类	宫腔内明确的充盈缺损	子宫内膜息肉或宫腔粘连	建议宫腔镜进一步检查
	宫壁毛糙或明显毛刺征象	子宫内膜炎或宫腔粘连	

表 6-2-4　盆腔造影表现分类

分类	造影表现	造影提示	临床意义
0 类	盆腔无对比剂涂抹	无诊断信息提示	1. 无法通过造影判断盆腔情况 2. 如需 SSG 进一步检查，应补充拍摄盆腔涂抹片
	盆腔内少量对比剂涂抹	缺乏有意义的诊断信息提示	
	盆腔对比剂涂抹过多，影像缺少层次	由于对比剂过度涂抹导致病变可能被覆盖	
1 类	对比剂在盆腔均匀涂抹，无异常受限区域	正常盆腔	盆腔环境大概率不影响备孕
2 类	输卵管周围对比剂弥散不良	可疑输卵管周围或盆腔粘连	对备孕影响不确定，可以试孕，在必要时需要腹腔镜进一步探查
	盆腔内局限性对比剂弥散不良，且明显偏于一侧	局限性盆腔粘连	
	盆腔内局限性对比剂弥散不良，范围较小且与充盈期对照发现，病变区域与输卵管伞端和卵巢周围距离比较远	局限性盆腔粘连且与伞端明显存在一定距离	
3 类	双侧输卵管周围或伞端对比剂弥散不良，有典型的对比剂分隔现象或聚集现象	双侧输卵管周围粘连	影响备孕，建议进一步处理
	盆腔内对比剂大范围地弥散不良或出现局限性对比剂明显聚集	广泛盆腔粘连或合并盆腔包裹性积液	

表 6-2-5　HSG 对输卵管情况分类

分类	造影表现	造影提示	临床意义
0 类	输卵管全程未显示	不能排除假性梗阻	无法明确诊断，可以结合对侧输卵管情况进行分析，必要时需要 SSG 进一步检查
	间质部梗阻		
	峡部梗阻		
	断续显影且远端未显影，或全程断续显影但不充分		
1 类	自子宫角至输卵管伞端全程、连续且充分显影，形态规则，黏膜皱襞顺行连续，伞端开放及时且对比剂溢出后弥散良好，无异常受限征象	通畅且形态正常	造影表现不影响备孕
2 类	单纯表现为延时片输卵管内对比剂滞留，且延时片滞留有对比剂显影的输卵管内径小于或等于充盈期	单纯逆向蠕动功能不良，管腔无张力	1. 对备孕的影响缺乏证据，1 年期随访发现，相当比例的患者可以直接自然受孕 2. 提示临床应该考虑到是否需要排除子宫内膜炎或子宫内膜息肉
	输卵管管腔绝对值扩张（正常值为峡部 0.8～1mm；壶腹部 6～8mm），无其他异常表现	输卵管管腔扩张	
	单纯管腔形态不规则，无明显扩张	多为输卵管慢性炎症改变	
	单纯走行过度迂曲		
	单纯输卵管黏膜增粗（注：与正常黏膜确实存在明显差异，但目前无客观量化标准，存在主观判断误差）		
3 类	无张力的逆向蠕动功能不良且管腔形态不规则	多为输卵管慢性炎症改变	1. 对备孕有一定影响，可根据具体情况综合分析给予一定治疗；或备孕 3～6 个月后仍未成功，建议复诊 2. 提示临床应该考虑到是否需要排除子宫内膜炎或子宫内膜息肉
	单纯有张力的逆向蠕动功能异常		
	输卵管不规则且伴有壶腹部黏膜紊乱		
	充盈期输卵管管腔小憩室		
	输卵管管腔粗细不均，管腔直径移行不自然		
4 类	输卵管周围对比剂弥散不良，或见于充盈期，或见于延时期，有明显异常征象，但不典型	可疑输卵管伞端粘连或输卵管周围粘连	对备孕有明确的且明显的影响
	输卵管伞端或周围对比剂弥散明显受限	输卵管伞端和/或周围粘连	
	输卵管伞端梗阻或不全梗阻，且延时片输卵管内大量的对比剂滞留	输卵管伞端粘连、积水	

分类	造影表现	造影提示	临床意义
5 类	管壁破坏致对比剂溢出，或管壁明显毛糙	输卵管慢性炎症	对备孕的影响趋向于不可逆
	明显变形，粗细不均，走行僵硬	输卵管慢性炎症	
	输卵管憩室且延时期有明显对比剂滞留，且出现无其他原因的宫腔反流现象	输卵管慢性炎症或其他原因	
	输卵管妊娠后峡部或壶腹部中段梗阻	输卵管妊娠后管腔炎症破坏	
	输卵管结扎复通术后梗阻或不全梗阻	输卵管结扎部分炎症粘连	
	上述征象合并输卵管积水		
6 类	经 SSG 或 FTR 证实的输卵管梗阻病变，尤其是间质部及峡部梗阻病变	真性的输卵管腔内梗阻	对备孕的影响不可逆
	输卵管切除术后	输卵管切除后不可逆	
	输卵管栓塞术后	输卵管栓塞后不能复通	

二、关于输卵管造影分类诊断的几点说明

1. 子宫、输卵管、盆腔分别评价，每一项的分类指标评估不孕都不是绝对指标，除非有不可逆病变。

2. 盆腔环境的评估不仅是来自延时片，伞端和伞端周围的粘连可能更多的是需要观察充盈期图像，或至少要结合充盈期图像。

3. 输卵管 3 类与 2 类造影表现确实具有显著差异，虽然在受孕率方面还不能通过循证医学证实两者有显著差异，但可能在提示存在子宫内膜炎症或息肉方面具有意义。

4. 本次分类诊断只适用于碘水制剂，不适用碘油造影。

5. 本次分类诊断依据临床研究报道及专家临床经验研究，存在诸多不足，仅供临床诊断参考，并为进一步探讨提供研究基础。

三、推荐诊断报告内容

推荐诊断报告的具体内容如下所示（表6-2-6）。

表6-2-6　推荐诊断报告

检查项目	子宫输卵管造影术 / 选择性输卵管造影术
插管方式	子宫腔置管 / 子宫颈置管 / 选择性输卵管插管
对比剂名称	碘水 / 碘油
术前盆腔平片	盆腔内有无异常密度，与造影后图像对照
操作过程	体位设计、消毒铺单过程、手术器械的使用及插管过程
造影术中描述	子宫、输卵管的形态及充盈过程、是否进入盆腔以及盆腔涂抹情况
延时片所见	输卵管内是否有对比剂滞留、盆腔对比剂涂抹情况
印象诊断	1. 子宫正常与否，是否存在憩室（分型分类诊断） 2. 输卵管情况（分类诊断） 3. 盆腔情况（分类诊断）

四、HSG诊断报告举例及解读

1. 例1（图6-2-1）　30岁，原发不孕2年，平素偶有阴道排液症状。HSG诊断报告及解读如下（表6-2-7）。

表6-2-7　HSG诊断报告及解读

检查项目	子宫输卵管造影术
插管方式	子宫颈置管
对比剂名称	碘海醇
术前盆腔平片	盆腔内未见异常密度影
操作过程	患者取膀胱截石位，会阴区消毒、铺单，窥器辅助下暴露宫颈，宫颈和阴道消毒后，宫颈外口置入外套鞘导管，向宫腔内注入对比剂后综合所见如下
造影所见	充盈期：宫腔形态如常，双侧输卵管全程显影，间质部及峡部走行自然、柔顺，腔壁显示光整，未见狭窄及扩张征象，双侧输卵管壶腹部形态欠规则，伞端对比剂溢出顺利 延迟期：盆腔内对比剂弥散均匀，双侧输卵管内未见对比剂滞留

续表

印象诊断	1. 双侧输卵管慢性炎症改变 2. 双侧输卵管通畅 3. 子宫充盈未见异常 4. 盆腔对比剂涂抹未见异常
分类诊断	双侧输卵管（2 类）；子宫腔（1 型 1 类）；盆腔（1 类）
此例报告判读及对临床的指导意义	此例是比较常见的异常表现，单纯造影评估方面，子宫、输卵管、盆腔对备孕的影响都不大，此时需结合其他临床表现进行不孕因素的评估，回顾其平素有阴道排液的表现，患者无剖宫产史，造影亦未发现输卵管积水，故而考虑可能存在子宫内膜炎，据此可以进行相关方面的进一步检查，如能证实诊断，也就能解释输卵管有 2 类表现的原因了

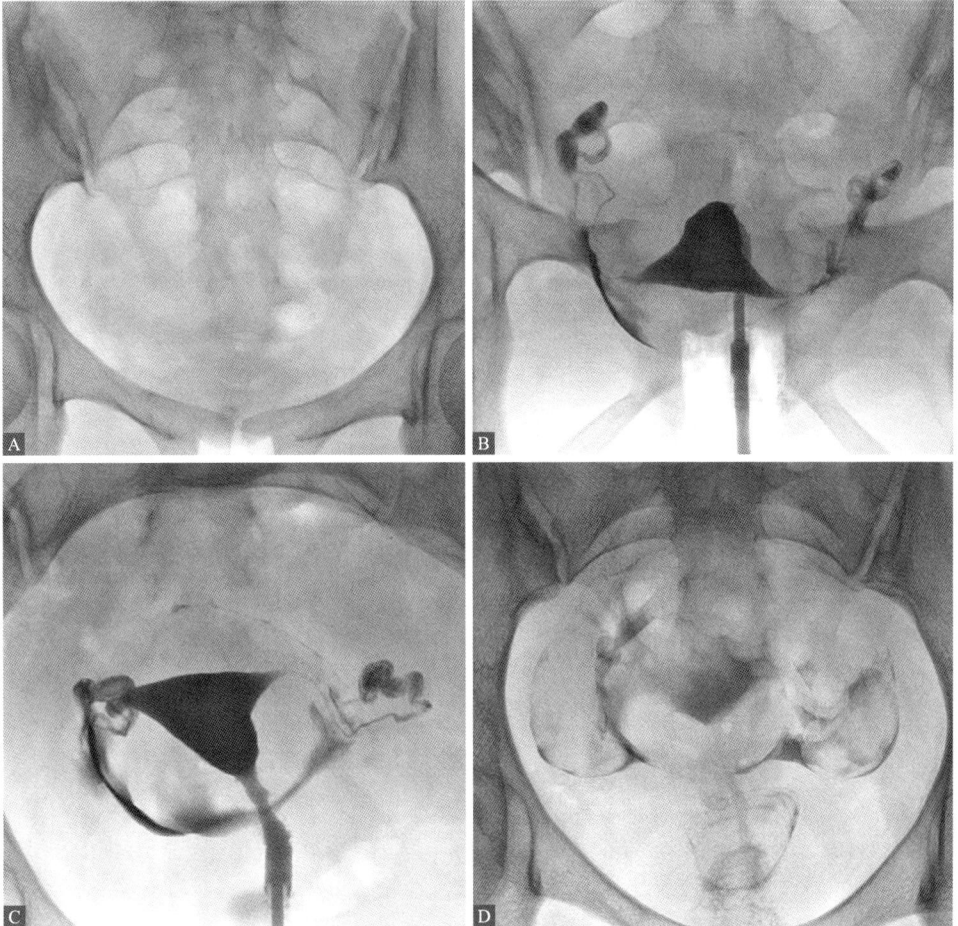

图 6-2-1　例 1

A. 盆腔平片；B. 充盈期显示壶腹部形态欠规则；C. 变换角度观察输卵管形态；D. 延时片。

以下病例中盆腔平片图片略。

2．例2（图6-2-2） 33岁，继发不孕3年，既往节育环避孕史7年，药物流产史2次，人工流产史1次，12年前剖宫产史，6年前生化妊娠史，曾有阴道排液症状。HSG诊断报告及解读如下（表6-2-8）。

表6-2-8　HSG诊断报告及解读

检查项目	子宫输卵管造影术
插管方式	子宫颈置管
对比剂名称	碘海醇
术前盆腔平片	盆腔内未见异常密度影
操作过程	患者取膀胱截石位，会阴区消毒、铺单，窥器辅助下暴露宫颈，宫颈和阴道消毒后，宫颈外口置入外套鞘导管，向宫腔内注入对比剂后综合所见如下
造影所见	充盈期：宫底凹陷，子宫下段可见小龛影，余腔壁规则。双侧输卵管全程显影，间质部及峡部走行自然、柔顺，左侧输卵管壶腹部走行迂曲、管腔扩张、黏膜粗大，右侧输卵管壶腹部形态规则，双侧输卵管伞端对比剂溢出顺利 延迟期：盆腔内对比剂弥散均匀，双侧输卵管内未见对比剂滞留
印象诊断	1．左侧输卵管慢性炎症改变 2．左侧输卵管通畅 3．右侧输卵管未见异常 4．弓形子宫 5．子宫下段憩室 6．盆腔对比剂涂抹未见异常
分类诊断	左侧输卵管（3类）；右侧输卵管（1类）；子宫腔（2型1类伴憩室）；盆腔（1类）
此例报告判读及对临床的指导意义	一般来说，双侧输卵管同在一个盆腔环境中，病变程度大多一致，此例中，左侧输卵管明显形态异常，而右侧明显是正常形态，较为少见，但对备孕影响不大。该患者子宫下段憩室为剖宫产后憩室，憩室较浅，导致宫腔反流的可能性较小。2型宫腔形态对备孕影响不大，不必关注。从临床资料看，患者节育环避孕7年，药物流产史2次，是子宫内膜炎发生的高危因素，结合患者阴道排液症状和左侧输卵管慢性炎症改变，需要排除子宫内膜炎，输卵管方面暂不做处理

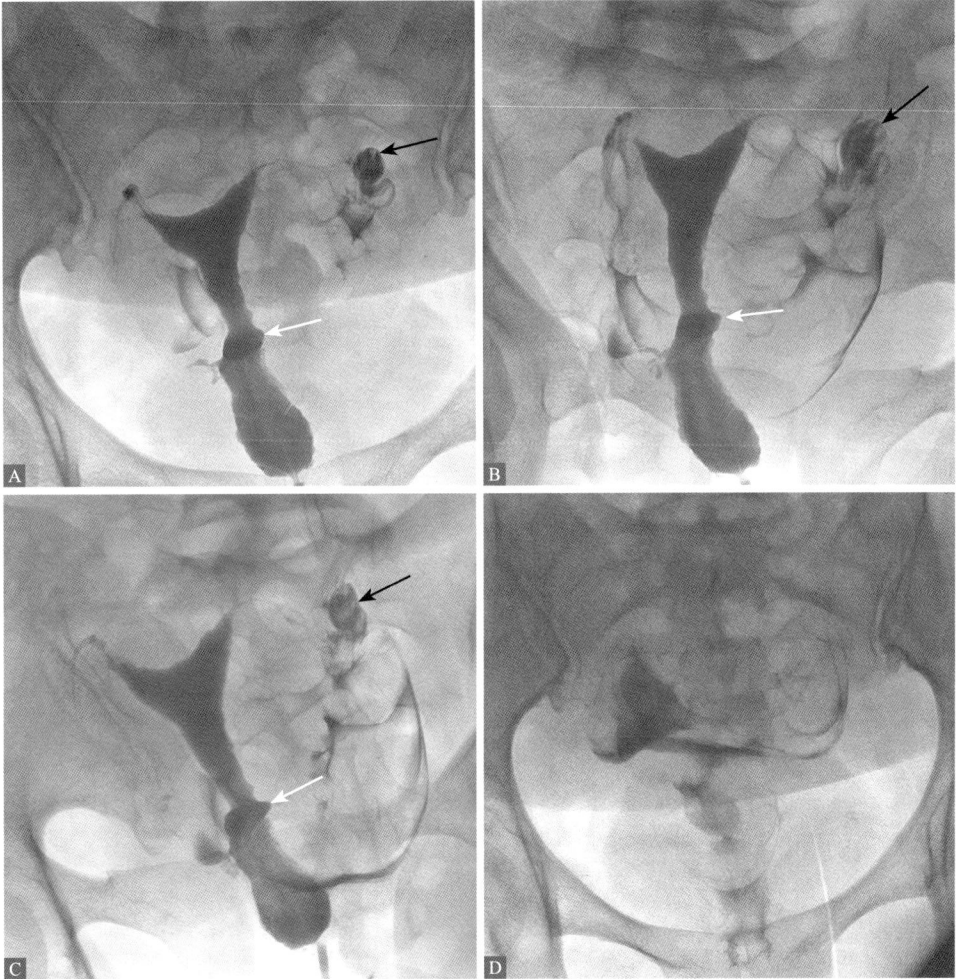

图 6-2-2　例 2

A ~ C. 右侧输卵管形态正常；左侧输卵管壶腹部明显异常（黑箭头）；子宫下段憩室（白箭头）；D. 延时片未见异常。

3. **例 3**（**图** 6-2-3）　29 岁，继发不孕 1 年余，偶有阴道排液症状，超声提示宫腔息肉可能，3 年前行宫腔镜检查，术中内膜息肉摘除，2 年前因胎停育行清宫术。HSG 诊断报告及解读如下（表 6-2-9）。

表 6-2-9　HSG 诊断报告及解读

检查项目	子宫输卵管造影术
插管方式	子宫颈置管
对比剂名称	碘海醇
术前盆腔平片	盆腔内未见异常密度影
操作过程	患者取膀胱截石位，会阴区消毒、铺单，窥器辅助下暴露宫颈，宫颈和阴道消毒后，宫颈外口置入外套鞘导管，向宫腔内注入对比剂后综合所见如下
造影所见	充盈期：宫腔形态如常，双侧输卵管全程显影，间质部及峡部走行自然、柔顺，腔壁显示光整，右侧输卵管壶腹部迂曲、增粗，伞端对比剂溢出后弥散不良，左侧输卵管壶腹部形态可，伞端对比剂溢出顺利 延迟期：盆腔内对比剂弥散均匀，左侧输卵管内可见对比剂滞留
印象诊断	1. 左侧输卵管逆向蠕动功能不良 2. 左侧输卵管通畅 3. 考虑右侧输卵管伞端粘连 4. 子宫充盈未见异常 5. 盆腔对比剂涂抹未见异常
分类诊断	左侧输卵管（2 类）；右侧输卵管（4 类）；子宫腔（1 型 1 类）；盆腔（1 类）
此例报告判读及对临床的指导意义	本例造影可见右侧输卵管伞端对比剂明显弥散不良，是比较确定的伞端周围粘连，但没有发生伞端闭塞或不全闭塞，所以没有导致输卵管积水，也不会对左侧输卵管备孕产生影响，左侧输卵管 2 类诊断不影响备孕，所以在输卵管方面，如患者不接受腹腔镜探查也可以继续试孕，后期腹腔镜探查的意义在于发现造影未观察到的粘连

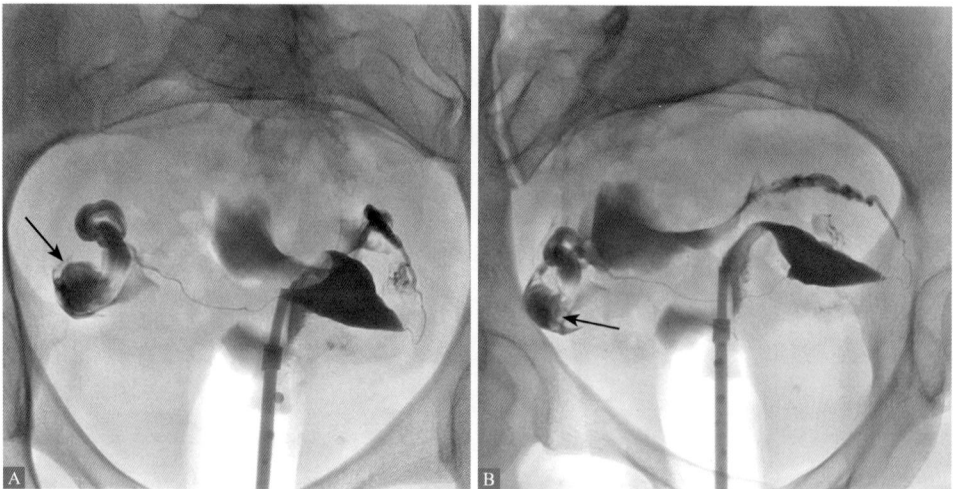

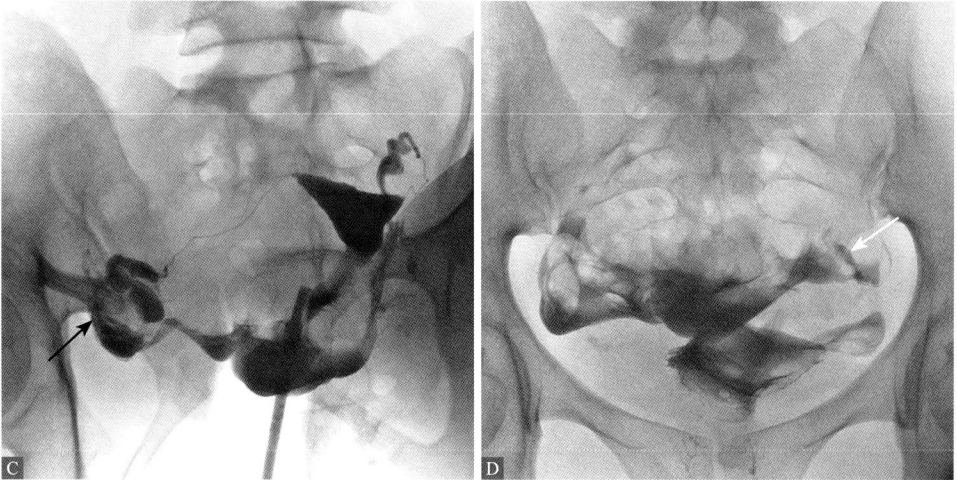

图6-2-3　例3

A～C.右侧输卵管伞端周围粘连（黑箭头）；D.延时摄片输卵管内少量对比剂滞留（白箭头）。

4.**例4（图6-2-4）** 35岁，继发不孕2年余就诊。2017—2018年间自然流产史3次，生化妊娠史1次。HSG诊断报告及解读如下（表6-2-10）。

表6-2-10　HSG诊断报告及解读

检查项目	子宫输卵管造影术
插管方式	子宫颈置管
对比剂名称	碘海醇
术前盆腔平片	盆腔内未见异常密度影
操作过程	患者取膀胱截石位，会阴区消毒、铺单，窥器辅助下暴露宫颈，宫颈和阴道消毒后，宫颈外口置入外套鞘导管，向宫腔内注入对比剂后综合所见如下
造影所见	充盈期：宫腔形态失常，右侧宫角区明显扩张，宫体部及右侧宫角区可见窄条形充盈缺损，局部腔壁欠光整，部分对比剂逆流。双侧输卵管全程显影，走行自然、柔顺，腔壁显示光整，未见狭窄及扩张征象，伞端对比剂溢出顺利 延迟期：盆腔内对比剂弥散均匀，双侧输卵管内未见对比剂滞留
印象诊断	1. 宫腔形态异常，宫腔内充盈缺损，建议进一步检查 2. 双侧输卵管未见异常 3. 盆腔对比剂涂抹未见异常

分类诊断	双侧输卵管（1 类）；子宫腔（2 型 3 类）；盆腔（1 类）
此例报告判读及对临床的指导意义	本例造影中，宫腔形态及宫腔充盈密度存在明显异常，无论有无其他不孕因素，这都是该患者不孕的主要因素，需要三维超声、MR 进一步检查，宫腔镜是必须要做的

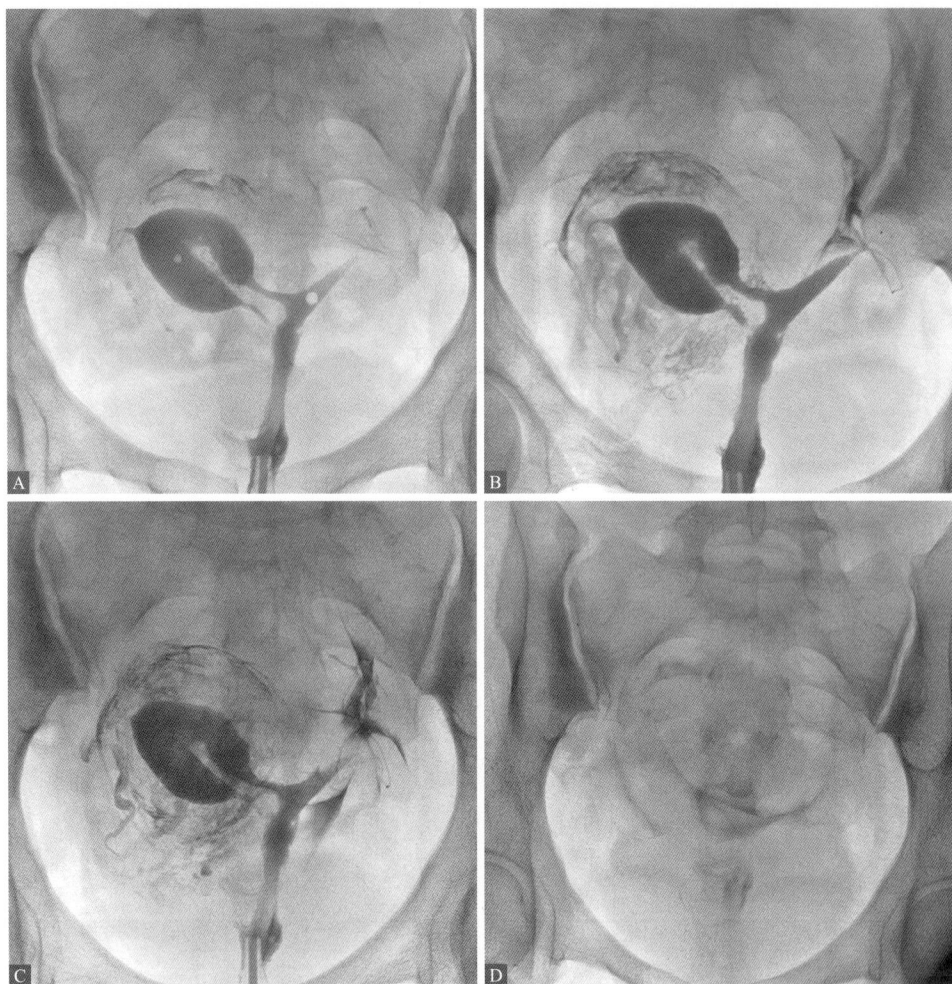

图 6-2-4　例 4

A ~ C. 宫腔右侧局部扩张，宫腔内可见充盈缺损，对比剂逆流；D. 延时片未见异常。

5．例5（图6-2-5）　33岁，继发不孕8年余，12年前顺产一活婴，11年前节育环避孕3个月，10年前2年内人工流产史2次。HSG诊断报告及解读如下（表6-2-11）。

表6-2-11　HSG诊断报告及解读

检查项目	子宫输卵管造影术
插管方式	子宫颈置管
对比剂名称	碘海醇
术前盆腔平片	盆腔内未见异常密度影
操作过程	患者取膀胱截石位，会阴区消毒、铺单，窥器辅助下暴露宫颈，宫颈和阴道消毒后，宫颈外口置入外套鞘导管，向宫腔内注入对比剂后综合所见如下
造影所见	充盈期：宫腔大小如常，子宫下段及左侧宫角区可见多发充盈缺损。双侧输卵管全程显影，间质部及峡部走行自然、柔顺，壶腹部走行迂曲、形态不规则，伞端对比剂溢出顺利。充盈期可见盆腔对比剂局限性聚集 延迟期：盆腔内对比剂弥散不良，双侧输卵管内可见少许对比剂滞留
印象诊断	1．双侧输卵管慢性炎症改变 2．双侧输卵管通畅 3．子宫腔内充盈缺损，请结合其他检查 4．可疑盆腔粘连
分类诊断	双侧输卵管（3类）；子宫腔（1型3类）；盆腔（2类）
此例报告判读及对临床的指导意义	本例患者输卵管、子宫腔、盆腔均有异常表现，应分析其所占比重，3类输卵管本可以进行输卵管内臭氧灌注（介入治疗），但宫腔和盆腔同时异常，所以介入治疗输卵管显得就不是那么重要了，如果患者能够接受，可以建议宫腹腔镜联合手术探查，宫腔异常考虑子宫内膜息肉的可能性大。另外，此例在充盈期发现有明显的盆腔对比剂局限性聚集，但延时片弥散却无太多异常，所以给予可疑诊断

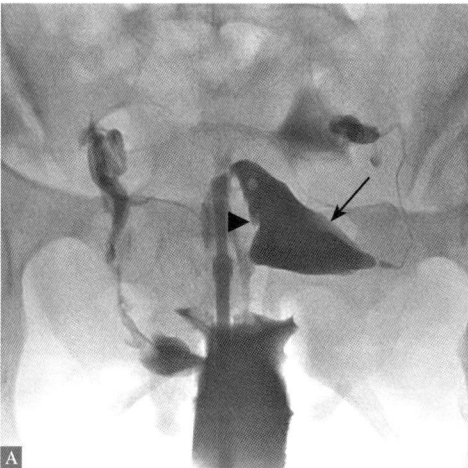

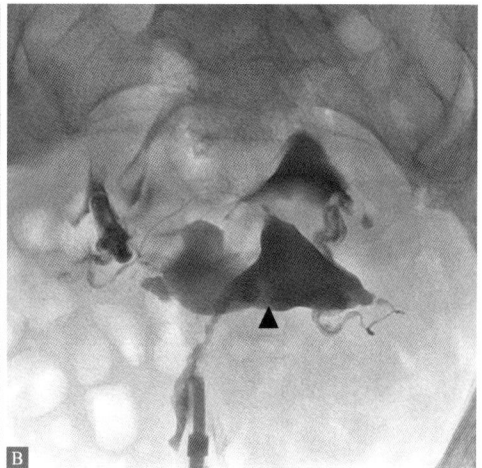

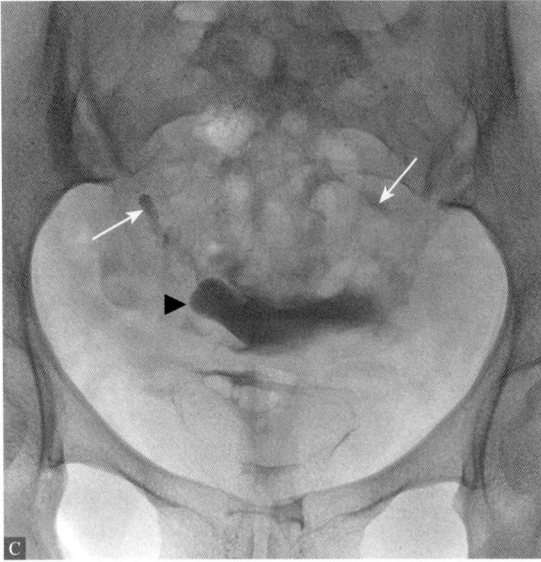

图 6-2-5　例5
A、B.宫壁出现双边影像，一般为内膜不均匀所致（黑箭头），宫腔内充盈缺损（黑三角）；C.延时片输卵管内对比剂少量滞留（白箭头），盆腔内局限性对比剂聚集（黑三角）。

6. 例6（图6-2-6）　32岁，继发不孕1年，7年前因阑尾炎两次开腹手术，2年前宫腔镜诊断子宫内膜炎，夫妻双方异地居住，1年半前因左侧输卵管异位妊娠行腹腔镜下开窗取胚术。HSG诊断报告及解读如下（表6-2-12）。

表 6-2-12　HSG 诊断报告及解读

检查项目	子宫输卵管造影术
插管方式	子宫颈置管
对比剂名称	碘海醇
术前盆腔平片	盆腔内未见异常密度影
操作过程	患者取膀胱截石位，会阴区消毒、铺单，窥器辅助下暴露宫颈，宫颈和阴道消毒后，宫颈外口置入外套鞘导管，向宫腔内注入对比剂后综合所见如下
造影所见	充盈期：宫腔大小如常，宫底部凹陷。双侧输卵管显影至壶腹部，壶腹部呈囊袋状扩张，未见对比剂自输卵管溢出至盆腔 延迟期：盆腔内未见对比剂涂抹，双侧输卵管内对比剂完全滞留
印象诊断	1. 双侧输卵管梗阻、积水 2. 弓形子宫
分类诊断	双侧输卵管（4类）；子宫腔（2型1类）；盆腔（0类）

续表

此例报告判读及对临床的指导意义	造影提示双侧输卵管远端梗阻，属于典型输卵管积水，无论自然受孕还是选择辅助生殖技术助孕，都需要处理输卵管病变，如选择后者，可行双侧输卵管栓塞术，用于阻断积水对宫腔的冲刷，以提高胚胎移植成功概率。如患者选择手术后自然受孕，应告知患者因既往三次腹腔及盆腔手术史，手术成功的概率和自然受孕的概率都会受到影响。 由于输卵管远端梗阻，对比剂未进入盆腔，所以盆腔分类诊断为 0 类

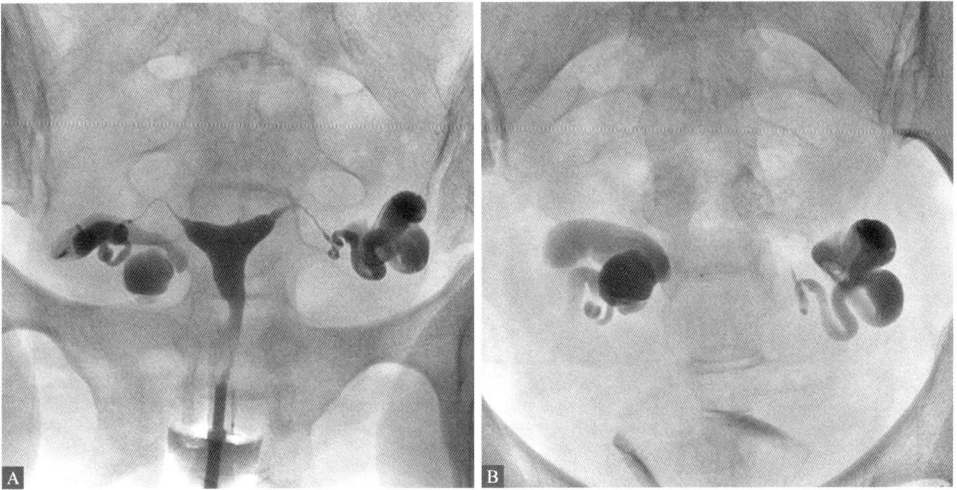

图 6-2-6　例 6

A. 充盈期输卵管壶腹部扩张，远端闭塞；B. 延时片显示输卵管内对比剂完全滞留。

7. 例 7（图 6-2-7）　28 岁，输卵管妊娠后备孕，2018 年及 2023 年 2 月双侧输卵管均因异位妊娠行腹腔镜下开窗取胚术，其中 2023 年 2 月手术中同时行腹腔子宫内膜异位结节切除术（HSG 时间：2023 年 12 月）。HSG 诊断报告及解读如下（表 6-2-13）。

表 6-2-13　HSG 诊断报告及解读

检查项目	子宫输卵管造影术
插管方式	子宫颈置管
对比剂名称	碘海醇

术前盆腔平片	盆腔内未见异常密度影
操作过程	患者取膀胱截石位，会阴区消毒、铺单，窥器辅助下暴露宫颈，宫颈和阴道消毒后，宫颈外口置入外套鞘导管，向宫腔内注入对比剂后综合所见如下
造影所见	充盈期：宫腔形态如常。双侧输卵管全程显影，左侧输卵管壶腹部近段管腔不规则，局部管腔粗细不均，其内可见充盈缺损，壶腹部远段形态可，伞端可见少许对比剂溢出至盆腔。右侧输卵管壶腹部走行过度迂曲，伞端对比剂溢出顺利 延迟期：盆腔内对比剂弥散可，双侧输卵管内可见对比剂滞留
印象诊断	1. 左侧输卵管壶腹部近段充盈缺损，考虑局部黏膜肥大可能 2. 右侧输卵管慢性炎症改变 3. 双侧输卵管通畅 4. 子宫充盈未见异常 5. 盆腔内对比剂涂抹未见异常
分类诊断	双侧输卵管（3类）；子宫腔（1型1类）；盆腔（1类）
此例报告判读及对临床的指导意义	此例患者双侧输卵管均有输卵管妊娠史，故而输卵管形态异常与此有关，此类输卵管再次发生异位妊娠的概率增加，继续备孕时应提醒患者注意。另外反复输卵管妊娠不能只想到输卵管因素，而应注意排除子宫内膜因素的可能性

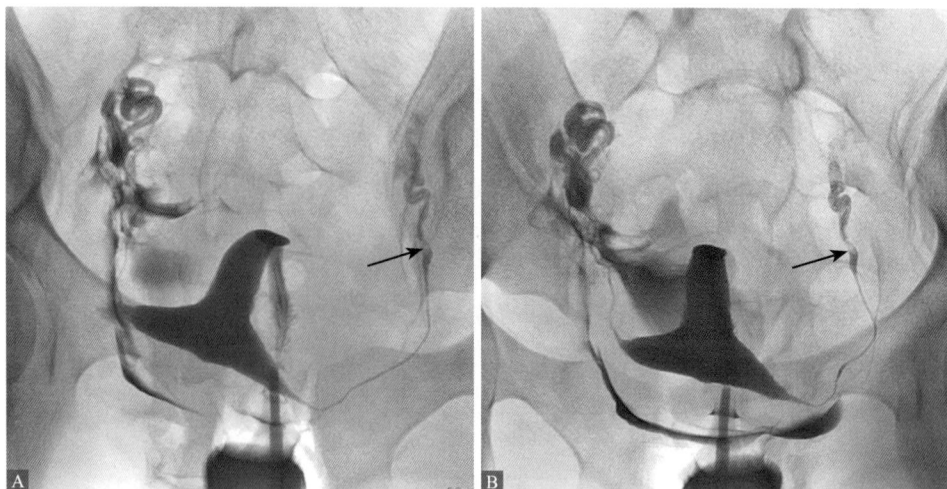

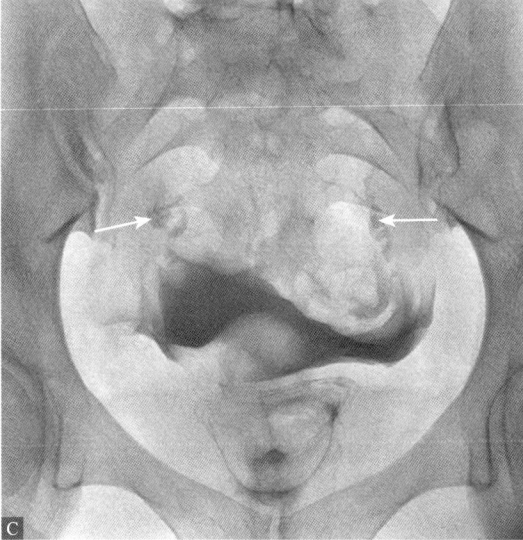

图 6-2-7　例 7
A、B.壶腹部内充盈缺损（黑箭头）；
C.延时片显示输卵管内对比剂滞留（白箭头）。

8．例 8（图 6-2-8）　32 岁，继发不孕，2021 年 3 月行宫腔镜检查，提示子宫内膜炎，2021 年 11 月因右侧输卵管妊娠行腹腔镜下开窗取胚术（HSG 时间：2023 年 6 月）。HSG 诊断报告及解读如下（表 6-2-14）。

表 6-2-14　HSG 诊断报告及解读

检查项目	子宫输卵管造影术
插管方式	子宫颈置管
对比剂名称	碘海醇
术前盆腔平片	盆腔内未见异常密度影
操作过程	患者取膀胱截石位，会阴区消毒、铺单，窥器辅助下暴露宫颈，宫颈和阴道消毒后，宫颈外口置入外套鞘导管，向宫腔内注入对比剂后综合所见如下
造影所见	充盈期：宫体部左侧形态欠规则，可见不规则龛影。右侧输卵管显影至峡部，以远未见对比剂充盈。左侧输卵管全程显影，间质部及峡部走行自然，壶腹部走行过度迂曲，伞端对比剂溢出可 延迟期：盆腔内对比剂弥散可，双侧输卵管内可见对比剂滞留
印象诊断	1．右侧输卵管峡部梗阻，考虑为术后改变 2．左侧输卵管慢性炎症改变 3．左侧输卵管通畅 4．宫体部左侧形态欠规则，请结合其他检查 5．盆腔内对比剂涂抹未见异常

续表

分类诊断	右侧输卵管（5类）；左侧输卵管（3类）；子宫腔（1型3类）；盆腔（1类）
此例报告判读及对临床的指导意义	右侧输卵管充盈期显示至峡部，而延时片对比剂亦滞留在输卵管峡部的位置，说明此种闭塞是真性闭塞，加之输卵管妊娠且手术史，故趋向于不可逆病变，不建议行疏通术。左侧宫壁异常改变，单纯从造影上很难判断，需要宫腔镜进一步检查

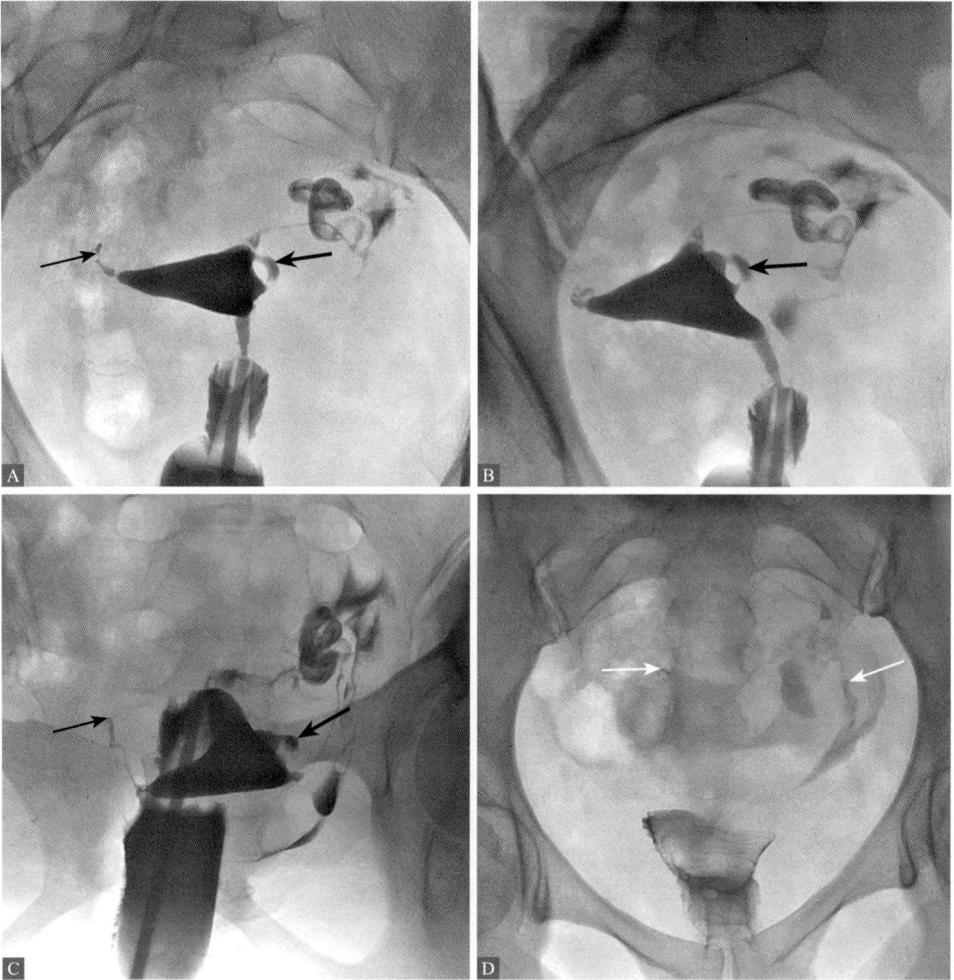

图 6-2-8　例 8

A ~ C. 右侧输卵管峡部梗阻（黑箭头）；左侧宫壁不规则（黑粗箭头）；D. 延时片显示双侧输卵管内对比剂滞留（白箭头）。

9．例 9（图 6-2-9）　35 岁，原发不孕 1 年，2020 年行双侧巧囊剥除术＋亚甲蓝通液术＋重度盆腔粘连松解术＋子宫内膜息肉切除术＋诊刮术，超声提示左侧输卵管积水。2021 年行宫腔镜检查，提示子宫内膜炎［CD38（＋）、CD138（＋）］。2022 年生化妊娠史 1 次。HSG 诊断报告及解读如下（表 6-2-15）。

表 6-2-15　HSG 诊断报告及解读

检查项目	子宫输卵管造影术
插管方式	子宫颈置管
对比剂名称	碘海醇
术前盆腔平片	盆腔内未见异常密度影
操作过程	患者取膀胱截石位，会阴区消毒、铺单，窥器辅助下暴露宫颈，宫颈和阴道消毒后，宫颈外口置入外套鞘导管，向宫腔内注入对比剂后综合所见如下
造影所见	充盈期：子宫腔大小如常，宫底凹陷，周围可见对比剂逆流征象。右侧输卵管全程显影，间质部及峡部形态规则，壶腹部走行过度迂曲，伞端对比剂溢出不畅。左侧输卵管自间质部未见对比剂充盈 延迟期：盆腔内可见少许对比剂涂抹，右侧输卵管内可见对比剂滞留
印象诊断	1. 左侧输卵管近端梗阻 2. 右侧输卵管慢性炎症改变，且可疑周围粘连 3. 弓形子宫
分类诊断	左侧输卵管（0 类）；右侧输卵管（3 类）；子宫腔（2 型 1 类）；盆腔（0 类）
此例报告判读及对临床的指导意义	左侧输卵管没有显示，不能说明是真性闭塞，尤其既往输卵管积水手术史，很有可能是输卵管积水复发导致管腔内压力大，对比剂不易进入显影，这种情况建议患者行 SSG 进一步检查，目的就是排除输卵管积水的存在，以免影响自然试孕以及辅助生殖技术的进行。右侧输卵管壶腹部过度迂曲，伞端对比剂溢出亦不畅，不能排除周围粘连的可能，根据近期生化妊娠史，故而不能完全否定其生育能力。由于对比剂进入盆腔的量太少，不足以涂抹而显示盆腔环境，故而此例盆腔的环境的诊断亦不能完成

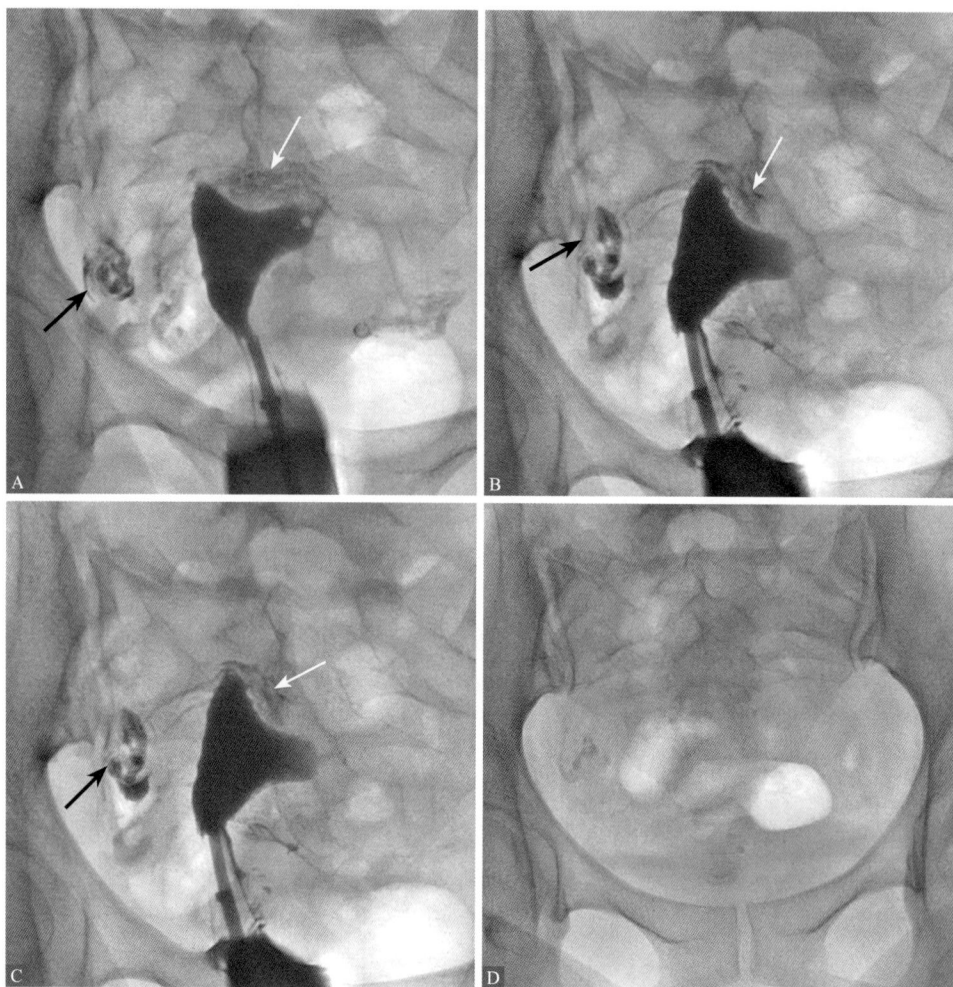

图 6-2-9　例 9

A～C.对比剂逆流（白箭头）；壶腹部过度迂曲（黑箭头）；D.延时片显示盆腔对比剂涂抹不足。

10.**例 10**（图 6-2-10）　35 岁，继发不孕 1 年余，2008 年自然流产史 1 次，2021 年顺产双胎活婴 1 次（促排卵受孕），既往超声提示子宫内膜不均。HSG 诊断报告及解读如下（表 6-2-16）。

表 6-2-16　HSG 诊断报告及解读

检查项目	子宫输卵管造影术
插管方式	子宫腔置管
对比剂名称	碘海醇
术前盆腔平片	盆腔内未见异常密度影
操作过程	术前准备：患者取膀胱截石位，会阴区消毒、铺单，窥器辅助下宫腔内置入双腔子宫造影管，并注入对比剂后综合所见如下
造影所见	充盈期：子宫大小如常，宫底部凹陷，局部欠规整，密度不均。双侧输卵管全程显影，间质部及峡部走行自然、柔顺，壶腹部走行过度迂曲、形态不规则，伞端对比剂溢出顺利 延迟期：盆腔内对比剂弥散均匀，双侧输卵管内未见对比剂滞留
印象诊断	1. 双侧输卵管慢性炎症改变 2. 双侧输卵管通畅 3. 宫底部欠规整，请结合其他检查 4. 弓形子宫 5. 盆腔对比剂涂抹未见异常
分类诊断	双侧输卵管（2 类）；子宫腔（2 型 3 类）；盆腔（1 类）
此例报告判读及对临床的指导意义	本例患者 HSG 表现中，宫底部异常表现结合既往超声所见，应建议宫腔镜进一步检查，其他异常可以暂时忽略

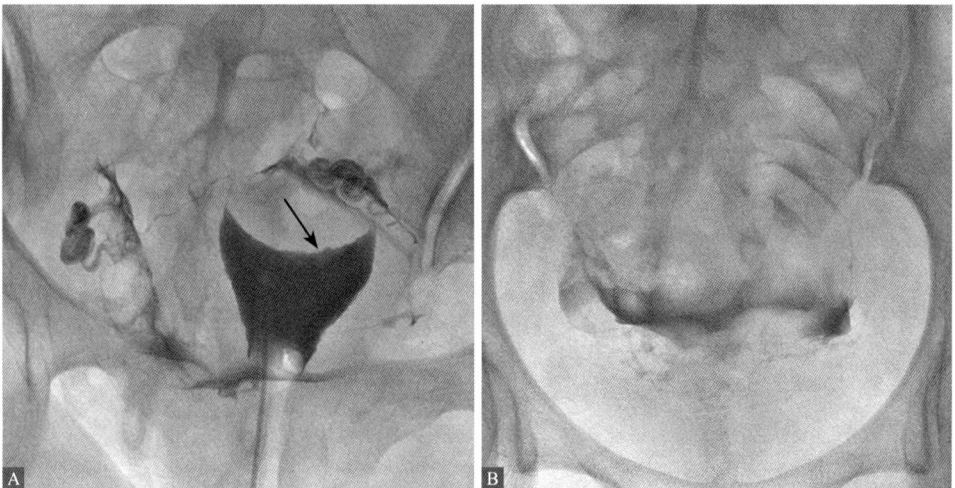

图 6-2-10　例 10

A. 双侧输卵管壶腹部过度迂曲，宫底部不光整（黑箭头）；B. 延时片未见异常。

11. 例 11（图 6-2-11） 34 岁，继发不孕 2 年余，2017 年行双侧输卵管结扎术，2010、2015 年分别顺产一女孩，2022 年行腹腔镜下双侧输卵管复通术。HSG 诊断报告及解读如下（表 6-2-17）。

表 6-2-17　HSG 诊断报告及解读

检查项目	子宫输卵管造影术
插管方式	子宫颈置管
对比剂名称	碘海醇
术前盆腔平片	盆腔内未见异常密度影
操作过程	患者取膀胱截石位，会阴区消毒、铺单，窥器辅助下暴露宫颈，宫颈和阴道消毒后，宫颈外口置入外套鞘导管，向宫腔内注入对比剂后综合所见如下
造影所见	充盈期：宫腔形态如常，双侧输卵管全程显影，左侧输卵管峡部与壶腹部交界处管腔比例失调，右侧输卵管间质部及峡部形态规则，双侧输卵管壶腹部走行自然、柔顺，腔壁显示光整，未见狭窄及扩张征象，伞端对比剂溢出顺利 延迟期：盆腔内对比剂弥散均匀，双侧输卵管内未见对比剂滞留
印象诊断	1. 左侧输卵管峡部与壶腹部交界处异常改变，考虑为术后改变 2. 左侧输卵管通畅 3. 子宫及右侧输卵管未见异常 4. 盆腔内对比剂弥散未见异常
分类诊断	左侧输卵管（2 类）；右侧输卵管（1 类）；子宫腔（1 型 1 类）；盆腔（1 类）
此例报告判读及对临床的指导意义	如输卵管结扎再次复通后备孕不成功的，大多与术后未恢复通畅有关，造影是重要的检查手段，本例双侧输卵管复通良好，只是左侧输卵管手术结扎处有局限性轻度狭窄，对备孕影响不大

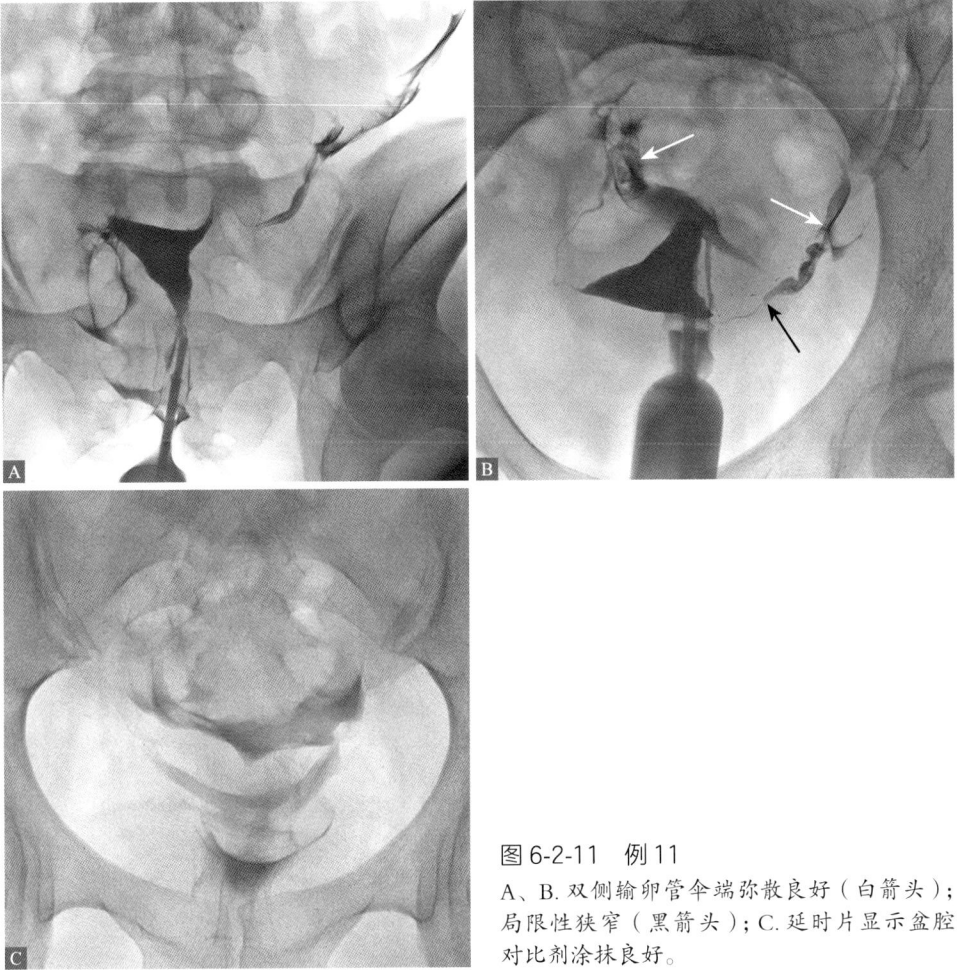

图 6-2-11 例 11

A、B. 双侧输卵管伞端弥散良好（白箭头）；
局限性狭窄（黑箭头）；C. 延时片显示盆腔
对比剂涂抹良好。

12．例 12（图 6-2-12） 28 岁，原发不孕 1 年余，2021 年 3 月超声提示子宫内膜多发息肉，右卵巢旁囊肿，盆腔粘连，子宫后方囊性及实性结节（考虑内膜异位结节），2021 年 5 月于外院行宫腔镜处理子宫内膜息肉。HSG 诊断报告及解读如下（表 6-2-18）。

表 6-2-18 HSG 诊断报告及解读

检查项目	子宫输卵管造影术
插管方式	子宫颈置管

续表

对比剂名称	碘海醇
术前盆腔平片	盆腔内未见异常密度影
操作过程	患者取膀胱截石位，会阴区消毒、铺单，窥器辅助下暴露宫颈，宫颈和阴道消毒后，宫颈外口置入外套鞘导管，向宫腔内注入对比剂后综合所见如下
造影所见	充盈期：宫腔形态如常，双侧输卵管全程显影，间质部及峡部走行自然、柔顺，壶腹部走行迂曲，形态欠规则，右侧输卵管伞端对比剂溢出顺利，左侧输卵管伞端对比剂溢出不畅，临近壶腹部扩张 延迟期：左侧输卵管内可见对比剂滞留；右侧输卵管伞端周围弥散不良，俯卧位摄片仍然不能弥散
印象诊断	1. 右侧输卵管伞端周围粘连 2. 左侧输卵管伞端粘连 3. 子宫充盈未见异常
分类诊断	双侧输卵管（4类）；子宫腔（1型1类）；盆腔（3类）
此例报告判读及对临床的指导意义	右侧输卵管充盈期没有发现异常，只是在延时片发现伞端对比剂溢出后弥散不良，所以诊断伞端周围粘连，而左侧输卵管在充盈期即发现对比剂溢出不畅且壶腹部扩张，所以诊断是伞端粘连，也就是伞口粘连，加上超声检查报告子宫内膜异位，所以诊断比较明确

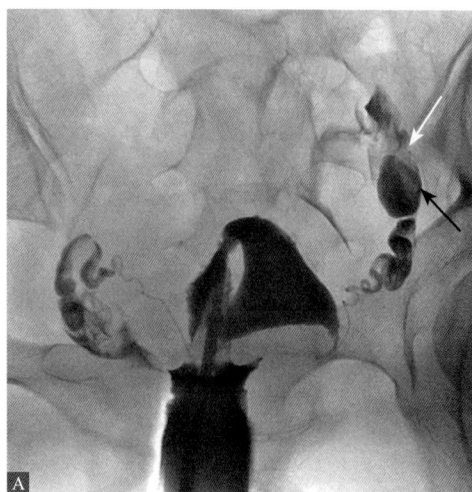

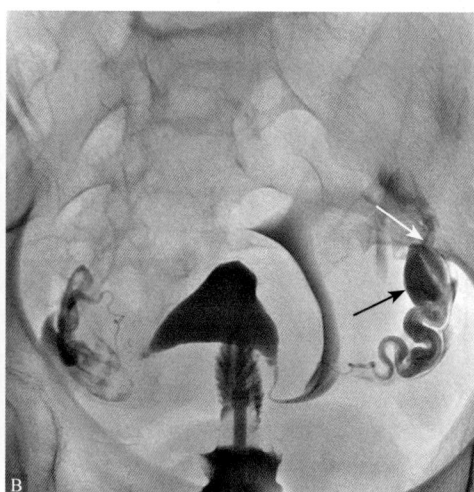

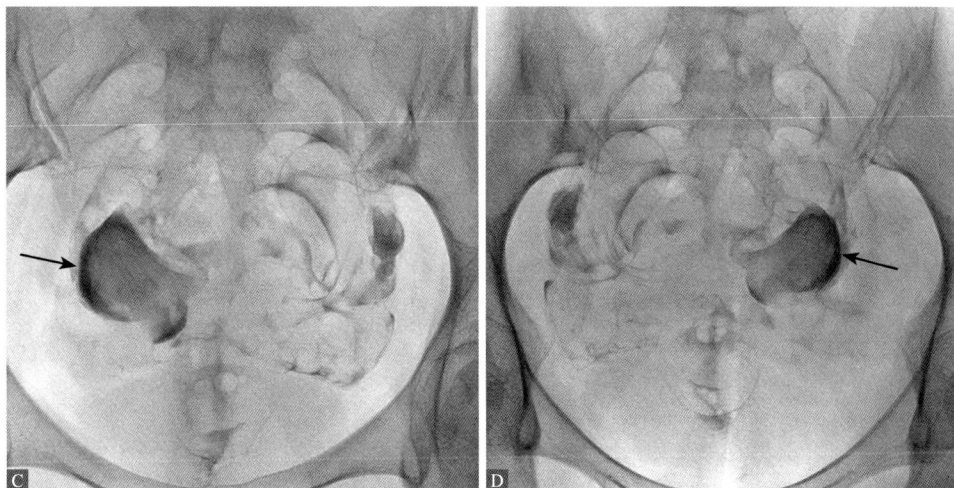

图 6-2-12　例 12

A、B.左侧输卵管伞端溢出不畅，伞口有狭窄（白箭头）；壶腹部扩张（黑箭头）；C、D.仰卧位和俯卧位延时片均显示右侧输卵管伞端周围弥散不良（黑箭头）。

13.例 13（图 6-2-13）　30 岁，继发不孕 1 年余，超声提示纵隔子宫，双阴道畸形，2021 年人工流产史 1 次。HSG 诊断报告及解读如下（表 6-2-19）。

表 6-2-19　HSG 诊断报告及解读

检查项目	子宫输卵管造影术
插管方式	子宫颈置管
对比剂名称	碘海醇
术前盆腔平片	盆腔内未见异常密度影
操作过程	患者取膀胱截石位，会阴区消毒、铺单，窥器辅助下暴露宫颈，宫颈和阴道消毒后，宫颈外口置入外套鞘导管，向宫腔内注入对比剂后综合所见如下（备注：窥器可进入左侧阴道，但宫颈暴露困难，未探及宫颈外口，遂放弃左侧子宫及输卵管造影术）
造影所见	充盈期：右侧子宫颈置管可见一梭形宫腔，大小如常，右侧输卵管全程显影，间质部和峡部走行自然、柔顺，腔壁显示光整，未见狭窄及扩张征象，壶腹部形态不规则，轻度扩张，伞端对比剂溢出顺利 延迟期：盆腔内对比剂弥散均匀，右侧输卵管内未见对比剂滞留

印象诊断	1. 阴道纵隔、双宫颈畸形 2. 右侧输卵管慢性炎症改变 3. 右侧输卵管通畅 4. 左侧子宫及输卵管未探及
分类诊断	右侧输卵管（2类）；子宫腔（3型1类）；盆腔（1类）
此例报告判读及对临床的指导意义	不能暴露左侧宫颈，所以无法进行左侧子宫及左侧输卵管造影；右侧输卵管、右侧子宫及阴道这一通道是顺畅的，容积也够，通过造影还能证实的是左侧子宫及输卵管和右侧完全不通，无论左侧子宫和输卵管是什么情况，也不对右侧产生影响，所以此例造影结果不影响备孕。右侧输卵管壶腹部慢性炎症改变，如无其他不孕因素，可以考虑介入治疗，即输卵管内臭氧灌注术

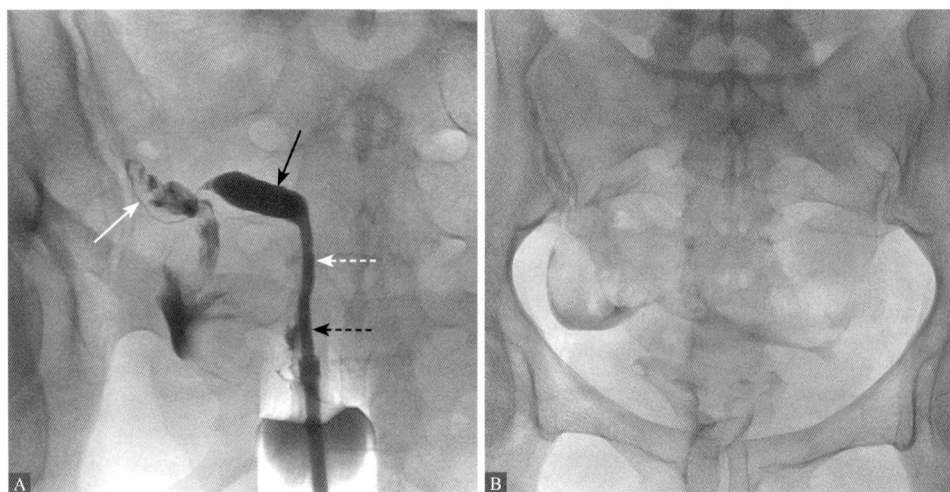

图 6-2-13　例 13

A. 右侧输卵管（白箭头）；右侧子宫（黑箭头）；右侧宫颈管（白虚箭头）；外套鞘导管（黑虚箭头）；B. 延时片显示未见异常。

14. 例 14（图 6-2-14）　30 岁，原发不孕 2 年余，既往 2021 年 11 月行腹腔镜下卵巢囊肿切除术。HSG 诊断报告及解读如下（表 6-2-20）。

表 6-2-20　HSG 诊断报告及解读

检查项目	子宫输卵管造影术
插管方式	子宫颈置管
对比剂名称	碘海醇
术前盆腔平片	盆腔内未见异常密度影
操作过程	患者取膀胱截石位，会阴区消毒、铺单，窥器辅助下暴露宫颈，宫颈和阴道消毒后，宫颈外口置入外套鞘导管，向宫腔内注入对比剂后综合所见如下
造影所见	充盈期：宫腔大小如常，宫腔壁欠光整，宫腔充盈密度不均并可见充盈缺损。双侧输卵管全程显影，间质部及峡部走行自然、柔顺，壶腹部走行迂曲，形态欠规则，黏膜粗大，伞端对比剂溢出顺利 延迟期：盆腔内对比剂弥散均匀，双侧输卵管内未见对比滞留
印象诊断	1. 双侧输卵管慢性炎症改变 2. 双侧输卵管通畅 3. 宫腔壁欠光整，宫腔充盈密度不均，请结合其他相关检查 4. 盆腔内对比剂弥散未见异常
分类诊断	双侧输卵管（3 类）；子宫腔（3 类）；盆腔（1 类）
此例报告判读及对临床的指导意义	本例输卵管及宫腔病变都比较明显，应建议宫腔镜进一步检查，处理宫腔病变后，可行输卵管内臭氧灌注治疗

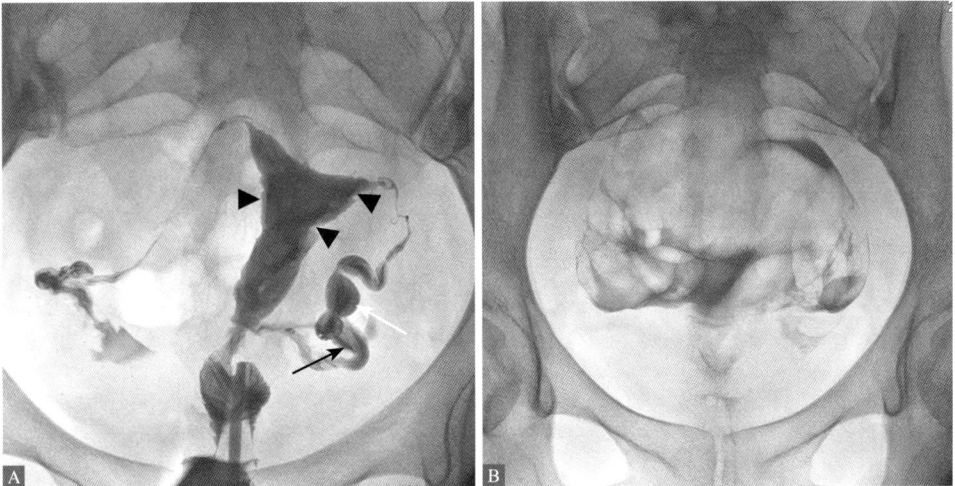

图 6-2-14　例 14

A. 壶腹部不规则扩张（白箭头）；壶腹部黏膜粗大（黑箭头）；宫腔内充盈缺损（黑三角）；
B. 延时片显示未见异常。

15．例 15（图 6-2-15） 27 岁，原发不孕近 3 年，超声提示子宫内膜弥漫回声不均匀，考虑多发小息肉。HSG 诊断报告及解读如下（表 6-2-21）。

表 6-2-21　HSG 诊断报告及解读

检查项目	子宫输卵管造影术
插管方式	子宫颈置管
对比剂名称	碘海醇
术前盆腔平片	盆腔内未见异常密度影
操作过程	患者取膀胱截石位，会阴区消毒、铺单，窥器辅助下暴露宫颈，宫颈和阴道消毒后，宫颈外口置入外套鞘导管，向宫腔内注入对比剂后综合所见如下
造影所见	充盈期：宫腔形态如常，双侧输卵管全程显影，间质部及峡部走行自然、柔顺，壶腹部走行迂曲，形态欠规则，伞端对比剂溢出顺利。右侧输卵管伞端对比剂溢出后弥散不良 延迟期：盆腔右侧可见对比剂局限性聚集，左侧输卵管内可见对比剂滞留
印象诊断	1. 左侧输卵管慢性炎症改变 2. 左侧输卵管通畅 3. 可疑右侧输卵管伞端周围粘连 4. 子宫充盈未见异常
分类诊断	左侧输卵管（3 类）；右侧输卵管（4 类）；子宫腔（1 型 1 类）；盆腔（2 类）
此例报告判读及对临床的指导意义	本例在 HSG 之前超声就已经很明确地提示子宫内膜多发息肉，现发现右侧输卵管伞端周围粘连，可以进行宫腹腔镜联合探查并处理，尤其对于年轻患者。如果患者不能接受，也可以先进行宫腔镜检查并处理，然后靠左侧输卵管备孕

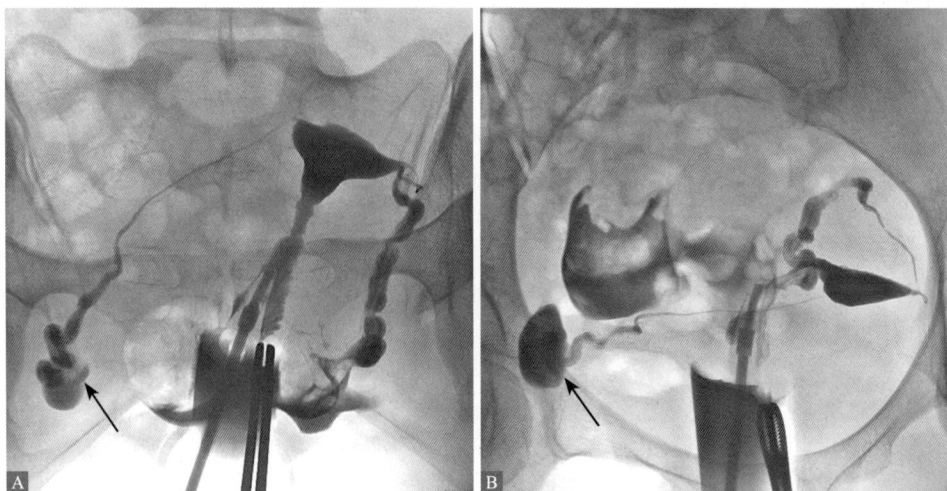

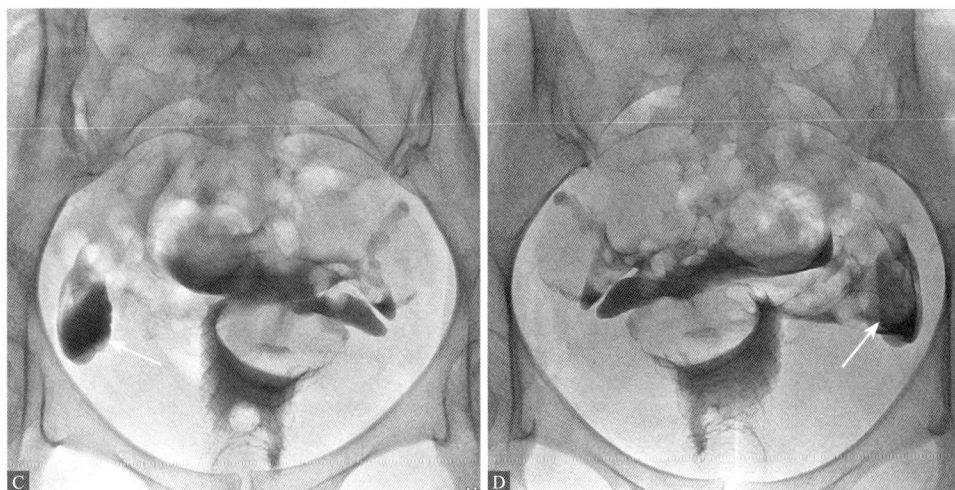

图 6-2-15 例 15

A、B.右侧输卵管伞端对比剂弥散不良（黑箭头）；C、D.仰卧位及俯卧位延时片仍然显示右侧输卵管伞端周围对比剂弥散不良（白箭头）。

16．例 16（图 6-2-16） 33 岁，继发不孕 4 年余，偶有阴道排液，2013、2016 年分别剖宫产一女婴，2014 年药物流产史 2 次。HSG 诊断报告及解读如下（表 6-2-22）。

表 6-2-22 HSG 诊断报告及解读

检查项目	子宫输卵管造影术
插管方式	子宫腔置管
对比剂名称	碘海醇
术前盆腔平片	盆腔内未见异常密度影
操作过程	患者取膀胱截石位，会阴区消毒、铺单，窥器辅助下暴露宫颈，宫颈和阴道消毒后，宫腔内置入双腔子宫造影导管，向宫腔内注入对比剂后综合所见如下
造影所见	充盈期：宫腔形态如常，双侧输卵管全程显影，峡部走行僵硬，壶腹部走行扭曲，伞端对比剂溢出后弥散不良。左侧输卵管伞端对比剂溢出后局限性包裹 延迟期：盆腔内可见对比剂弥散不良，盆腔左侧局限性对比剂聚集
印象诊断	1．双侧输卵管周围粘连 2．左侧输卵管伞端附近包裹性积液 3．子宫充盈未见异常
分类诊断	双侧输卵管（4 类）；子宫腔（1 型 1 类）；盆腔（3 类）

此例报告判读及对临床的指导意义	1. 此例为典型的输卵管周围粘连 2. 盆腔左侧的包裹性积液勿认为是输卵管积水

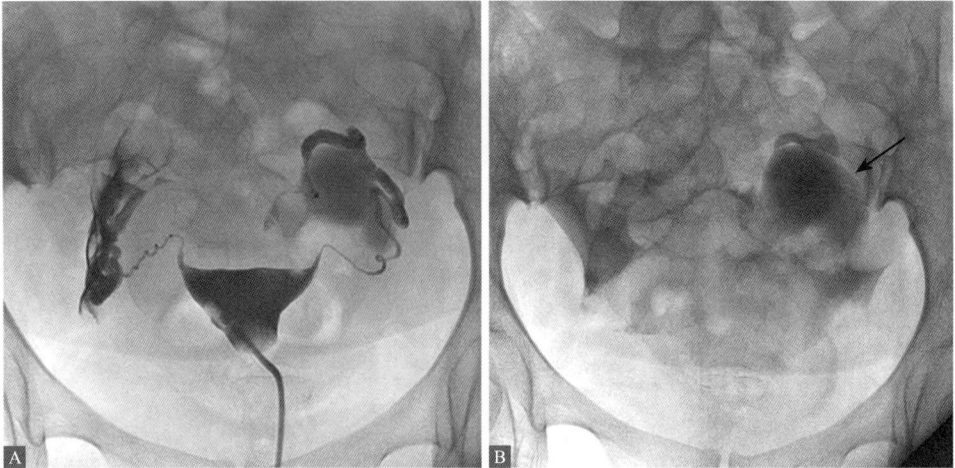

图 6-2-16　例 16

A. 充盈期双侧输卵管周围粘连；B. 延时片盆腔左侧包裹性积液（黑箭头）。

17. 例 17（图 6-2-17）　33 岁，原发不孕近 2 年，2020 年生化妊娠史 1 次，偶有阴道排液，超声提示右侧输卵管积水。HSG 诊断报告及解读如下（表 6-2-23）。

表 6-2-23　HSG 诊断报告及解读

检查项目	子宫输卵管造影术
插管方式	子宫颈置管
对比剂名称	碘海醇
术前盆腔平片	盆腔内未见异常密度影
操作过程	患者取膀胱截石位，会阴区消毒、铺单，窥器辅助下暴露宫颈，宫颈和阴道消毒后，宫颈外口置入外套鞘导管，向宫腔内注入对比剂后综合所见如下
造影所见	充盈期：宫腔大小如常，右侧输卵管显影至壶腹部，输卵管迂曲、扩张，未见对比剂自输卵管溢出至盆腔；左侧输卵管全程显影，输卵管形态欠规则，管腔扭曲扩张、黏膜结构紊乱，伞端对比剂溢出不畅 延迟期：盆腔内对比剂弥散可，左侧输卵管内可见少许对比剂滞留，右侧输卵管内对比剂完全滞留

印象诊断	1. 右侧输卵管梗阻、积水 2. 左侧输卵管伞端粘连 3. 子宫充盈未见异常
分类诊断	双侧输卵管（4类）；子宫腔（1型1类）；盆腔（1类）
此例报告判读及对临床的指导意义	1. 右侧输卵管积水和左侧输卵管伞端粘连，应予腹腔镜手术处理，然后自然备孕 2. 若患者选择辅助生殖技术助孕，则需要处理输卵管积水 3. 需要注意的是本例患者在充盈期左侧输卵管扩张且伞端狭窄，特别容易误诊为输卵管积水，延时片可以鉴别，所以一定要看延时片

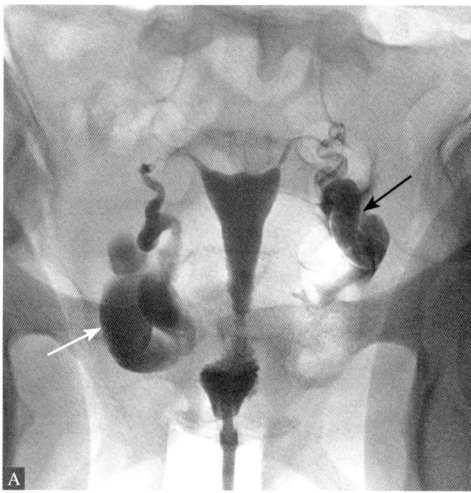

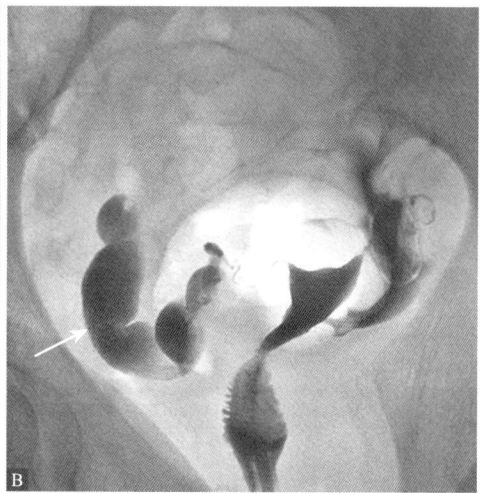

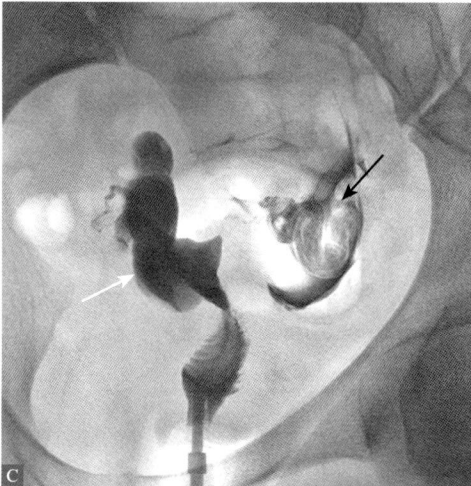

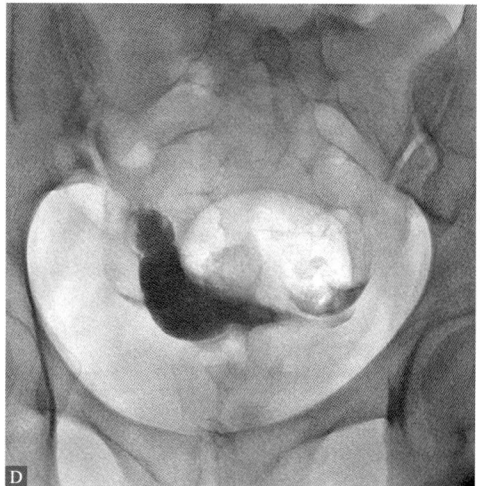

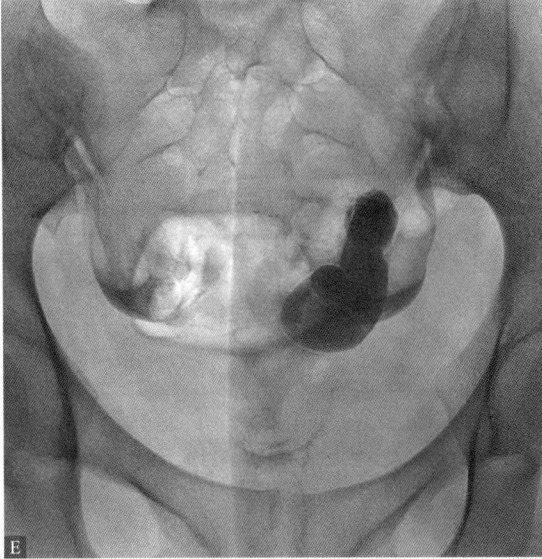

图 6-2-17　例 17

A～C.右侧输卵管积水（白箭头）；左侧输卵管伞端狭窄（黑箭头）；D、E.仰卧位和俯卧位延时片显示右侧输卵管内对比剂完全滞留，而左侧输卵管内极少量对比剂滞留，不能诊断输卵管积水。

18．例 18（图 6-2-18）　30 岁，2019 年剖宫产一男婴，2021 和 2022 年稽留流产两次行清宫术，2023 年 1 月右侧输卵管妊娠，行药物保守治疗，现行备孕前检查。HSG 诊断报告及解读如下（表 6-2-24）。

表 6-2-24　HSG 诊断报告及解读

检查项目	子宫输卵管造影术
插管方式	子宫颈置管
对比剂名称	碘海醇
术前盆腔平片	盆腔内未见异常密度影
操作过程	患者取膀胱截石位，会阴区消毒、铺单，窥器辅助下暴露宫颈，宫颈和阴道消毒后，宫颈外口置入外套鞘导管，向宫腔内注入对比剂后综合所见如下
造影所见	充盈期：宫底部下陷，分为左右两个子宫腔，左侧宫腔壁欠规则，密度欠均匀。双侧输卵管全程显影，间质部及峡部走行自然、柔顺，壶腹部腔壁显示光整，未见狭窄及扩张征象，伞端对比剂溢出顺利 延迟期：盆腔内对比剂弥散均匀，双侧输卵管内未见对比剂滞留

印象诊断	1. 左侧子宫腔充盈密度不均，请结合其他相关检查 2. 不全纵隔子宫 3. 双侧输卵管未见异常 4. 盆腔内对比剂弥散未见异常
分类诊断	双侧输卵管（1 类）；子宫腔（3 型 3 类）；盆腔（1 类）
此例报告判读 及对临床的指 导意义	一般认为，输卵管妊娠大多数是输卵管炎症所致，但目前看，在输卵管妊娠患者中，宫腔因素所占比例不在少数

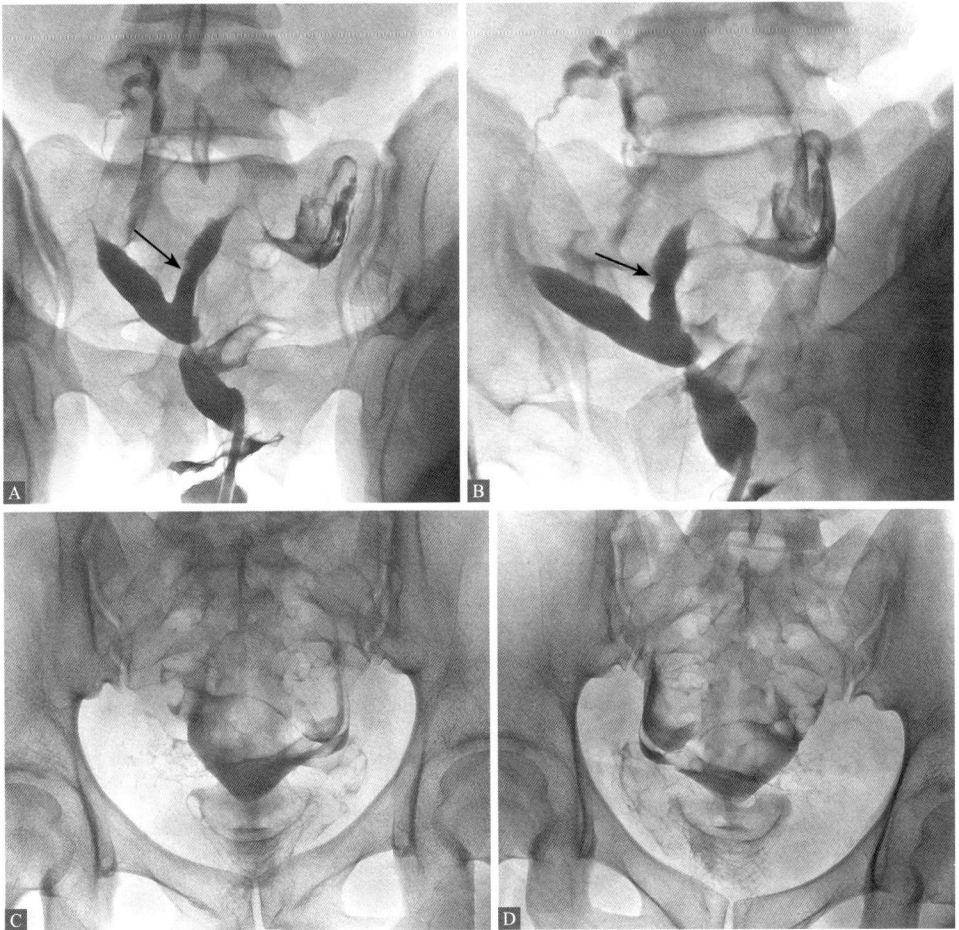

图 6-2-18　例 18

A、B. 左侧子宫腔不规整，充盈密度不均（黑箭头）；C、D. 仰卧位及俯卧位延时片均未见异常。

19．例 19（图 6-2-19） 27 岁，原发不孕，未避孕未孕一年半，宫腔镜息肉切除术后一年。HSG 诊断报告及解读如下（表 6-2-25）。

表 6-2-25 HSG 诊断报告及解读

检查方式	子宫输卵管造影术
插管方式	子宫颈置管
对比剂名称	碘海醇
术前盆腔平片	盆腔内未见异常密度影
造影所见	充盈期：宫腔形态如常，双侧输卵管全程显影，间质部及峡部形态规则，双侧输卵管壶腹部形态欠规则，左侧输卵管壶腹部走行扭曲、过度迂曲，左侧输卵管伞端对比剂溢出后周围弥散不良，右侧输卵管伞端对比剂溢出顺利 延迟期：盆腔偏左侧可见对比剂局限性聚集，双侧输卵管内可见对比剂滞留
印象诊断	1．双侧输卵管慢性炎症改变 2．考虑左侧输卵管周围粘连 3．盆腔左侧对比剂弥散不良，考虑盆腔粘连 4．子宫充盈未见异常
分类诊断	左侧输卵管（4 类）；右侧输卵管（2 类）；子宫腔（1 型 1 类）；盆腔（2 类）
此例报告判读及对临床的指导意义	子宫内膜炎蔓延至输卵管引起慢性输卵管炎，甚至引起输卵管粘连、堵塞，这是常见的病理演变过程，所以不能以无不良妊娠史为排除输卵管粘连、堵塞的依据，本例就是一个典型的案例

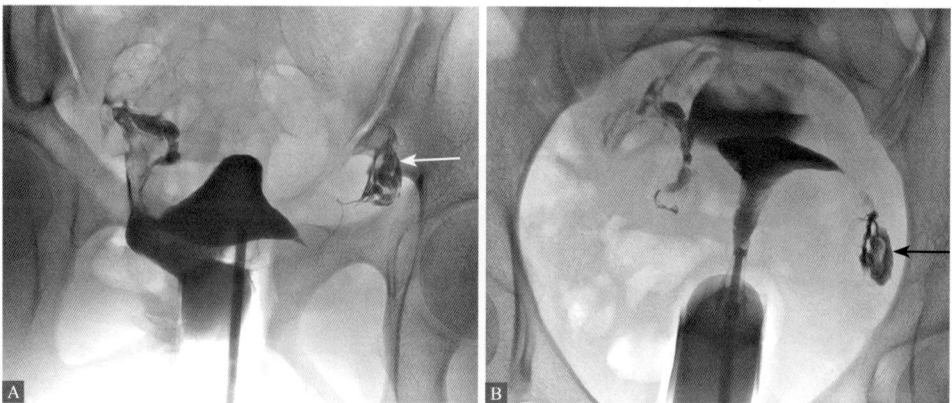

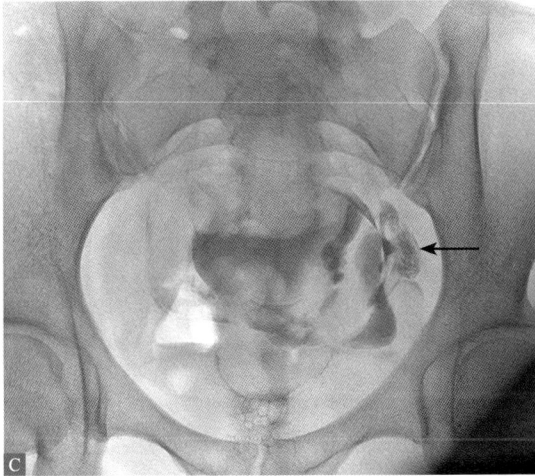

图 6-2-19　例 19

A、B.左侧输卵管壶腹部过度迂曲，对比剂溢出后弥散不良（白箭头）；更换体位摄片左侧输卵管壶腹部仍然显示过度迂曲且对比剂弥散不良（黑箭头）；C.延时片左侧输卵管伞端周围弥散不良（黑箭头）。

20．例 20（图 6-2-20）　34 岁，继发不孕，2 年前因左侧输卵管妊娠行腹腔镜下左侧输卵管切除术，1 年前右侧输卵管妊娠，药物保守治疗，现备孕一年未孕。HSG 诊断报告及解读如下（表 6-2-26）。

表 6-2-26　HSG 诊断报告及解读

检查方式	子宫输卵管造影术
插管方式	子宫腔置管
对比剂名称	碘海醇
术前盆腔平片	盆腔内未见异常密度影
造影所见	充盈期：宫腔大小、形态如常。左侧输卵管自间质部以远未见显影。右侧输卵管显影至壶腹部远端，管腔扩张，未见伞端及对比剂溢出 延迟期：盆腔内未见对比弥散，右侧输卵管内对比剂完全滞留
印象诊断	1. 右侧输卵管远端梗阻、积水 2. 左侧输卵管近端梗阻 3. 子宫充盈未见异常
分类诊断	左侧输卵管（6类）；右侧输卵管（5类）；子宫腔（1型1类）；盆腔（0类）
此例报告判读及对临床的指导意义	1. 输卵管妊娠对输卵管的损伤最严重的结局就是输卵管积水，所以输卵管妊娠后即使放弃自然受孕而选择辅助生殖技术，也有必要进行造影检查排除积水 2. 输卵管妊娠后积水是因为妊娠组织破坏输卵管管壁造成的远端堵塞，这种腔内的损伤很难以外科手术的方法修复其自然受孕能力

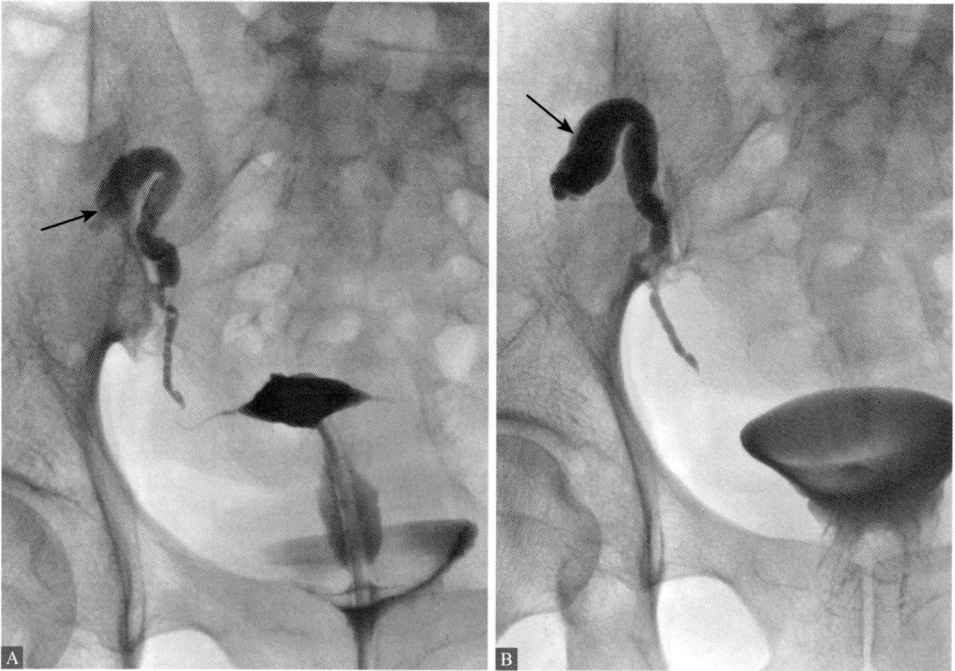

图 6-2-20　例 20

A.壶腹部远端梗阻（黑箭头）；B.延时片显示右侧输卵管内对比剂完全滞留（黑箭头）。

21. 例 21（图 6-2-21）　30 岁，2023 年左侧输卵管妊娠后，行药物保守治疗，现备孕半年，超声提示子宫内膜回声欠均匀，息肉样病变。HSG 诊断报告及解读如下（表 6-2-27）。

表 6-2-27　HSG 诊断报告及解读

检查方式	子宫输卵管造影术
插管方式	子宫颈置管
对比剂名称	碘海醇
术前盆腔平片	盆腔内未见异常密度影
造影所见	充盈期：宫腔大小如常，宫体部及双侧宫角区可见多发大小不等充盈缺损。右侧输卵管自间质部以远未见显影。左侧输卵管全程显影，峡部管腔扩张，壶腹部走行过度迂曲，管腔扩张、黏膜粗大，伞端对比剂溢出顺利 延迟期：盆腔内对比剂弥散均匀，左侧输卵管内未见对比剂滞留

印象诊断	1. 右侧输卵管近端梗阻，建议 SSG 进一步检查 2. 可疑左侧输卵管周围粘连 3. 子宫充盈密度异常，建议宫腔镜进一步检查
分类诊断	右侧输卵管（0类）；左侧输卵管（4类）；子宫腔（1型3类）；盆腔（0类）
此例报告判读及对临床的指导意义	1. 右侧输卵管未见显示，但有过一次输卵管妊娠，且没有做输卵管切除手术，建议 SSG 的目的不是为了输卵管再通，而是排除输卵管积水的存在，以防影响胚胎着床，且无论后期自然备孕还是选择辅助生殖技术 2. 双侧输卵管位于同一个盆腔环境，所以输卵管妊娠后对侧输卵管受到病变波及是可能的，可疑粘连的理由是输卵管壶腹部典型的扭曲过度迁曲，不能确定诊断而报告"可疑"的原因是延时片对比剂涂抹不足，粘连征象不明显 3. 子宫多发充盈缺损的发现，再次表明输卵管妊娠发生的原因一定要考虑到宫腔因素

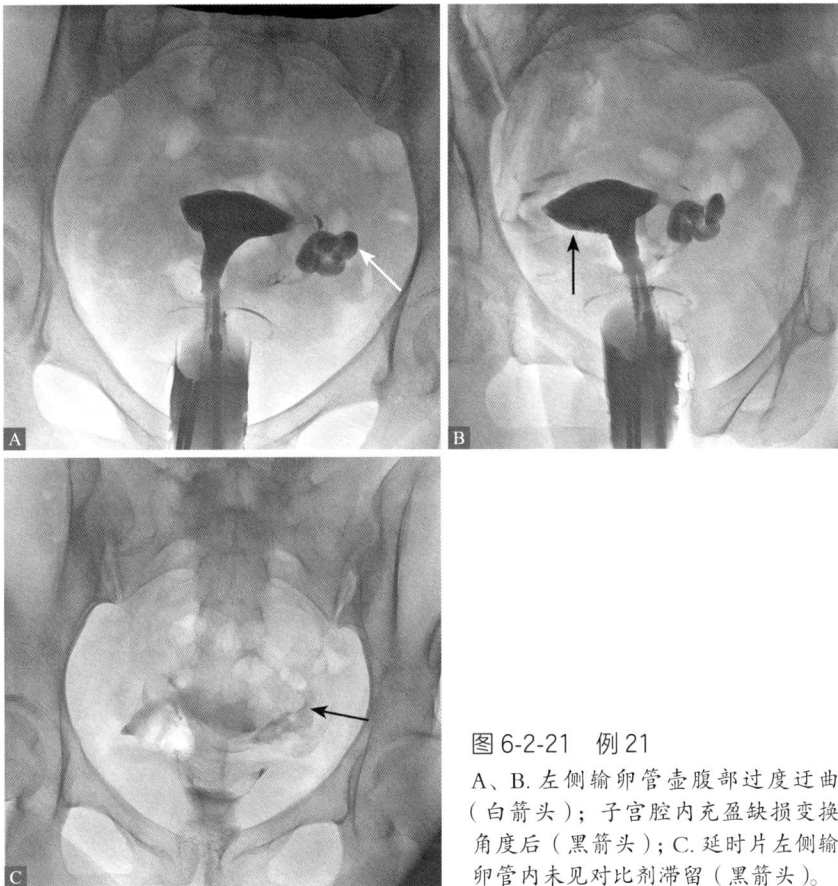

图 6-2-21　例 21

A、B. 左侧输卵管壶腹部过度迁曲（白箭头）；子宫腔内充盈缺损变换角度后（黑箭头）；C. 延时片左侧输卵管内未见对比剂滞留（黑箭头）。

22．例22（图6-2-22） 33岁，继发不孕1年余，2013年顺产一女婴，2016年剖宫产一女婴，2019年人工流产一次，2022年因子宫异常出血行诊刮术，男方精液正常。HSG诊断报告及解读如下（表6-2-28）。

表6-2-28　HSG诊断报告及解读

检查方式	子宫输卵管造影术
插管方式	子宫颈置管
对比剂名称	碘海醇
术前盆腔平片	盆腔内未见异常密度影
造影所见	充盈期：宫底凹陷，子宫下段可见小龛影，余腔壁光整。双侧输卵管全程显影，间质部及峡部走行自然，双侧输卵管壶腹部形态不规则扩张、黏膜粗大，右侧输卵管伞端对比剂溢出后周围弥散不良，可见分隔征象，左侧输卵管伞端对比剂溢出不畅，可见伞口缩窄征象 延迟期：右侧输卵管伞端周围区域对比剂弥散不良
印象诊断	1．可疑左侧输卵管伞端粘连 2．考虑右侧输卵管伞端周围粘连 3．子宫下段憩室 4．弓形子宫
分类诊断	双侧输卵管（4类）；子宫腔（2型1类有憩室）；盆腔（2类）
此例报告判读及对临床的指导意义	无论输卵管粘连还是盆腔粘连，对比剂涂抹区出现分隔征象是粘连的典型表现，且不一定必须出现在延时片，充盈期也是能够看到的

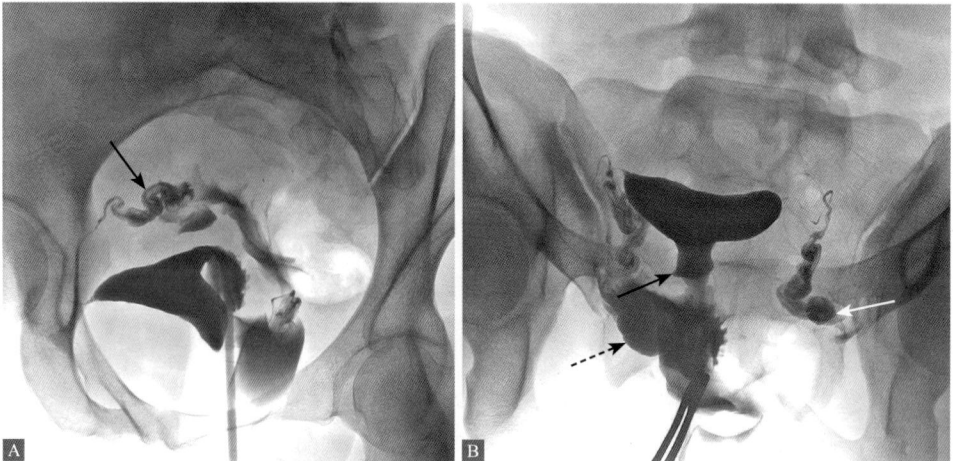

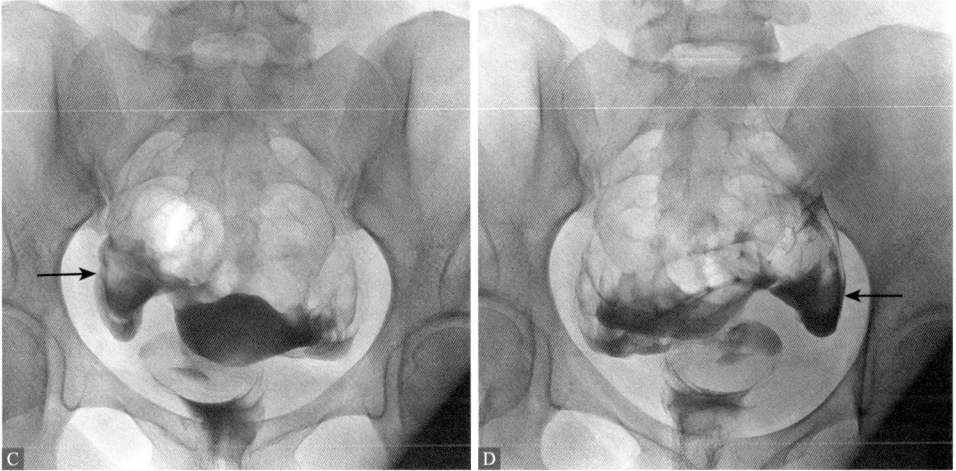

图 6-2-22　例 22

A. 壶腹部黏膜粗大（黑箭头）；B. 对比剂分隔（黑虚箭头）；左侧输卵管伞端缩窄（白箭头）；子宫下段憩室（黑箭头）。C、D. 仰卧位和俯卧位平片均显示对比剂局限性弥散不良（黑箭头）。

23．例 23（图 6-2-23）　35 岁，2013 年 11 月剖宫产一男婴，2022 年 10 月孕 7 周因胚胎停育行人工流产术，现备孕 7 个月，性生活正常。HSG 诊断报告及解读如下（表 6-2-29）。

表 6-2-29　HSG 诊断报告及解读

检查方式	子宫输卵管造影术
插管方式	子宫颈置管
对比剂名称	碘海醇
术前盆腔平片	盆腔内未见异常密度影
造影所见	充盈期：宫体部可见不规则充盈缺损，双侧输卵管全程显影，走行自然、柔顺，腔壁显示光整，未见狭窄及扩张征象，伞端对比剂溢出顺利 延迟期：盆腔右侧可见局限性对比剂聚集，双侧输卵管内未见对比滞留
印象诊断	1. 考虑宫腔粘连，建议宫腔镜进一步检查 2. 可疑盆腔右侧局限性粘连 3. 双侧输卵管未见异常

分类诊断	双侧输卵管（1 类）；子宫腔（2 型 3 类）；盆腔（2 类）
此例报告判读及对临床的指导意义	1. 本例为典型宫腔粘连造影表现，如有宫腔手术史则可报告确定性诊断 2. 需要说明的是，延时片所见盆腔右侧对比剂局限性聚集，即由内上向外下走行的柱形聚集对比剂，这种情况在盆腔右侧比较常见，经过与腹腔镜对照大多数不是盆腔粘连，但本例俯卧位延时片中仍然不能弥散，故而报告可疑局限性粘连 3. 本例出现了既往所谓的左侧输卵管"上举"，这并不是异常

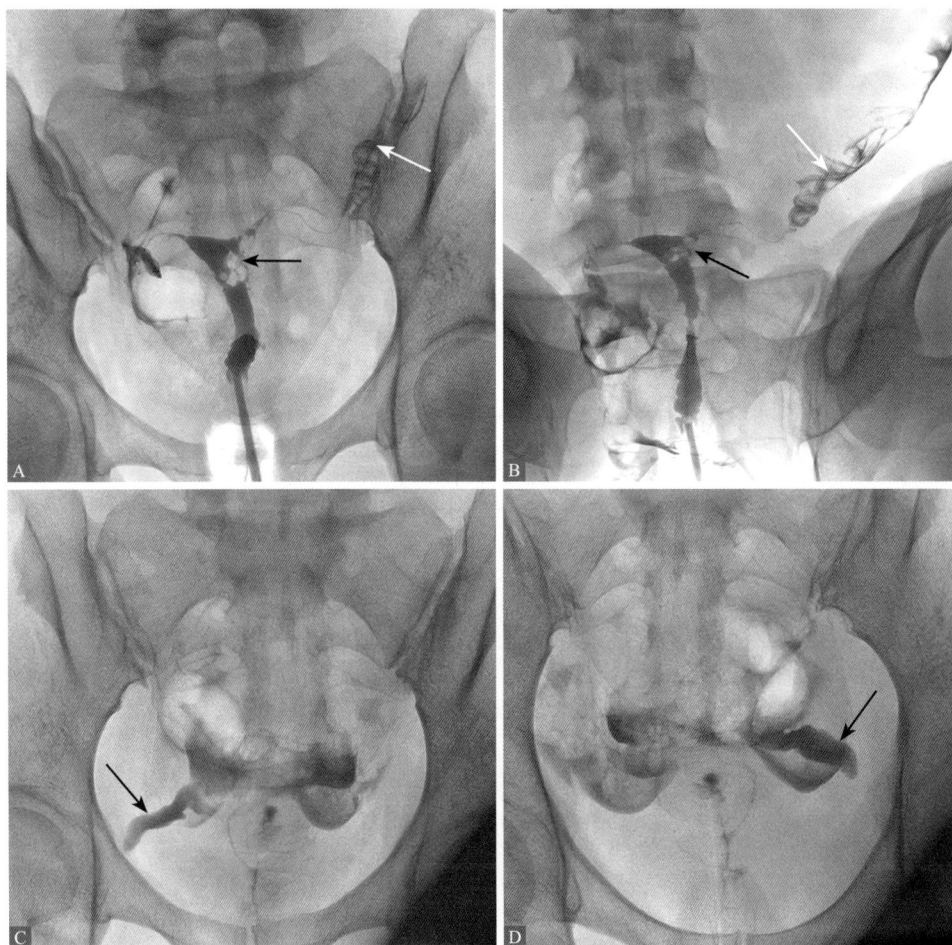

图 6-2-23　例 23

A、B 宫腔粘连（黑箭头），所谓输卵管"上举"（白箭头）；C、D. 仰卧位延时片显示盆腔右侧对比剂局限性聚集；俯卧位延时片对比剂聚集区仍然不能弥散（黑箭头）。

24．例24（图 6-2-24） 32 岁，2018 年自然流产一次，2019 年 10 月剖宫产一女婴，2022 年 3 月生化妊娠一次，现备孕一年余未孕。HSG 诊断报告及解读如下（表 6-2-30）。

表 6-2-30　HSG 诊断报告及解读

检查方式	子宫输卵管造影术
插管方式	子宫颈置管
对比剂名称	碘海醇
术前盆腔平片	盆腔内未见异常密度影
造影所见	充盈期：子宫下段可见不规则憩室，双侧输卵管全程显影，右侧输卵管壶腹部近端管腔呈囊状扩张，余管腔未见异常，左侧输卵管壶腹部形态规则，走行自然，双侧输卵管伞端对比剂溢出顺利 延迟期：盆腔内对比剂弥散均匀，右侧输卵管内可见局限性对比剂滞留
印象诊断	1．右侧输卵管壶腹部近端局限性扩张，考虑慢性炎症改变 2．左侧输卵管未见异常 3．子宫下段憩室 4．盆腔内对比剂弥散未见异常
分类诊断	右侧输卵管（3 类）；左侧输卵管（1 类）；子宫腔（1 型 1 类有憩室）；盆腔（1 类）
此例报告判读及对临床的指导意义	1．右侧输卵管局限性扩张是典型慢性炎症改变，亦可见于输卵管妊娠后，延时片观察到此处对比剂滞留，说明已经影响到其蠕动功能 2．此例子宫下段憩室比较大且深，可导致宫腔积液形成，需要重视，但传统的宫腔内插管造影无疑大多数会漏掉病变 3．仰卧位延时片可见盆腔对比剂聚集，俯卧位延时片可见对比剂弥散良好，故盆腔粘连的诊断不能成立

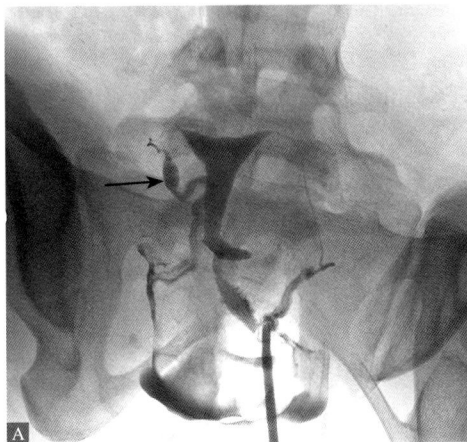

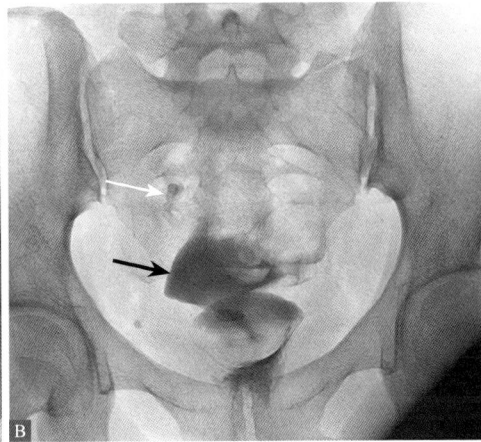

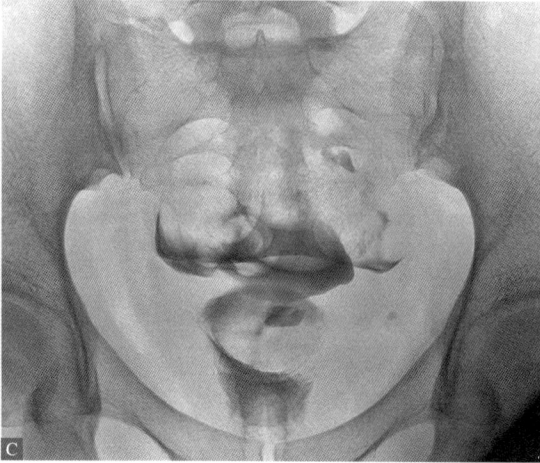

图 6-2-24　例 24
A. 右侧输卵管局限性扩张（黑箭头）；
B. 延时片可见右侧输卵管内对比剂滞留（白箭头）；仰卧位延时片显示盆腔对比剂"聚集"（黑粗箭头）；C. 俯卧位延时片对比剂弥散良好。

25．例 25（图 6-2-25）　36 岁，2004 年初婚，2022 年再婚，2007 年顺产一男婴，现未避孕未孕一年余，2010 年因附件区囊肿行开腹手术剥除，此次 HSG 术前超声检查提示子宫腺肌病伴腺肌瘤可能。HSG 诊断报告及解读如下（表 6-2-31）。

表 6-2-31　HSG 诊断报告及解读

检查方式	子宫输卵管造影术
插管方式	子宫颈置管
对比剂名称	碘海醇
术前盆腔平片	盆腔内未见异常密度影
造影所见	充盈期：宫腔大小如常，双侧宫角区毛糙。双侧输卵管显影至间质部，远端未见显影 延迟期：盆腔内未见对比剂弥散，左侧宫角附近对比剂滞留
印象诊断	1. 双侧输卵管近端梗阻 2. 左侧宫角区毛糙，请结合其他相关检查
分类诊断	双侧输卵管（0 类）；子宫腔（1 型 3 类）；盆腔（0 类）
此例报告判读及对临床的指导意义	附件区有开腹手术史，超声检查又提示子宫内膜异位，结合双侧宫角形态不规则，推断双侧输卵管近端真性梗阻的可能性比较大，所以没有建议 SSG 和输卵管再通术

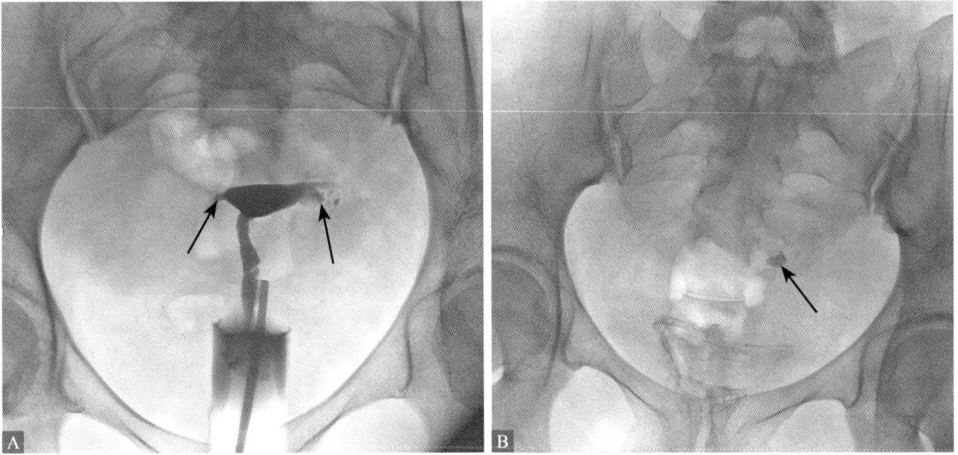

图 6-2-25 例 25

A. 双侧宫角区形态不规则（黑箭头）；B. 延时片左侧宫角对比剂滞留（黑箭头）。

26. 例 26（图 6-2-26） 35 岁，2012 年剖宫产一女婴，2013 年人工流产和生化妊娠一次。现备孕半年余，月经规律。6 年前子宫内膜息肉切除术。超声检查提示单角子宫。HSG 诊断报告及解读如下（表 6-2-32）。

表 6-2-32 HSG 诊断报告及解读

检查方式	子宫输卵管造影术
插管方式	子宫颈置管
对比剂名称	碘海醇
术前盆腔平片	盆腔内未见异常密度影
造影所见	充盈期：宫腔呈单角样改变，子宫下段可见不规则龛影。自宫腔顶端发出左侧输卵管，间质部及峡部走行自然，壶腹部近端管腔局限性扩张，其内黏膜结构消失，中远段走行迂曲、黏膜粗大，伞端对比剂溢出顺利 延迟期：盆腔内对比剂弥散均匀，左侧输卵管内可见对比剂滞留
印象诊断	1. 左侧输卵管壶腹部近端管腔局限性扩张，考虑慢性炎症改变 2. 子宫呈单角样改变，单角子宫？残角子宫？请结合其他检查 3. 子宫下段憩室
分类诊断	输卵管（3 类）；子宫腔（3 型 1 类有憩室）；盆腔（0 类）

此例报告判读及对临床的指导意义	1. 对于单角子宫、残角子宫，单凭 HSG 是不能确定的，需要结合超声及磁共振检查 2. 盆腔对比剂涂抹不足，所以诊断 0 类，但此例并非输卵管不通畅所致，而是技术操作时未给予足量对比剂所致，虽然本例对比剂是在伞端对比剂充分溢出后才停止注射对比剂的，但是忽略了本例只有一侧输卵管，所以应较双侧输卵管病例再适当增加对比剂的量，才能保证盆腔有充分的对比剂涂抹，以便观察。

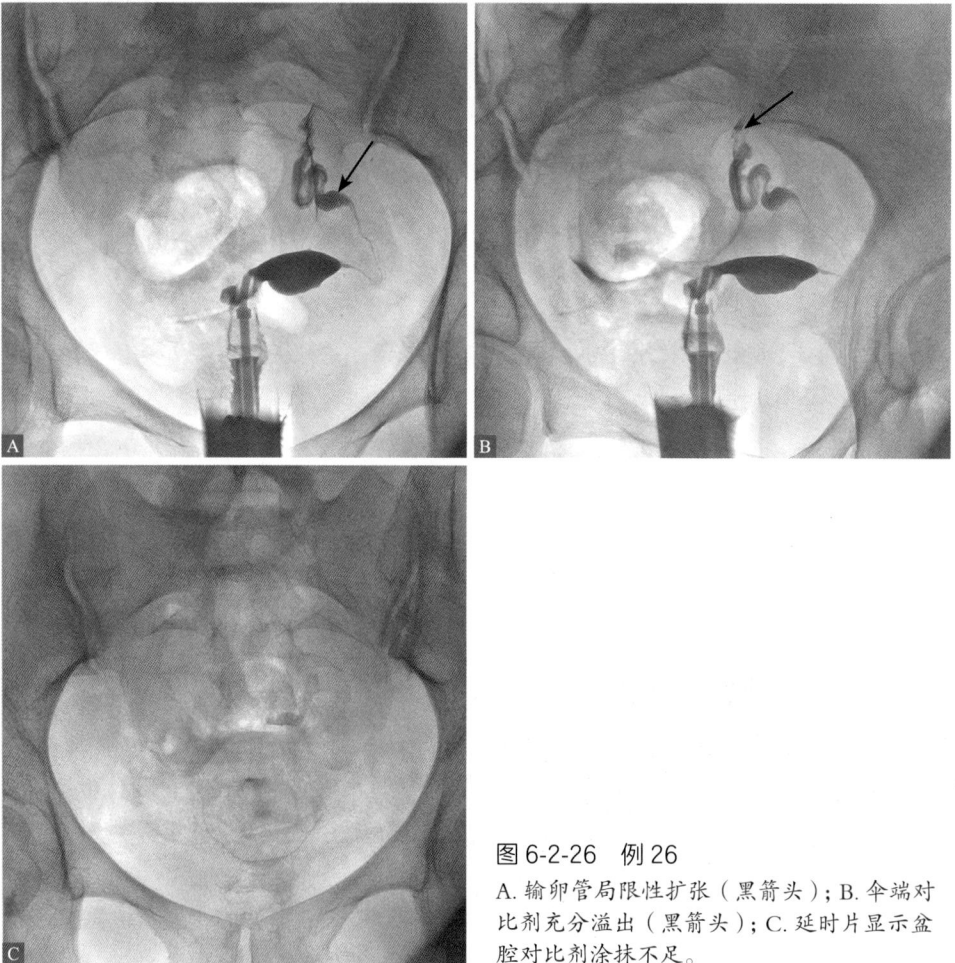

图 6-2-26　例 26

A. 输卵管局限性扩张（黑箭头）；B. 伞端对比剂充分溢出（黑箭头）；C. 延时片显示盆腔对比剂涂抹不足。

27. 例 27（图 6-2-27）　42 岁，2008 年剖宫产一女婴，2018 年剖宫产一女婴，2022 年左侧输卵管妊娠保守治疗，2022 年胚胎移植 2 次未着床。超声提示右侧附件区迂曲管状无回声（积水？），拟行 HSG 进一步检查。HSG 诊断报告及解读如下（表 6-2-33）。

表 6-2-33 HSG 诊断报告及解读

检查方式	子宫输卵管造影术
插管方式	子宫颈置管
对比剂名称	碘海醇
术前盆腔平片	盆腔内未见异常密度影
造影所见	充盈期：宫腔大小如常，宫壁毛糙，下段可见龛影。双侧输卵管全程显影，间质部及峡部走行自然、柔顺，腔壁显示光整，壶腹部不规则扩张，黏膜粗大，伞端对比剂溢出顺利 延迟期：盆腔内对比剂弥散均匀，双侧输卵管内未见对比剂滞留
印象诊断	1. 子宫下段憩室 2. 子宫壁毛糙，建议结合其他检查 3. 双侧输卵管慢性炎症改变 4. 双侧输卵管通畅
分类诊断	双侧输卵管（3 类）；子宫腔（1 型 3 类有憩室）；盆腔（1 类）
此例报告判读及对临床的指导意义	1. 本例术前超声提示输卵管积水可能，本次造影目的主要是排除胚胎移植不成功的原因。输卵管积水的诊断还应以造影诊断为准，造影诊断输卵管积水应以延时片为准，延时片没有对比剂滞留，不能考虑输卵管积水的诊断，即不能以单纯输卵管扩张作为诊断标准，单纯扩张既不是患侧输卵管受孕能力的否决项，也不是胚胎着床的影响因素 2. 子宫壁毛糙加之明显的输卵管慢性炎症改变，提示临床应进一步检查宫腔寻找生化妊娠或胚胎移植不成功的原因

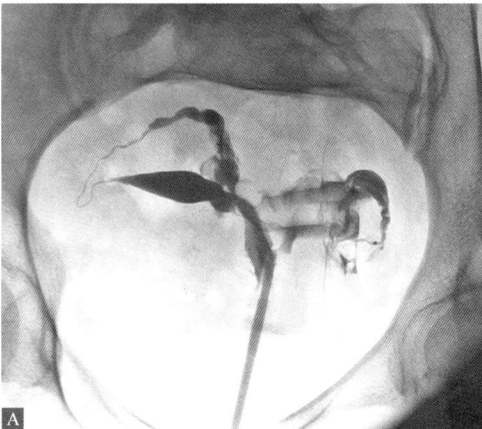

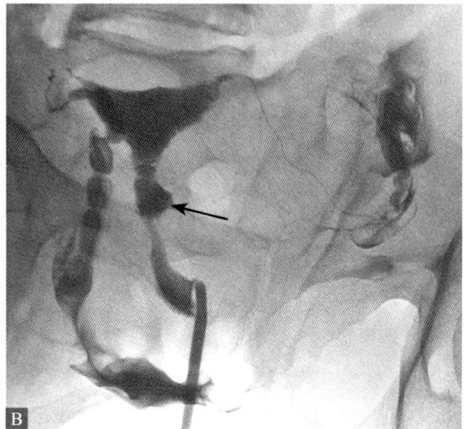

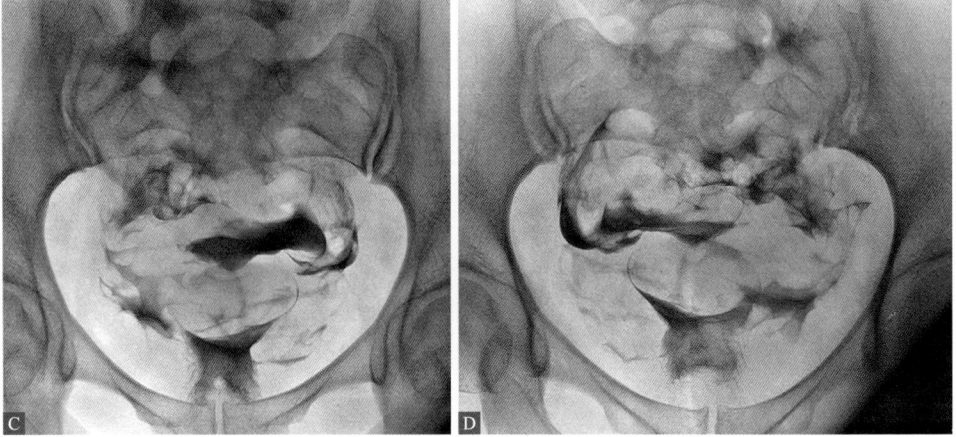

图 6-2-27　例 27

A、B.壶腹部形态不规则，黏膜粗大；子宫壁毛糙；子宫下段憩室（黑箭头）；C、D.延时片未见异常。

28.例28（图6-2-28）28岁，原发不孕，未避孕未孕一年余，2023年9月查抗米勒管激素（AMH）值1.09ng/mL，性生活正常。HSG诊断报告及解读如下（表6-2-34）。

表 6-2-34　HSG 诊断报告及解读

检查方式	子宫输卵管造影术
插管方式	子宫颈置管
对比剂名称	碘海醇
术前盆腔平片	盆腔内未见异常密度影
造影所见	充盈期：宫腔形态如常，双侧输卵管全程显影，峡部管腔扩张，壶腹部形态及走行可，伞端对比剂溢出顺利 延迟期：盆腔内对比剂弥散不良，可见中央区局限性聚集，子宫及双侧输卵管内均可见少量对比剂滞留
印象诊断	1. 双侧输卵管慢性炎症改变 2. 双侧输卵管通畅 3. 盆腔粘连？ 4. 子宫充盈未见异常
分类诊断	双侧输卵管（3 类）；子宫腔（1 型 1 类）；盆腔（2 类）

此例报告判读及对临床的指导意义	1. 本例造影异常表现需要结合临床其他不孕因素综合分析，根据所占比重制定诊疗方案 2. 仰卧位和俯卧位延时片均可见对比剂聚集，所以考虑盆腔粘连，但距离双侧输卵管伞端还有一定距离 3. 针对子宫腔内对比剂滞留，目前没有证据证明这是一个异常表现

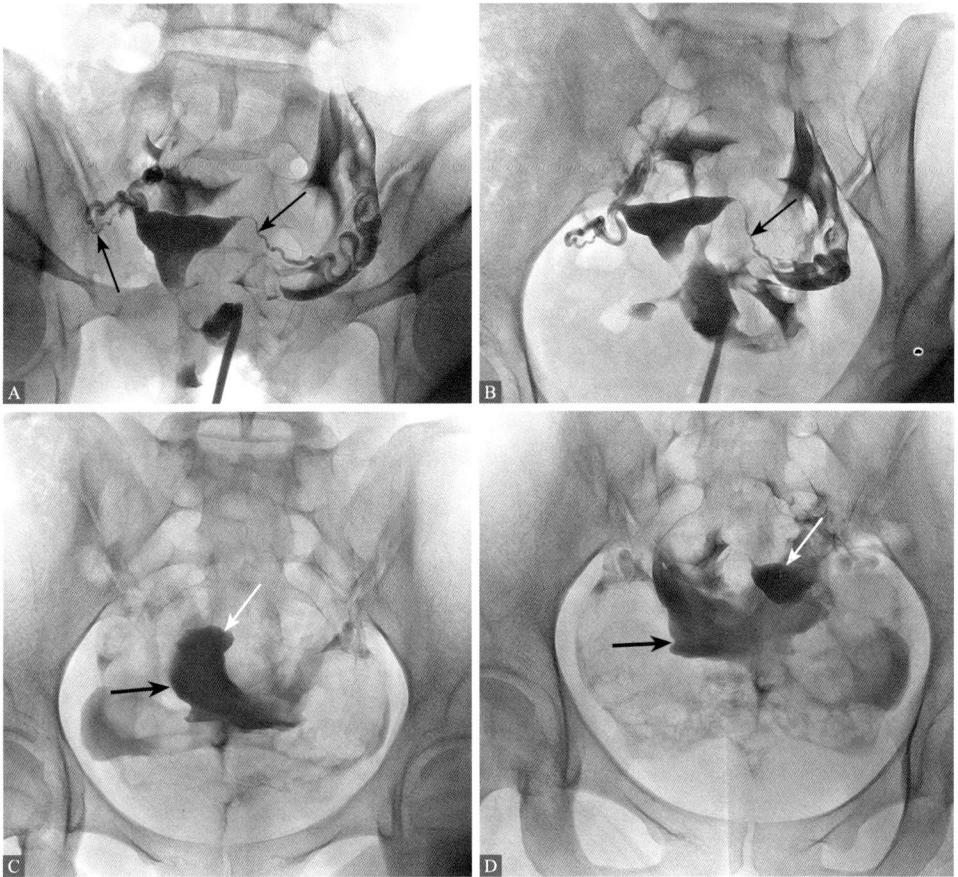

图 6-2-28　例 28

A、B. 峡部扩张（黑箭头）；C、D. 延时期子宫腔内对比剂滞留（白箭头），盆腔对比剂聚集（黑粗箭头）。

29. **例 29（图 6-2-29）** 25 岁，原发不孕，未避孕未孕 1 年余，自诉小卵泡排卵，2020 年腹腔镜下阑尾切除术，男方少弱精。HSG 诊断报告及解读如下（表 6-2-35）。

表 6-2-35　HSG 诊断报告及解读

检查方式	子宫输卵管造影术
插管方式	子宫颈置管
对比剂名称	碘海醇
术前盆腔平片	盆腔内未见异常密度影
造影所见	充盈期：宫腔形态如常。双侧输卵管显影至壶腹部，壶腹部迂曲、扩张，未见对比剂自输卵管溢出至盆腔 延迟期：盆腔内对比剂弥散欠均匀，盆腔偏左侧可见对比剂局限性聚集，左侧输卵管内对比剂完全滞留，右侧输卵管内对比剂部分滞留
印象诊断	1. 右侧输卵管不全梗阻、积水 2. 左侧输卵管梗阻、积水 3. 盆腔左侧局限性粘连 4. 子宫充盈未见异常
分类诊断	双侧输卵管（4类）；子宫腔（1型1类）；盆腔（3类）
此例报告判读及对临床的指导意义	本例充盈期双侧输卵管壶腹部均明显扩张，且伞端对比剂无溢出，但延时片显示右侧输卵管伞端对比剂明显有溢出，可见拍摄延时片的意义非常重要，如果右侧输卵管完全没有对比剂滞留或极少量对比剂滞留，那输卵管积水的诊断就不成立了

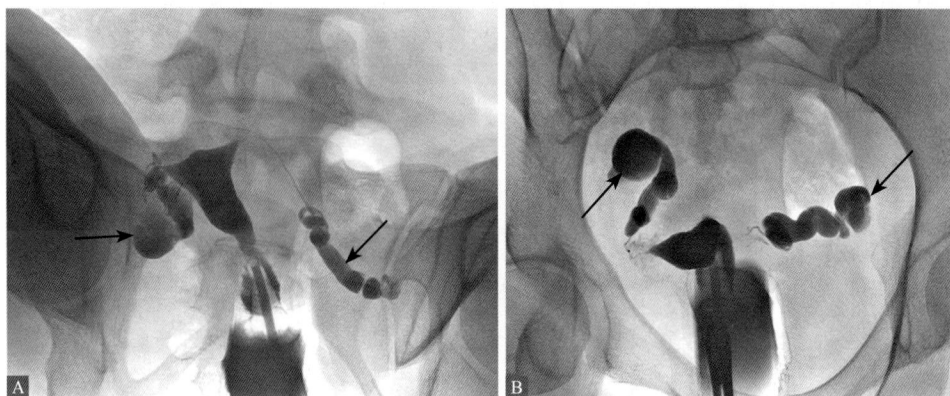

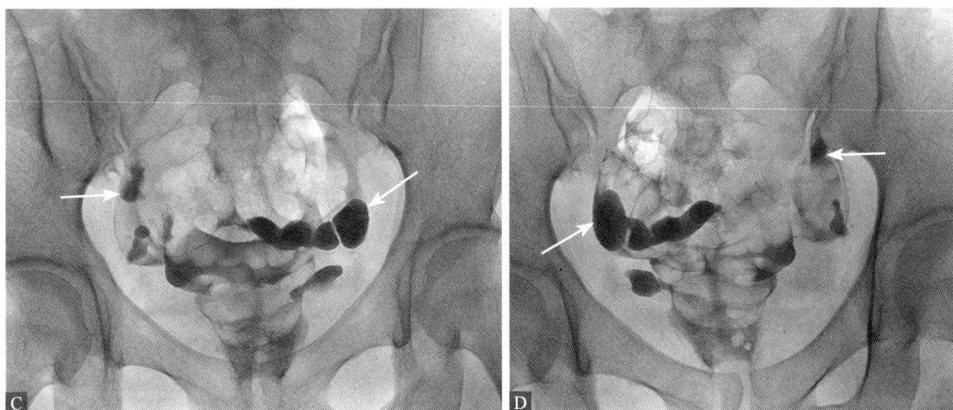

图 6-2-29　例 29

A、B.双侧输卵管远端梗阻、扩张（黑箭头）；C、D.右侧输卵管内对比剂部分滞留（白箭头）；左侧输卵管内对比剂完全滞留。

　　30．例 30（图 6-2-30）　31 岁，继发不孕，未避孕未孕 2 年余，2019 年顺产一女婴，2020 年因胎停育行药物流产一次。HSG 诊断报告及解读如下（表 6-2-36）。

表 6-2-36　HSG 诊断报告及解读

检查方式	子宫输卵管造影术
插管方式	子宫颈置管
对比剂名称	碘海醇
术前盆腔平片	盆腔内未见异常密度影
造影所见	充盈期：宫腔形态如常，右侧输卵管全程显影，峡部管腔破坏，走行僵直，壶腹部形态欠规则，黏膜粗大，伞端对比剂溢出顺利。左侧输卵管显影至峡部，管腔破坏，远段未见显影 延迟期：盆腔内可见少量对比剂涂抹，右侧输卵管内未见对比剂滞留
印象诊断	1. 右侧输卵管慢性炎症改变 2. 左侧输卵管峡部梗阻 3. 子宫充盈未见异常
分类诊断	左侧输卵管（0 类）；右侧输卵管（3 类）；子宫腔（1 型 1 类）；盆腔（0 类）
此例报告判读及对临床的指导意义	1. 右侧输卵管的 3 类诊断建议输卵管内臭氧灌注术，左侧输卵管的 0 类诊断需要 SSG 进一步检查，这个过程可以同时完成 2. 延时片对比剂涂抹不足，需要在 SSG 后重新评估盆腔环境

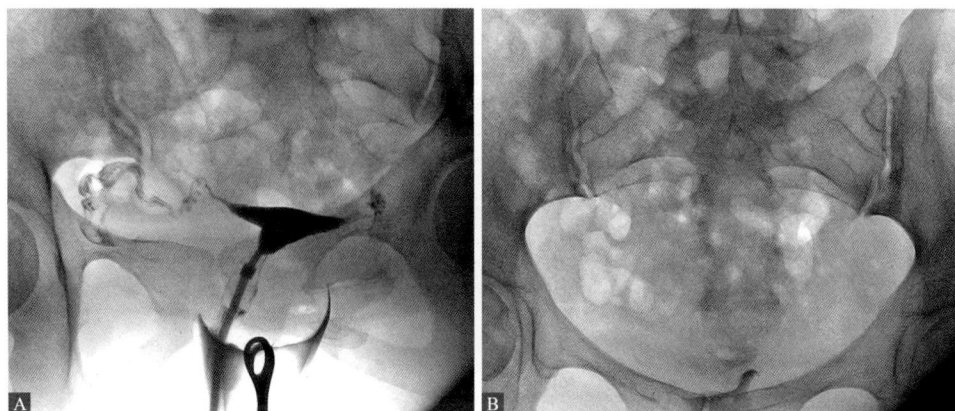

图 6-2-30　例 30

A.右侧输卵管壶腹部形态不规则，黏膜粗大；左侧输卵管峡部梗阻；B.延时片对比剂涂抹不足。

31．例 31（图 6-2-31）　23 岁，2023 年 2 月结婚，备孕半年余，性生活正常，超声提示子宫内膜分离。HSG 诊断报告及解读如下（表 6-2-37）。

表 6-2-37　HSG 诊断报告及解读

检查方式	子宫输卵管造影术
插管方式	子宫颈置管
对比剂名称	碘海醇
术前盆腔平片	盆腔内未见异常密度影
造影所见	充盈期：宫腔形态如常，双侧输卵管全程显影，间质部及峡部走行自然、柔顺，腔壁显示光整，壶腹部管腔及黏膜形态可，伞端对比剂溢出顺利 延迟期：盆腔内对比剂弥散均匀，右侧输卵管内可见对比剂滞留
印象诊断	1. 双侧输卵管未见异常 2. 子宫充盈未见异常 3. 盆腔内对比剂弥散未见异常
分类诊断	双侧输卵管（1 类）；子宫腔（1 型 1 类）；盆腔（1 类）
此例报告判读及对临床的指导意义	虽然输卵管"上举"很明显，但是盆腔对比剂弥散良好，故而不能诊断为异常表现

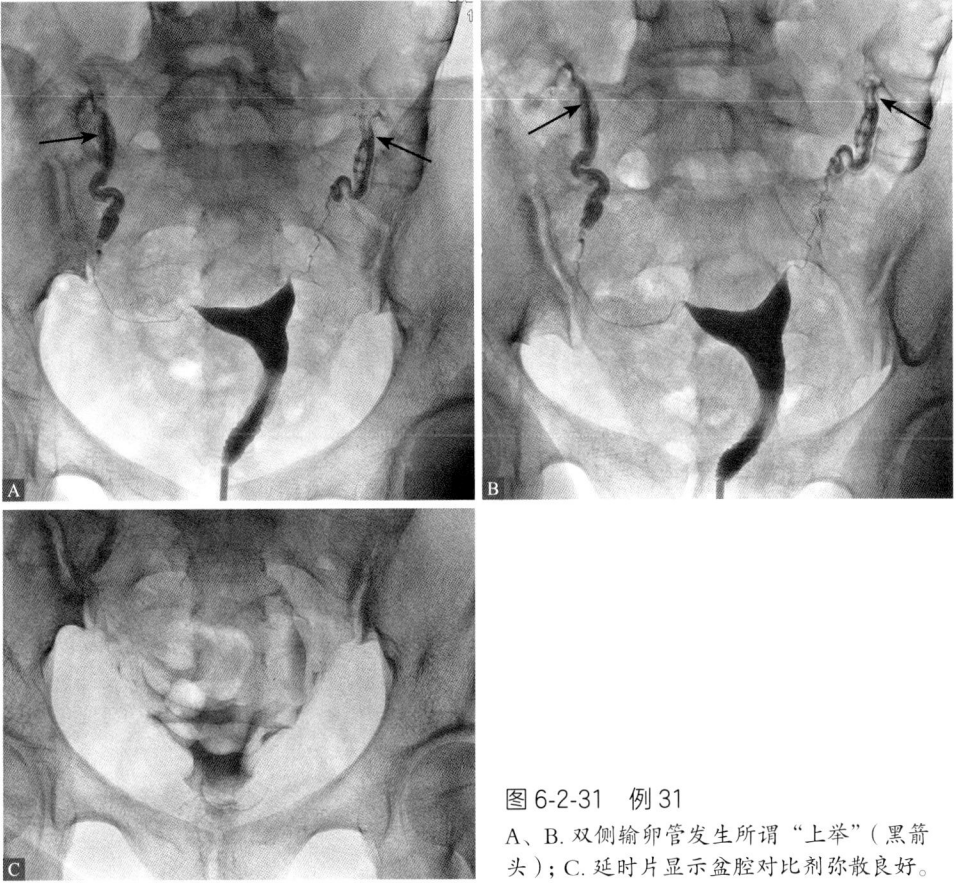

图 6-2-31　例 31

A、B. 双侧输卵管发生所谓"上举"（黑箭头）；C. 延时片显示盆腔对比剂弥散良好。

32. 例 32（图 6-2-32）　27 岁，原发不孕 1 年，无其他手术史，男方精液少弱精。HSG 诊断报告及解读如下（表 6-2-38）。

表 6-2-38　HSG 诊断报告及解读

检查项目	子宫输卵管造影术
插管方式	子宫腔置管
对比剂名称	碘海醇
术前盆腔平片	盆腔内未见异常密度影

续表

操作过程	患者取膀胱截石位，会阴区消毒、铺单，窥器辅助下暴露宫颈，宫颈和阴道消毒后，宫腔内置入双腔球囊子宫造影导管，向宫腔内注入对比剂后综合所见如下
造影所见	充盈期：宫腔形态如常，右侧输卵管断续显影至壶腹部；左侧输卵管全程显影，间质部及峡部走行自然、柔顺，腔壁显示光整，未见狭窄及扩张征象，壶腹部形态可，伞端对比剂溢出顺利 延迟期：盆腔内对比剂弥散均匀，双侧输卵管内未见对比剂滞留
印象诊断	1. 右侧输卵管不全梗阻 2. 左侧输卵管未见异常 3. 子宫充盈未见异常 4. 盆腔内对比剂弥散未见异常
分类诊断	右侧输卵管（0类）；左侧输卵管（1类）；子宫腔（2型1类）；盆腔（1类）
此例报告判读及对临床的指导意义	该例右侧输卵管不全梗阻考虑为假阳性可能性比较大，理由如下 1. 此例为宫腔内置管造影，造影导管头端距离右侧宫角比较近，所以考虑可能是导管头端刺激右侧宫角导致宫角括约肌收缩所致 2. 左侧输卵管造影表现正常，双侧输卵管在同一盆腔环境，发生严重不对称病变可能性较小 3. 延时片右侧输卵管内无对比剂滞留，所以可以排除壶腹部完全梗阻 当然，如完全排除假阳性，还需 SSG 进一步检查，只不过根据目前造影表现，不建议进一步检查，至少近期不需要，可以试孕 3~6 个月后视情况而定

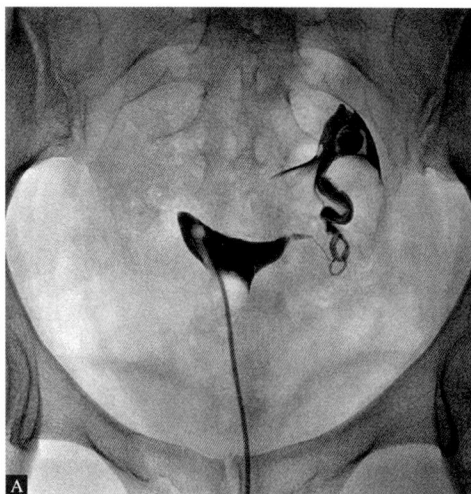

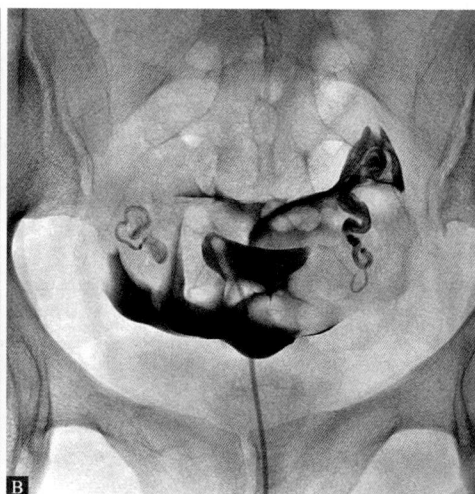

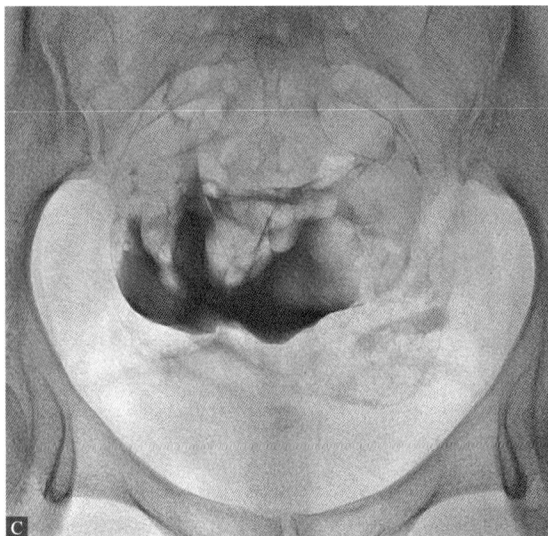

图 6-2-32　例 32

A、B. 右侧输卵管全程未显示，加压推注后右侧输卵管断续显影；C. 延时片：双侧输卵管内均未见对比剂滞留。

33．例 33（图 6-2-33）　29 岁，原发不孕 1 年余，痛经，超声提示双侧卵巢巧克力囊肿。HSG 诊断报告及解读如下（表 6-2-39）。

表 6-2-39　HSG 诊断报告及解读

检查项目	子宫输卵管造影术
插管方式	子宫腔置管
对比剂名称	碘海醇
术前盆腔平片	盆腔内未见异常密度影
操作过程	患者取膀胱截石位，会阴区消毒、铺单，窥器辅助下暴露宫颈，宫颈和阴道消毒后，宫腔内置入双腔球囊子宫造影导管，向宫腔内注入对比剂后综合所见如下
造影所见	充盈期：子宫向左右方向略旋转，大小未见异常。双侧输卵管全程显影，走行扭曲，左侧输卵管抱球征，双侧输卵管管腔未见明显扩张及狭窄，伞端对比剂溢出顺利 延迟期：盆腔内对比剂弥散不良，可见对比剂局限性聚集及分隔现象，右侧输卵管内可见对比剂滞留
印象诊断	1. 左侧输卵管抱球征，考虑外压性改变 2. 右侧输卵管逆向蠕动功能不良 3. 双侧输卵管周围粘连？ 4. 双侧输卵管通畅 5. 盆腔粘连
分类诊断	双侧输卵管（4 类）；子宫腔（1 型 1 类）；盆腔（3 类）

此例报告判读及对临床的指导意义	1. 子宫前倾和后倾均为正常表现，但此例出现左右方向的扭曲，是异常表现，一般是盆腔内粘连带牵拉的表现 2. 对比剂弥散不良在仰卧位和俯卧位延时片均有表现，所以盆腔粘连的诊断比较明确 3. 输卵管抱球征一般见于盆腔内占位性病变，本例与超声所见巧克力囊肿相对应 4. 除对比剂弥散不良外，输卵管扭曲是输卵管周围粘连的间接影像表现 5. 初见此例造影，似接近于正常，但仔细观察，诸多异常征象结合超声所见不难诊断输卵管周围粘连及盆腔粘连，所以结合临床很重要

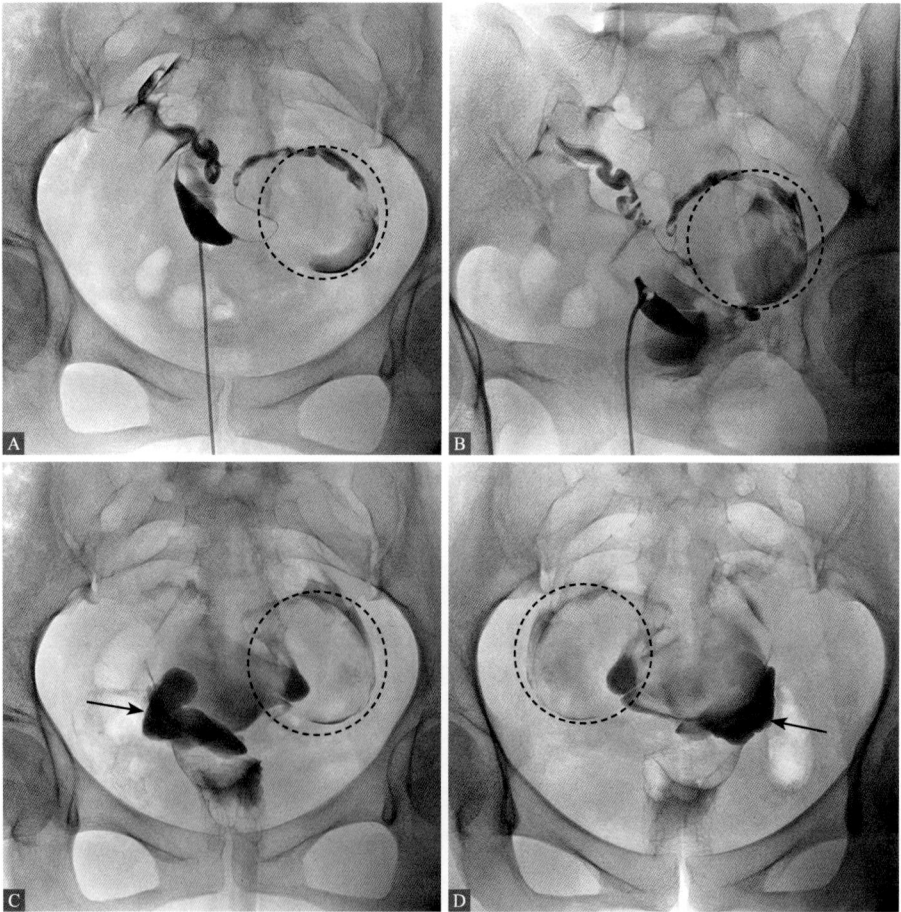

图 6-2-33　例 33

A、B. 抱球征（黑虚圈）；C. 仰卧位延时片对比剂局限性聚集（黑箭头）；D. 俯卧位延时片亦可见对比剂聚集，且可见对比剂分隔征象（黑箭头）。

34．例 34（图 6-2-34） 28 岁，继发不孕 1 年，右侧输卵管妊娠，药物保守治疗后。HSG 诊断报告及解读如下（表 6-2-40）。

表 6-2-40　HSG 诊断报告及解读

检查项目	子宫输卵管造影术
插管方式	子宫腔置管
对比剂名称	碘海醇
术前盆腔平片	盆腔内未见异常密度影
操作过程	患者取膀胱截石位，会阴区消毒、铺单，窥器辅助下暴露宫颈，宫颈和阴道消毒后，宫腔内置入双腔球囊子宫造影导管，向宫腔内注入对比剂后综合所见如下
造影所见	充盈期：宫腔形态、大小如常。右侧输卵管显影至峡部，可见盲端；左侧输卵管全程显影，峡部形态欠规则，走行僵硬，未见狭窄，壶腹部形态欠规则，伞端对比剂溢出顺利 延迟期：盆腔内对比剂弥散均匀，双侧输卵管内可见对比剂滞留，且仍可见右侧输卵管峡部盲端
印象诊断	1．左侧输卵管慢性炎症改变 2．左侧输卵管通畅 3．右侧输卵管峡部梗阻 4．子宫充盈未见异常 5．盆腔内对比剂弥散未见异常
分类诊断	左侧输卵管（3 类）；右侧输卵管（5 类）；子宫腔（1 型 1 类）；盆腔（1 类）
此例报告判读及对临床的指导意义	本例造影体现了如何诊断峡部真性梗阻，当延时片仍然可见清晰的峡部盲端，说明对比剂是不能通过的。峡部的这种真性梗阻，输卵管再通术的成功率降低，且再通术后获得良好妊娠结局的可能性亦降低，在此例中有右侧输卵管妊娠病史，故而不建议实施输卵管再通术

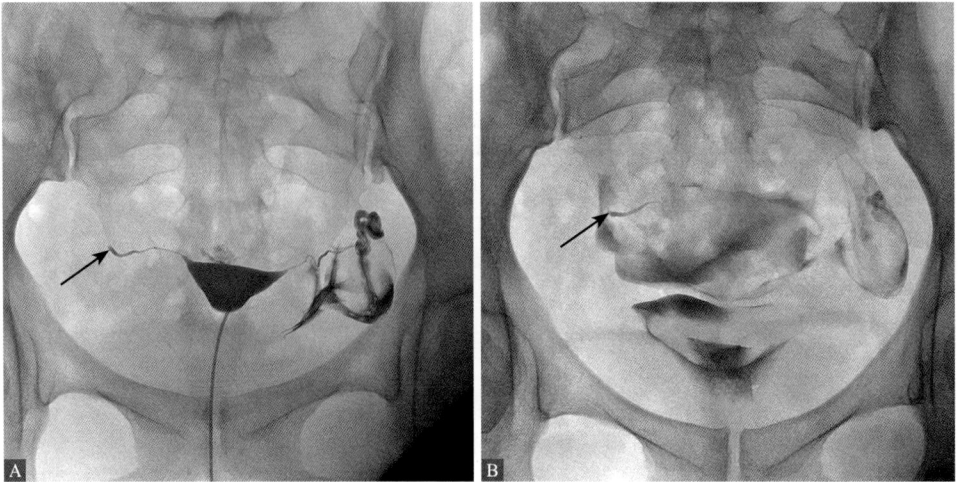

图 6-2-34　例 34

A. 右侧输卵管峡部梗阻盲端；B. 延时摄片右侧输卵管峡部梗阻盲端（黑箭头）。

35．例 35（图 6-2-35）　30 岁，继发不孕 1 年余，2016 年自然流产 1 次，生化妊娠史 2 次；IVF-ET 失败 2 次。HSG 诊断报告及解读如下（表 6-2-41）。

表 6-2-41　HSG 诊断报告及解读

检查项目	子宫输卵管造影术
插管方式	子宫腔置管
对比剂名称	碘海醇
术前盆腔平片	盆腔内未见异常密度影
操作过程	患者取膀胱截石位，会阴区消毒、铺单，窥器辅助下暴露宫颈，宫颈和阴道消毒后，宫腔内置入双腔球囊子宫造影导管，向宫腔内注入对比剂后综合所见如下
造影所见	充盈期：宫腔大小、形态如常。双侧输卵管全程显影，间质部及峡部走行自然、柔顺，腔壁显示光整，未见狭窄及扩张征象，双侧输卵管壶腹部明显扩张，形态不规则，黏膜结构不清楚，伞端对比剂溢出顺利 延迟期：盆腔内对比剂弥散均匀，双侧输卵管内可见对比剂滞留
印象诊断	1. 双侧输卵管慢性炎症改变 2. 双侧输卵管通畅 3. 子宫充盈未见异常 4. 盆腔内对比剂弥散未见异常

续表

分类诊断	双侧输卵管（3类）；子宫腔（1型1类）；盆腔（1类）
此例报告判读及对临床的指导意义	本例造影中，病变主要表现为输卵管慢性炎症改变，是不孕的原因，但不是IVF-ET失败的原因，如此明显的输卵管慢性炎症改变，同时合并子宫内膜炎的概率比较高，如继续选择辅助生殖技术助孕，建议宫腔镜进一步检查，如选择自然备孕，则检查宫腔后选择输卵管内臭氧灌注术增加受孕概率

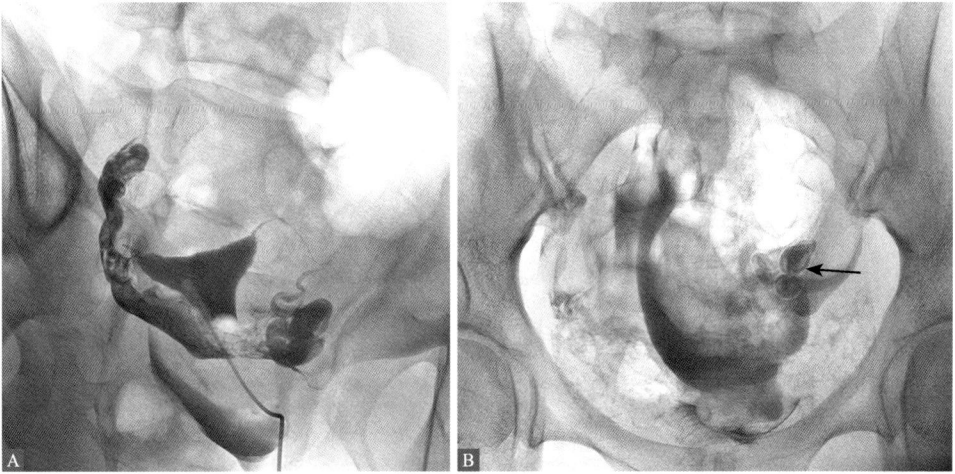

图 6-2-35 例 35

A.壶腹部管腔明显扩张，黏膜结构不清楚；B.延时片显示输卵管内对比剂滞留（黑箭头）。

36. 例 36（图 6-2-36） 29岁，原发不孕2年，2019年生化妊娠史1次。HSG诊断报告及解读如下（表 6-2-42）。

表 6-2-42 HSG 诊断报告及解读

检查项目	子宫输卵管造影术
插管方式	子宫腔置管
对比剂名称	碘海醇
术前盆腔平片	盆腔内未见异常密度影

操作过程	患者取膀胱截石位，会阴区消毒、铺单，窥器辅助下暴露宫颈，宫颈和阴道消毒后，宫腔内置入双腔球囊子宫造影导管，向宫腔内注入对比剂后综合所见如下
造影所见	充盈期：宫腔大小、形态如常。右侧输卵管全程显影，但显影不充分；左侧输卵管全程显影，走行自然、柔顺，腔壁显示光整，未见狭窄及扩张征象，伞端对比剂溢出顺利 延迟期：盆腔内对比剂弥散均匀，双侧输卵管内未见对比剂滞留
印象诊断	1. 右侧输卵管不全梗阻 2. 左侧输卵管未见异常 3. 子宫充盈未见异常 4. 盆腔内对比剂弥散未见异常
分类诊断	右侧输卵管（0类）；左侧输卵管（1类）；子宫腔（1型1类）；盆腔（1类）
此例报告判读及对临床的指导意义	本例造影中，右侧输卵管虽然表现为不全梗阻，但形态大致可见，根据双侧输卵管对照诊断原则，当前右侧输卵管不全梗阻暂不做处理

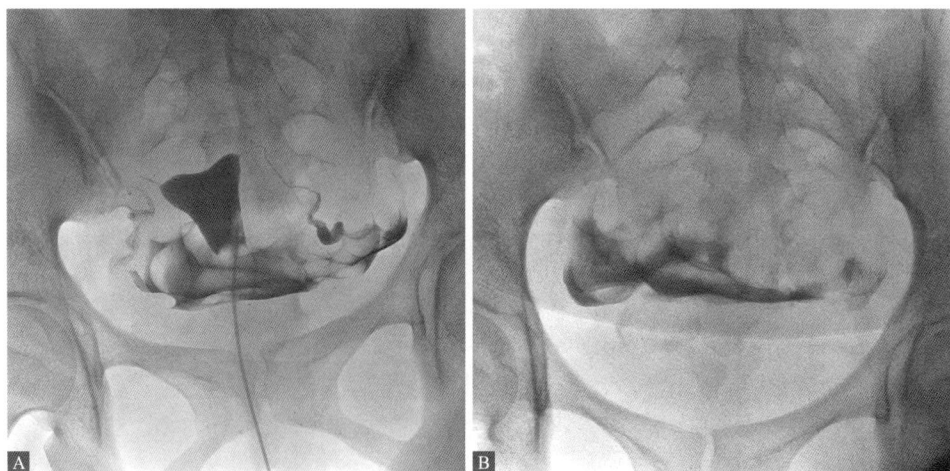

图 6-2-36　例 36

A. 双侧输卵管断续显影；B. 延时片未见输卵管内对比剂滞留。

37. 例 37（图 6-2-37）　37 岁，原发不孕，不孕时长 15 年。超声提示子宫内膜息肉样病变，AMH：1.14ng/mL。既往行子宫内膜息肉手术。HSG 诊断报告及解读如下（表 6-2-43）。

表 6-2-43　HSG 诊断报告及解读

检查项目	子宫输卵管造影术
插管方式	子宫颈置管
对比剂名称	碘海醇
术前盆腔平片	盆腔内未见异常密度影
操作过程	患者取膀胱截石位，会阴区消毒、铺单，窥器辅助下暴露宫颈，宫颈和阴道消毒后，宫颈外口置入外套鞘导管，向宫腔内注入对比剂后综合所见如下
造影所见	充盈期：宫腔大小如常，充盈密度欠均匀。双侧输卵管全程显影，输卵管走行僵直，峡部管腔轻度扩张，壶腹部走行迂曲、黏膜粗大，伞端对比剂溢出顺利，右侧输卵管伞端对比剂溢出后周围弥散不良 延迟期：盆腔内对比剂弥散欠均匀，双侧输卵管内可见对比剂滞留
印象诊断	1. 双侧输卵管慢性炎症改变 2. 双侧输卵管通畅 3. 宫腔充盈欠均匀，请结合其他检查 4. 盆腔粘连
分类诊断	双侧输卵管（3 类）；子宫腔（3 类）；盆腔（3 类）
此例报告判读及对临床的指导意义	本例患者造影表现中，充盈期右侧输卵管伞端周围对比剂弥散不良，且延时片对比剂局限性聚集是诊断盆腔粘连的依据，结合患者年龄及卵巢储备功能下降的情况，故自然受孕能力明显下降

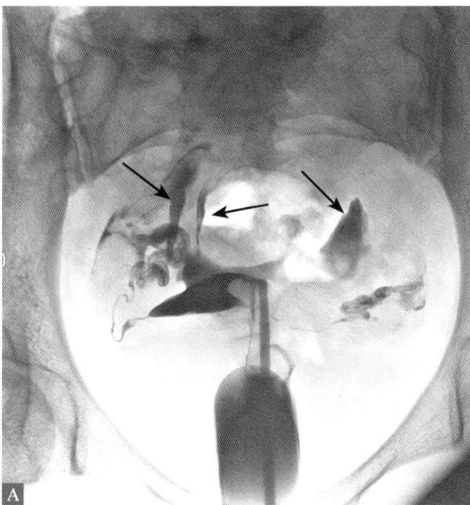

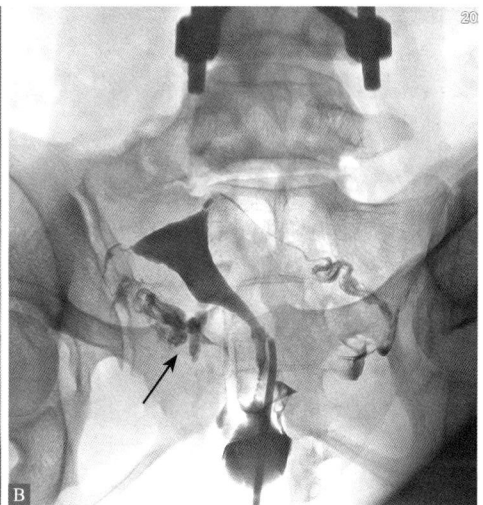

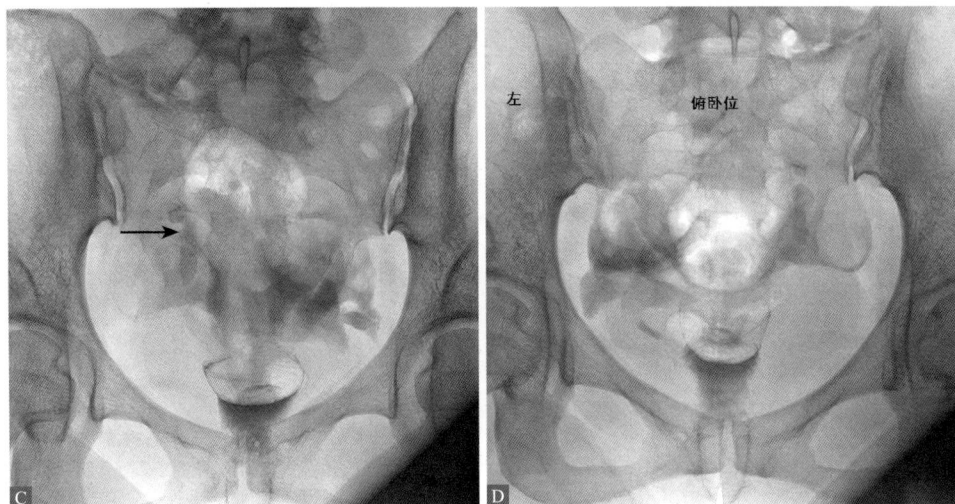

图 6-2-37　例 37

A～C.对比剂弥散不良，提示粘连性病变（黑箭头）；D.俯卧位摄片仍显示盆腔对比剂弥散不良。

38．例 38（图 6-2-38）　37 岁，继发不孕，不孕时长 5 年余，2010 年人工流产一次。超声提示多发子宫内膜息肉。2010—2018 年间宫腔内节育环避孕。HSG 诊断报告及解读如下（表 6-2-44）。

表 6-2-44　HSG 诊断报告及解读

检查项目	子宫输卵管造影术
插管方式	子宫颈置管
对比剂名称	碘海醇
术前盆腔平片	盆腔内未见异常密度影
操作过程	患者取膀胱截石位，会阴区消毒、铺单，窥器辅助下暴露宫颈，宫颈和阴道消毒后，宫颈外口置入外套鞘导管，向宫腔内注入对比剂后综合所见如下
造影所见	充盈期：宫腔内可见多发充盈缺损。右侧输卵管显影不充分，似见少许对比剂溢出至盆腔。左侧输卵管全程显影，管腔形态规则、走行自然，伞端对比剂溢出顺利 延迟期：盆腔内对比剂弥散均匀，双侧输卵管内未见对比剂滞留

印象诊断	1. 右侧输卵管不全梗阻 2. 左侧输卵管未见异常 3. 宫腔内多发充盈缺损 4. 盆腔内对比剂弥散未见异常
分类诊断	右侧输卵管（0类）；左侧输卵管（1类）；子宫腔（1型3类）；盆腔（1类）
此例报告判读及对临床的指导意义	本例造影中，右侧输卵管不全梗阻，且宫腔内多发充盈缺损，术前超声也提示宫腔内多发子宫内膜息肉，所以右侧输卵管不全梗阻有可能为宫腔因素所致

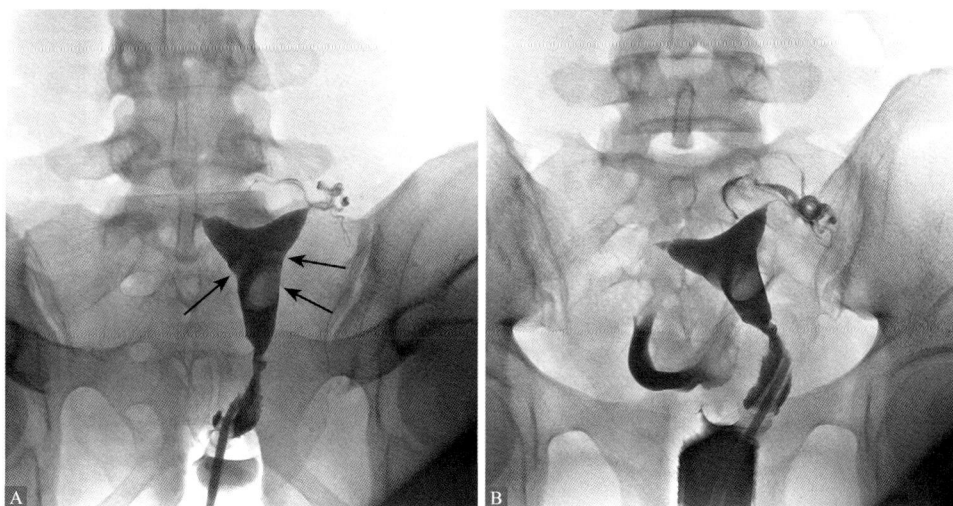

图 6-2-38　例 38

A. 宫腔内多发充盈缺损（黑箭头）；B. 变换体位仍可见明显宫腔充盈缺损。

39. 例 39（图 6-2-39）　29 岁，原发不孕 2 年，平素偶有阴道排液症状。超声提示双侧输卵管积水。HSG 诊断报告及解读如下（表 6-2-45）。

表 6-2-45　HSG 诊断报告及解读

检查项目	子宫输卵管造影术
插管方式	子宫颈置管
对比剂名称	碘海醇

术前盆腔平片	盆腔内未见异常密度影
操作过程	患者取膀胱截石位，会阴区消毒、铺单，窥器辅助下暴露宫颈，宫颈和阴道消毒后，宫颈外口置入外套鞘导管，向宫腔内注入对比剂后综合所见如下
造影所见	充盈期：宫腔大小及形态未见异常，腔壁光整。双侧输卵管自间质部未见显影 延迟期：盆腔内未见对比剂涂抹
印象诊断	1. 双侧输卵管间质部梗阻，建议选择输卵管造影进一步检查 2. 子宫腔充盈未见异常
分类诊断	双侧输卵管（0类）；子宫腔（1型1类）；盆腔（0类）
此例报告判读及对临床的指导意义	此次造影虽显示为双侧输卵管间质部梗阻，但超声却提示双侧输卵管积水，表面上看是诊断矛盾，实则不然，双侧输卵管的近端梗阻可能是由输卵管腔内压力增加而导致对比剂不能进入所致，因此这种情况行SSG检查是必要的，明确病变后再制定备孕计划

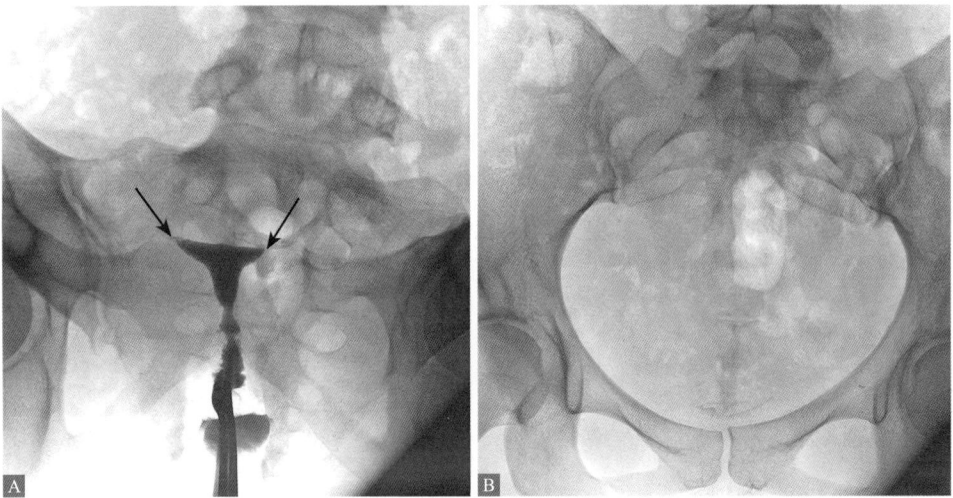

图6-2-39　例39

A.双侧输卵管间质部梗阻（黑箭头）；B.延时片盆腔内未见对比剂。

40．例40（图6-2-40）　30岁，原发不孕3年，平素偶有阴道排液症状；超声提示子宫内膜回声不均。既往因子宫内膜息肉行宫腔镜探查并处理。曾行辅助生殖技术，胚胎移植4次，三次生化妊娠史，一次胎停育并清宫史。AMH值为0.97ng/mL。HSG诊断报告及解读如下（表6-2-46）。

表 6-2-46　HSG 诊断报告及解读

检查项目	子宫输卵管造影术
插管方式	子宫颈置管
对比剂名称	碘海醇
术前盆腔平片	盆腔内未见异常密度影
操作过程	患者取膀胱截石位，会阴区消毒、铺单，窥器辅助下暴露宫颈，宫颈和阴道消毒后，宫颈外口置入外套鞘导管，向宫腔内注入对比剂后综合所见如下
造影所见	充盈期：宫腔大小及形态未见异常，腔壁光整。双侧输卵管全程显影，输卵管走行自然，管腔形态规则，双侧输卵管伞端对比剂溢出顺利 延迟期：盆腔内对比剂弥散良好，双侧输卵管内可见对比剂滞留
印象诊断	1. 双侧输卵管逆向蠕动功能不良 2. 双侧输卵管形态及通畅度未见异常 3. 子宫腔充盈未见异常 4. 盆腔内对比剂弥散未见异常
分类诊断	双侧输卵管（2 类）；子宫腔（1 型 1 类）；盆腔（1 类）
此例报告判读及对临床的指导意义	此次子宫输卵管造影提示双侧输卵管逆向蠕动功能不良，但不能解释既往出现的多次不良妊娠结局，应结合临床进一步检查其他方面的问题

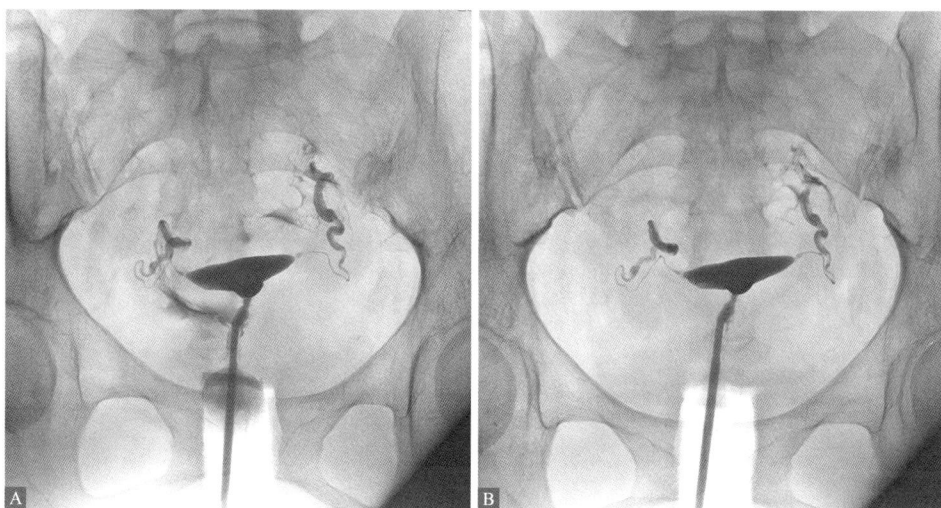

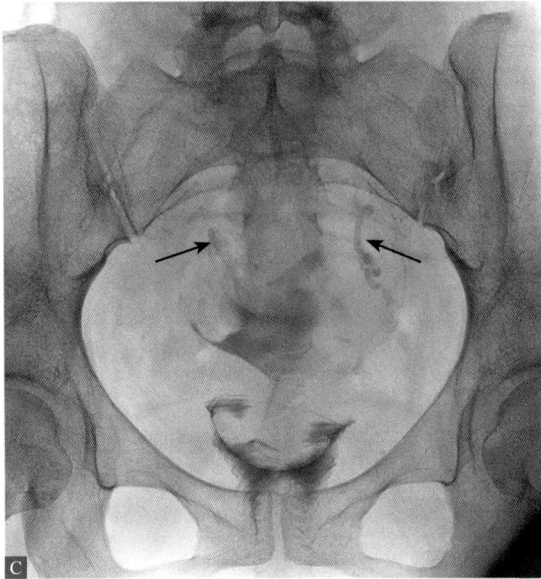

图 6-2-40　例 40

A、B.充盈期：双侧输卵管通畅；
C.延迟期：双侧输卵管内对比剂滞留（黑箭头）。

41．例 41（图 6-2-41）　32 岁，备孕半年余，双侧输卵管妊娠后，右侧输卵管切除；既往人工流产及药物流产史各 1 次。HSG 诊断报告及解读如下（表 6-2-47）。

表 6-2-47　HSG 诊断报告及解读

检查项目	子宫输卵管造影术
插管方式	子宫颈置管
对比剂名称	碘海醇
术前盆腔平片	盆腔内未见异常密度影
操作过程	患者取膀胱截石位，会阴区消毒、铺单，窥器辅助下暴露宫颈，宫颈和阴道消毒后，宫颈外口置入外套鞘导管，向宫腔内注入对比剂后综合所见如下
造影所见	充盈期：宫腔大小及形态未见异常，腔壁光整。右侧输卵管显影至峡部。左侧输卵管全程显影，间质部及峡部形态规则，壶腹部走行迂曲、黏膜结构紊乱，伞端对比剂溢出后周围弥散不良 延迟期：盆腔内对比剂弥散不良，左侧输卵管内可见对比剂滞留
印象诊断	1. 右侧输卵管峡部梗阻，切除术后改变 2. 左侧输卵管慢性炎症改变 3. 考虑左侧输卵管伞端周围粘连 4. 子宫腔充盈未见异常

分类诊断	右侧输卵管（6类），左侧输卵管（4类）；子宫腔（1型1类）；盆腔（2类）
此例报告判读及对临床的指导意义	输卵管妊娠后伞端周围粘连比较常见，加之右侧输卵管已切除，自然受孕能力比较差

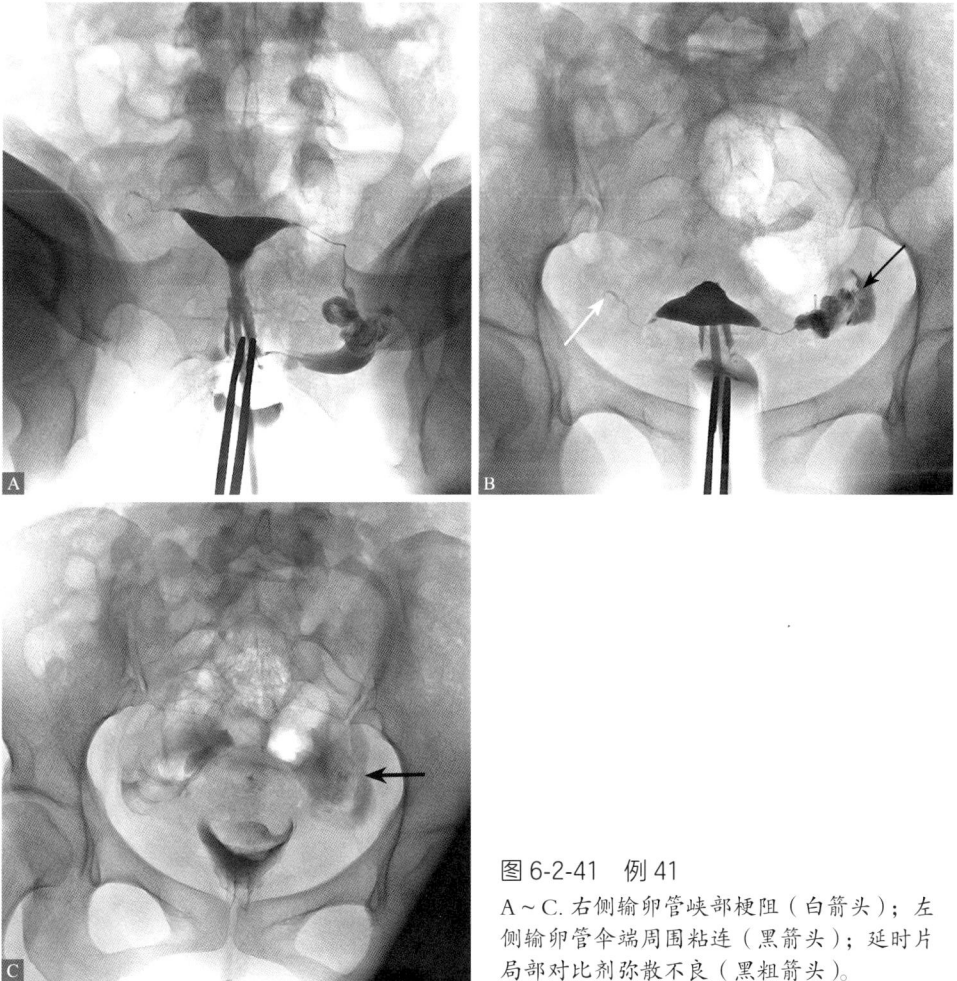

图 6-2-41　例 41

A～C. 右侧输卵管峡部梗阻（白箭头）；左侧输卵管伞端周围粘连（黑箭头）；延时片局部对比剂弥散不良（黑粗箭头）。

42．例 42（图 6-2-42） 40 岁，备孕 3 个月余。既往 2007 年及 2009 年各顺产一男婴，2012 年剖宫产一女婴，术中行绝育术，2023 年行双侧输卵管复通术，后因左侧输卵管妊娠，行左侧输卵管切除。AMH 值为 1.04ng/mL。HSG 诊断报告及解读如下（表 6-2-48）。

表 6-2-48　HSG 诊断报告及解读

检查项目	子宫输卵管造影术
插管方式	子宫颈置管
对比剂名称	碘海醇
术前盆腔平片	盆腔内未见异常密度影
操作过程	患者取膀胱截石位，会阴区消毒、铺单，窥器辅助下暴露宫颈，宫颈和阴道消毒后，宫颈外口置入外套鞘导管，向宫腔内注入对比剂后综合所见如下
造影所见	充盈期：宫腔大小及形态未见异常，腔壁光整。左侧输卵管显影至峡部近端。右侧输卵管全程显影，壶腹部近端管腔明显狭窄，余所见输卵管各段形态未见异常，伞端对比剂溢出顺利 延迟期：盆腔内对比剂弥散均匀，右侧输卵管内未见对比剂滞留
印象诊断	1. 左侧输卵管峡部梗阻，切除术后改变 2. 右侧输卵管壶腹部近端狭窄，结合病史考虑术后改变 3. 子宫腔充盈未见异常 4. 盆腔内对比剂弥散未见异常
分类诊断	左侧输卵管（6 类），右侧输卵管（5 类）；子宫腔（1 类）；盆腔（1 类）
此例报告判读及对临床的指导意义	左侧输卵管已因输卵管妊娠行切除术，右侧输卵管壶腹部明显狭窄与结扎史有关，与本章节例 11 比较，病变程度更明显，推荐辅助生殖技术助孕为宜

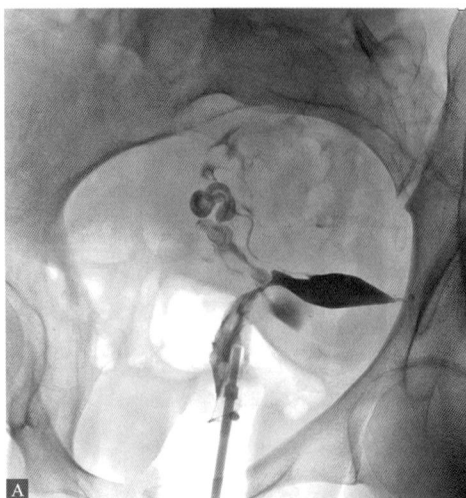

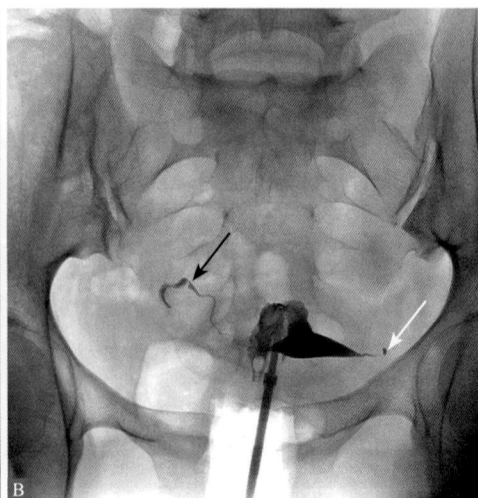

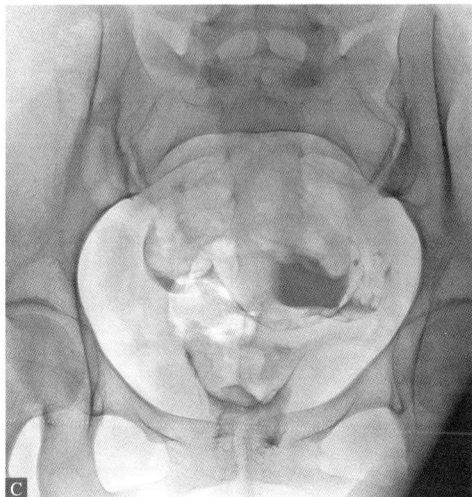

图 6-2-42　例 42

A、B. 左侧输卵管切除术后（白箭头）；右侧输卵管壶腹部狭窄（黑箭头）；C. 延时片对比剂弥散未见异常。

43．例 43（图 6-2-43）　31 岁，备孕半年余，2 年前因左侧输卵管妊娠行开窗取胚术，1 年前胚胎停育 2 次，均行清宫术。半年前超声提示左侧输卵管积水。HSG 诊断报告及解读如下（表 6-2-49）。

表 6-2-49　HSG 诊断报告及解读

检查项目	子宫输卵管造影术
插管方式	子宫腔置管
对比剂名称	碘海醇
术前盆腔平片	盆腔内未见异常密度影
操作过程	患者取膀胱截石位，会阴区消毒、铺单，窥器辅助下暴露宫颈，宫颈和阴道消毒后，宫腔内置入双腔球囊子宫造影导管，向宫腔内注入对比剂后综合所见如下
造影所见	充盈期：宫腔大小及形态未见异常，腔壁光整。左侧输卵管显影至壶腹部远段，壶腹部呈囊状扩张，未见对比剂自输卵管溢出。右侧输卵管全程显影，间质部及峡部形态规则，壶腹部走行迂曲、黏膜粗大，伞端对比剂溢出顺利 延迟期：盆腔内对比剂弥散可，左侧输卵管内对比剂完全滞留
印象诊断	1．左侧输卵管壶腹部梗阻、积水 2．右侧输卵管慢性炎症改变 3．子宫腔充盈未见异常 4．盆腔内对比剂弥散未见异常

分类诊断	左侧输卵管（5类），右侧输卵管（3类）；子宫腔（1型1类）；盆腔（1类）
此例报告判读及对临床的指导意义	输卵管妊娠后发生输卵管积水是比较严重的不良结局，这种类型的输卵管积水与胚胎着床于输卵管的局部相关，大多数不是伞端梗阻引起，故而不适合手术修复，输卵管栓塞后以对侧输卵管备孕或采用辅助生殖技术比较适宜

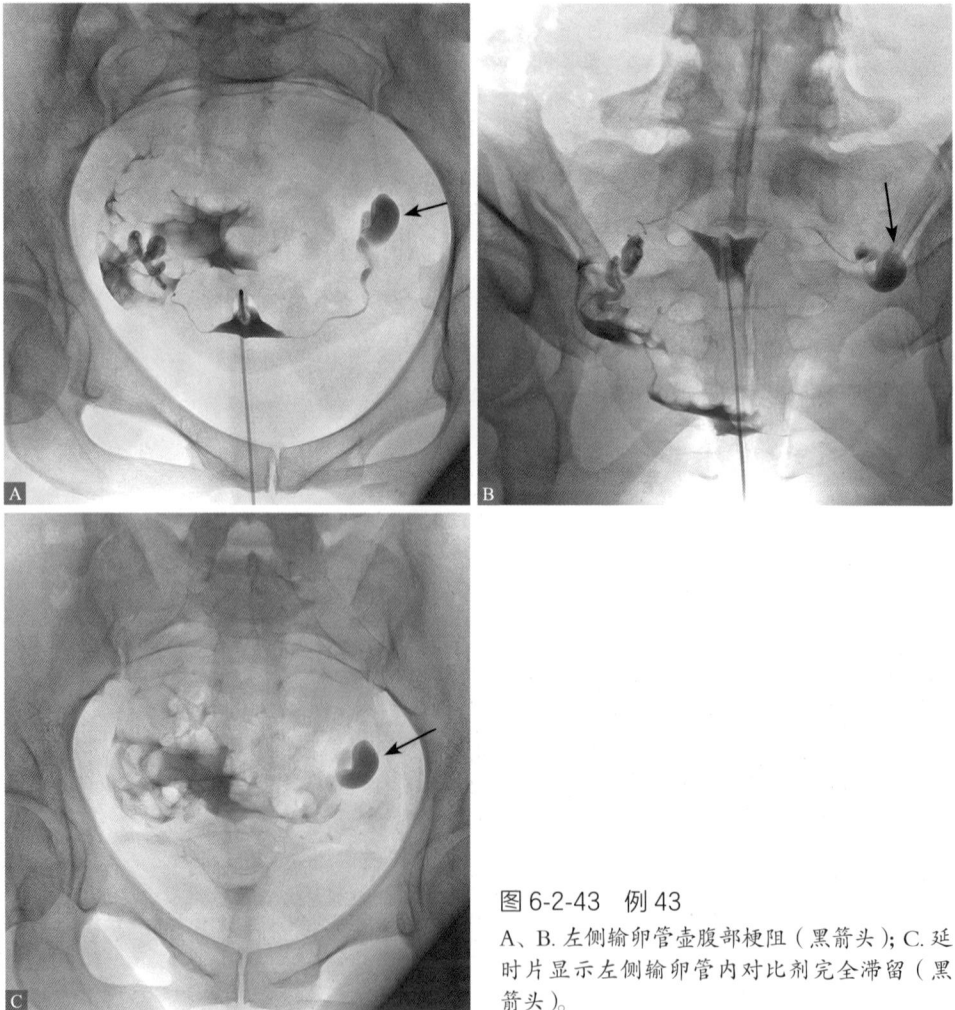

图 6-2-43　例 43

A、B. 左侧输卵管壶腹部梗阻（黑箭头）；C. 延时片显示左侧输卵管内对比剂完全滞留（黑箭头）。

44. 例 44（图 6-2-44）　31 岁，继发不孕 1 年，5 年前左侧输卵管妊娠药物保守治疗，3 年前因胚胎停育行清宫术，2 年前因左侧输卵管积水行左侧输卵管栓塞术，同年行 IVF 助孕顺产一男婴。HSG 诊断报告及解读如下（表 6-2-50）。

表 6-2-50 HSG 诊断报告及解读

检查项目	子宫输卵管造影术
插管方式	子宫颈置管
对比剂名称	碘海醇
术前盆腔平片	盆腔偏左侧可见多个金属环影
操作过程	患者取膀胱截石位，会阴区消毒、铺单，窥器辅助下暴露宫颈，宫颈和阴道消毒后，宫颈外口置入外套鞘导管，向宫腔内注入对比剂后综合所见如下
造影所见	充盈期：宫腔大小及形态未见异常，腔壁光整。左侧输卵管显影至峡部近端，弹簧圈以远未见对比剂充盈。右侧输卵管全程显影，间质部及峡部形态规则，壶腹部走行迂曲，伞端对比剂溢出顺利 延迟期：盆腔内对比剂弥散良好。右侧输卵管内可见对比剂滞留
印象诊断	1. 左侧输卵管栓塞术后改变 2. 右侧输卵管慢性炎症改变 3. 子宫腔充盈未见异常 4. 盆腔内对比剂弥散未见异常
分类诊断	左侧输卵管（6类）；右侧输卵管（3类）；子宫腔（1型1类）；盆腔（1类）
此例报告判读及对临床的指导意义	左侧输卵管已经栓塞，且通过辅助生殖技术助孕已经生育第一胎，患者目前年龄小于35岁，备孕2胎，可以考虑右侧输卵管内臭氧灌注术，术后自然备孕。如患者备孕需求比较急切或强烈，则继续考虑IVF助孕

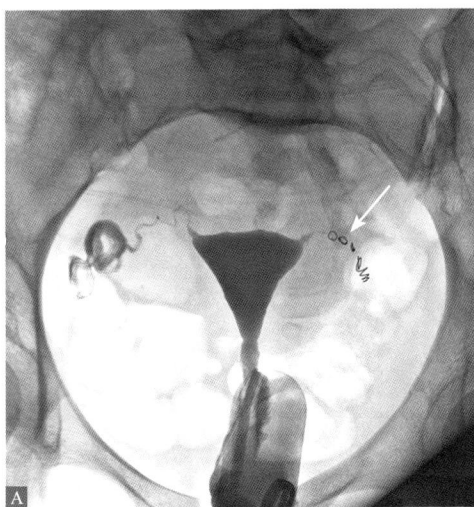

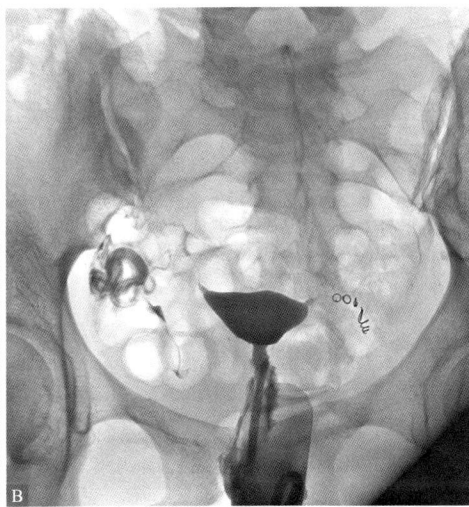

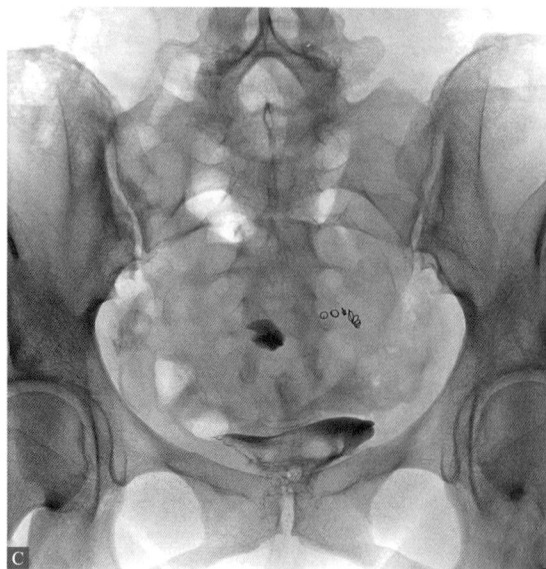

图 6-2-44　例 44

A ~ C. 左侧输卵管栓塞弹簧圈，对比剂已不能通过左侧输卵管（白箭头），右侧输卵管呈慢性炎症改变。

45．例 45（图 6-2-45）27 岁，原发不孕 2 年，6 年前曾因右侧巧克力囊肿行腹腔镜下手术治疗，术后同时诊断盆腔结核。HSG 诊断报告及解读如下（表 6-2-51）。

表 6-2-51　HSG 诊断报告及解读

检查项目	子宫输卵管造影术
插管方式	子宫颈置管
对比剂名称	碘海醇
术前盆腔平片	盆腔内未见异常密度影
操作过程	患者取膀胱截石位，会阴区消毒、铺单，窥器辅助下暴露宫颈，宫颈和阴道消毒后，宫颈外口置入外套鞘导管，向宫腔内注入对比剂后综合所见如下
造影所见	充盈期：宫底凹陷，腔壁光整。双侧输卵管显影至峡部，管腔不规则扩张，远段呈串珠样改变 延迟期：盆腔内未见对比剂涂抹，双侧输卵管内可见对比剂滞留
印象诊断	1. 双侧输卵管峡部梗阻 2. 弓形子宫
分类诊断	双侧输卵管（5 类）；子宫腔（2 型 1 类）；盆腔（0 类）
此例报告判读及对临床的指导意义	峡部梗阻比较少见，如有明确的盆腔结核病史，加之输卵管形态变化，以及延时片的造影表现，基本可以判断为真性的梗阻，基本无法通过治疗实现自然受孕

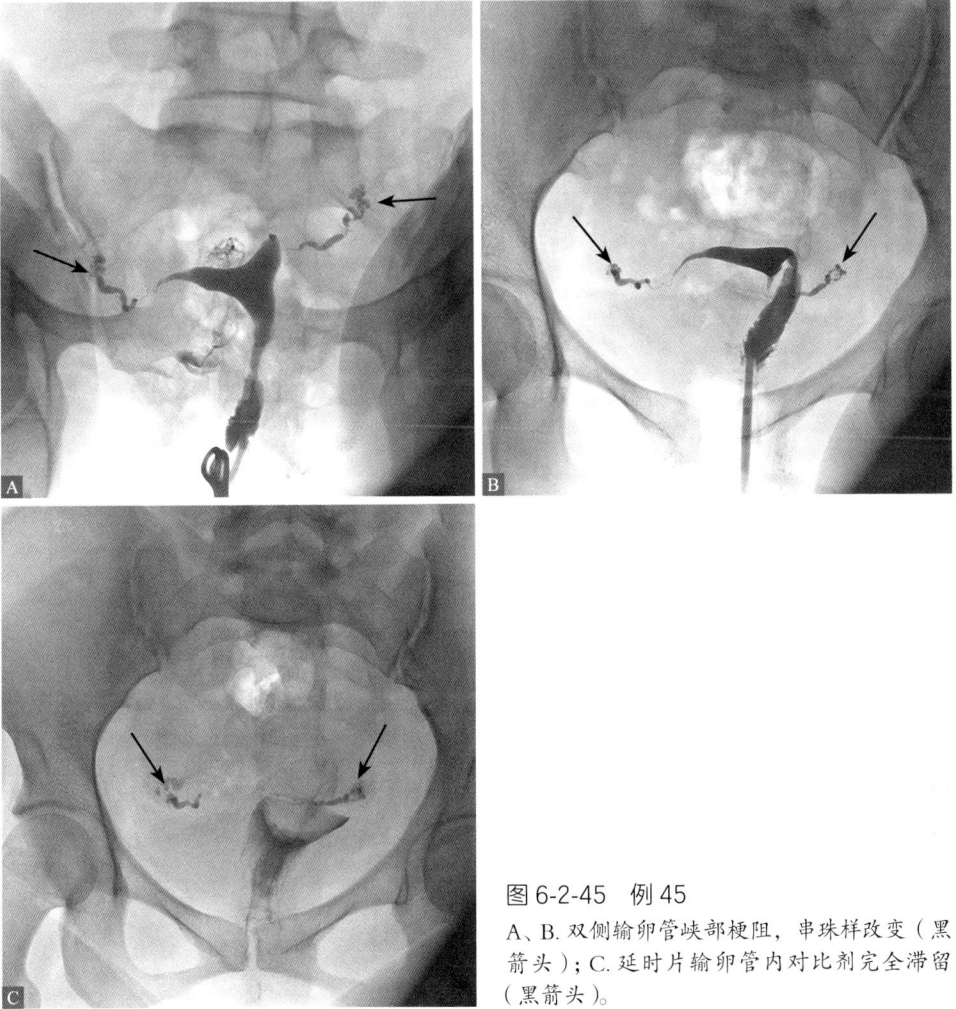

图 6-2-45 例 45

A、B. 双侧输卵管峡部梗阻，串珠样改变（黑箭头）；C. 延时片输卵管内对比剂完全滞留（黑箭头）。

46．例 46（图 6-2-46） 32 岁，继发不孕 2 年，8 年前 2 次因胚胎停育行清宫术，6 年前剖宫产一女婴，3 年前和 4 年前分别因计划外妊娠行人工流产和药物流产一次。HSG 诊断报告及解读如下（表 6-2-52）。

表 6-2-52 HSG 诊断报告及解读

检查项目	子宫输卵管造影术
插管方式	子宫颈置管
对比剂名称	碘海醇

术前盆腔平片	盆腔内未见异常密度影
操作过程	患者取膀胱截石位，会阴区消毒、铺单，窥器辅助下暴露宫颈，宫颈和阴道消毒后，宫颈外口置入外套鞘导管，向宫腔内注入对比剂后综合所见如下
造影所见	充盈期：宫体部下段可见类圆形充盈缺损，余腔壁显示光整。双侧输卵管全程显影，输卵管走行自然、形态规则，伞端对比剂溢出顺利 延迟期：盆腔内对比剂溢出顺利，双侧输卵管内未见对比剂滞留
印象诊断	1. 考虑宫腔粘连 2. 双侧输卵管未见异常 3. 盆腔内对比剂弥散未见异常
分类诊断	双侧输卵管（1类）；子宫腔（1型3类）；盆腔（1类）
此例报告判读及对临床的指导意义	本例患者有多次不良妊娠史，尤其是多次清宫史是导致宫腔粘连的主要原因，宫腔粘连的造影表现一般比较典型，诊断比较明确

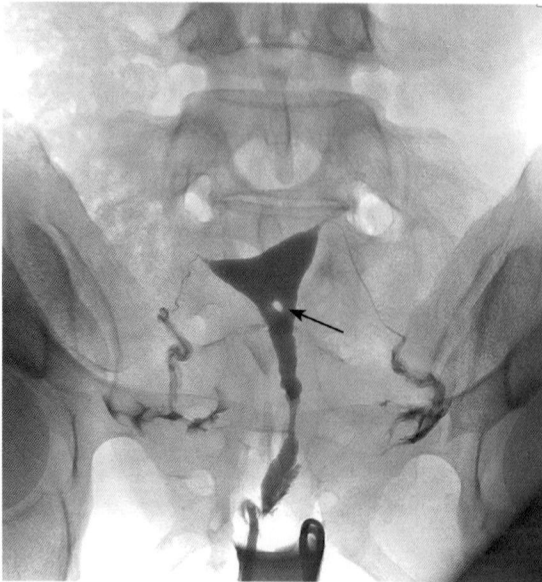

图 6-2-46　例 46
宫腔内充盈缺损（黑箭头）。

47. 例47（图6-2-47）　39岁，继发不孕2年，16年前有2次胎停育后清宫史；15年前剖宫产一女婴，超声提示宫腔粘连？纵隔子宫；子宫内膜回声不均。HSG诊断报告及解读如下（表6-2-53）。

表 6-2-53　HSG 诊断报告及解读

检查项目	子宫输卵管造影术
插管方式	子宫颈置管
对比剂名称	碘海醇
术前盆腔平片	盆腔内未见异常密度影
操作过程	患者取膀胱截石位，会阴区消毒、铺单，窥器辅助下暴露宫颈，宫颈和阴道消毒后，宫颈外口置入外套鞘导管，向宫腔内注入对比剂后综合所见如下
造影所见	充盈期：宫底呈 "V" 字型，腔壁毛糙，可见不规则充盈缺损。右侧输卵管显影至壶腹部近端，管腔明显扩张。左侧输卵管全程显影，间质部及峡部形态可，壶腹部走行迂曲、黏膜粗大，伞端对比剂溢出顺利 延迟期：盆腔内对比剂弥散不良，右侧输卵管内对比剂完全滞留
印象诊断	1. 右侧输卵管壶腹部梗阻、积水 2. 左侧输卵管慢性炎症改变 3. 考虑宫腔粘连，请结合其他检查 4. 考虑盆腔粘连 5. 不全纵隔子宫
分类诊断	右侧输卵管（5 类）；左侧输卵管（3 类）；子宫腔（3 型 3 类）；盆腔（2 类）
此例报告判读及对临床的指导意义	高龄患者，且宫腔、盆腔及双侧输卵管都存在明显病变，如通过宫、腹腔镜处理病变实现自然受孕的可能性不大，如备孕需求比较强烈，建议使用辅助生殖技术助孕

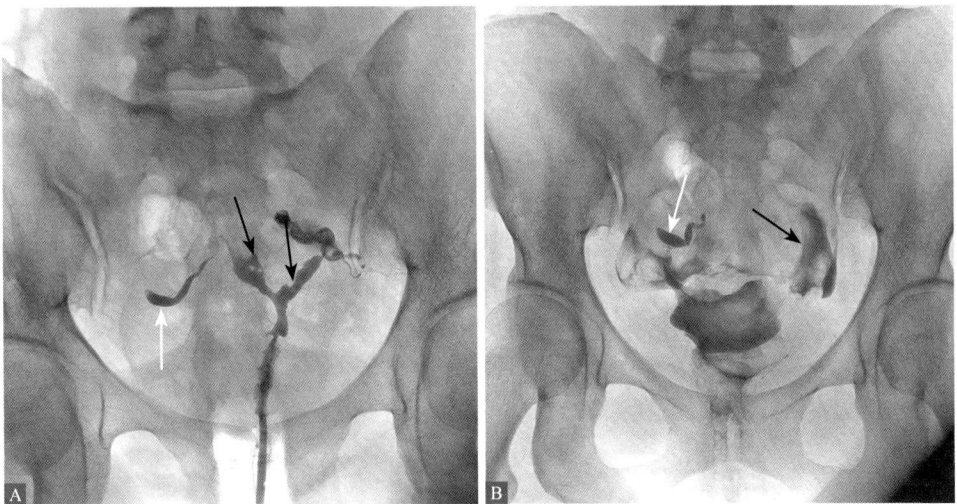

图 6-2-47　例 47

A. 右侧壶腹部梗阻、积水（白箭头）；宫腔粘连（黑箭头）；B. 盆腔粘连（黑箭头）。

48. 例48（图6-2-48） 31岁，原发不孕1年，超声提示右侧附件区巧克力囊肿，自述偶有阴道排液症状。HSG诊断报告及解读如下（表6-2-54）。

表6-2-54 HSG诊断报告及解读

检查项目	子宫输卵管造影术
插管方式	子宫颈置管
对比剂名称	碘海醇
术前盆腔平片	盆腔内未见异常密度影
操作过程	患者取膀胱截石位，会阴区消毒、铺单，窥器辅助下暴露宫颈，宫颈和阴道消毒后，宫颈外口置入外套鞘导管，向宫腔内注入对比剂后综合所见如下
造影所见	充盈期：宫腔大小及形态未见异常，腔壁光整。双侧输卵管全程显影，间质部及峡部形态规则，壶腹部走行迂曲、黏膜粗大，左侧壶腹部管腔扩张，左侧输卵管伞端对比剂溢出形态异常，双侧输卵管伞端对比剂溢出后周围弥散不良 延迟期：双侧输卵管周围对比剂弥散不良，双侧输卵管内对比剂滞留，左侧为著
印象诊断	1. 双侧输卵管慢性炎症改变 2. 左侧输卵管不全梗阻、积水 3. 考虑双侧输卵管周围粘连 4. 子宫腔充盈未见异常
分类诊断	双侧输卵管（4类）；子宫腔（1型1类）；盆腔（2类）
此例报告判读及对临床的指导意义	巧克力囊肿是子宫内膜异位症的一种，提示出现盆腔和输卵管子宫内膜异位的可能性存在，因此造影所见输卵管形态异常和输卵管积水均可以理解。但不能说存在巧克力囊肿就一定会有盆腔其他部位的子宫内膜异位

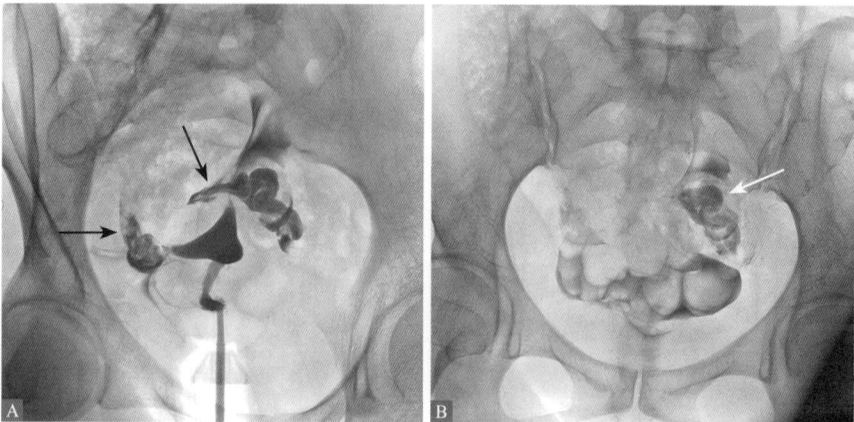

图6-2-48 例48

A、B.输卵管周围弥散不良（黑箭头）；左侧输卵管积水（白箭头）。

49．**例 49**（图 6-2-49）　45 岁，继发不孕 1 年，超声提示子宫内膜不均，子宫腺肌病；左侧输卵管积液？ 12 年前孕 29 周因胎膜早破、难免流产，行引产术，术后又因胎盘滞留行清宫术，10 年前因右侧卵巢肿物行腹腔镜下畸胎瘤切除术。HSG 诊断报告及解读如下（表 6-2-55）。

表 6-2-55　HSG 诊断报告及解读

检查项目	子宫输卵管造影术
插管方式	子宫颈置管
对比剂名称	碘海醇
术前盆腔平片	盆腔内未见异常密度影
操作过程	患者取膀胱截石位，会阴区消毒、铺单，窥器辅助下暴露宫颈，宫颈和阴道消毒后，宫颈外口置入外套鞘导管，向宫腔内注入对比剂后综合所见如下
造影所见	充盈期：宫腔下段可见类圆形充盈缺损，余腔壁光整。双侧输卵管全程显影，输卵管走行自然，未见狭窄及扩张，伞端对比剂溢出顺利 延迟期：盆腔内对比剂弥散均匀，双侧输卵管内未见对比剂滞留
印象诊断	1. 宫腔内充盈缺损，请结合其他检查 2. 双侧输卵管未见异常 3. 盆腔内对比剂弥散未见异常
分类诊断	双侧输卵管（1 类）；子宫腔（1 型 3 类）；盆腔（1 类）
此例报告判读及对临床的指导意义	宫腔粘连和宫腔息肉均表现为宫腔内充盈缺损，其主要区别在于密度，本例考虑子宫内膜息肉可能性大。输卵管积水的诊断以造影为准，本例造影前超声提示输卵管积水被造影排除。如需备孕，应予宫腔镜进一步检查处理，但备孕成功的概率需要充分告知患者，年龄大于 45 岁，受孕率和抱婴率均比较低

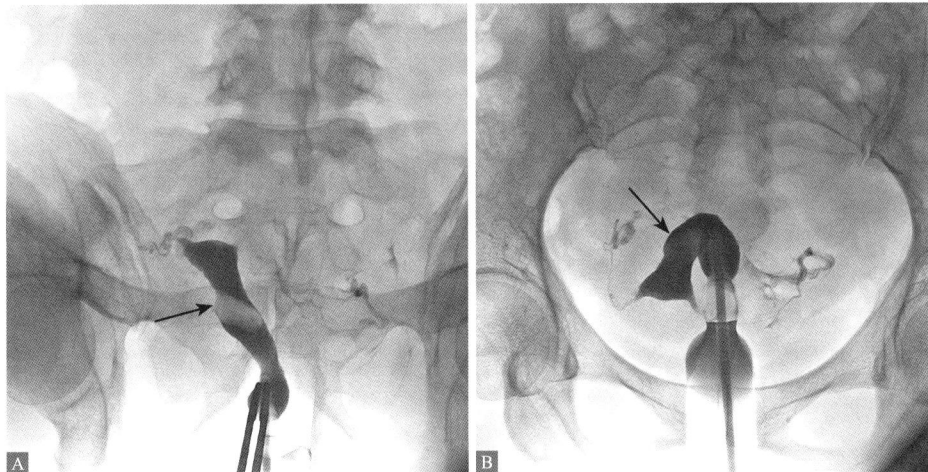

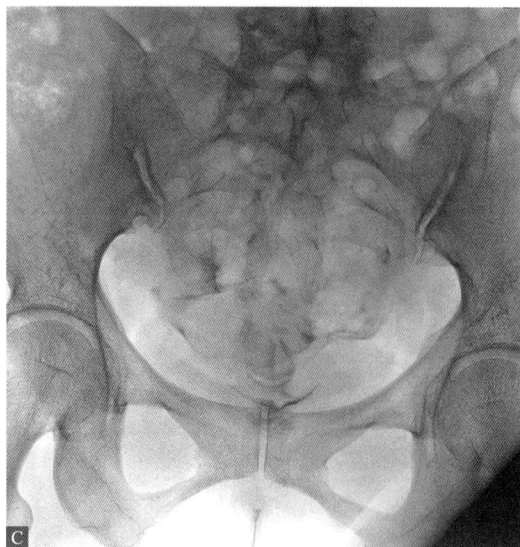

图 6-2-49 例 49
A、B.宫腔内充盈缺损（黑箭头）；C.延时片对比剂弥散未见异常。

50. 例 50（图 6-2-50） 30 岁，原发不孕 1 年，超声提示不全纵隔子宫，子宫内膜回声不均。HSG 诊断报告及解读如下（表 6-2-56）。

表 6-2-56 HSG 诊断报告及解读

检查项目	子宫输卵管造影术
插管方式	子宫颈置管
对比剂名称	碘海醇
术前盆腔平片	盆腔内未见异常密度影
操作过程	患者取膀胱截石位，会阴区消毒、铺单，窥器辅助下暴露宫颈，宫颈和阴道消毒后，宫颈外口置入外套鞘导管，向宫腔内注入对比剂后综合所见如下
造影所见	充盈期：宫底呈"V"字形凹陷，宫腔内可见多发充盈缺损。双侧输卵管全程显影，间质部及峡部走行自然，壶腹部走行迂曲、黏膜粗大，伞端对比剂溢出顺利 延迟期：盆腔内对比剂弥散均匀，双侧输卵管内未见对比剂滞留
印象诊断	1. 不全纵隔子宫 2. 宫腔内多发充盈缺损，请结合其他检查 3. 双侧输卵管慢性炎症改变 4. 盆腔内对比剂弥散未见异常

分类诊断	双侧输卵管（2类）；子宫腔（3型3类）；盆腔（1类）
此例报告判读及对临床的指导意义	此例造影提示宫腔明显的充盈缺损，且为多发，考虑子宫内膜息肉可能性大，比较典型，应适时进行宫腔镜进一步检查

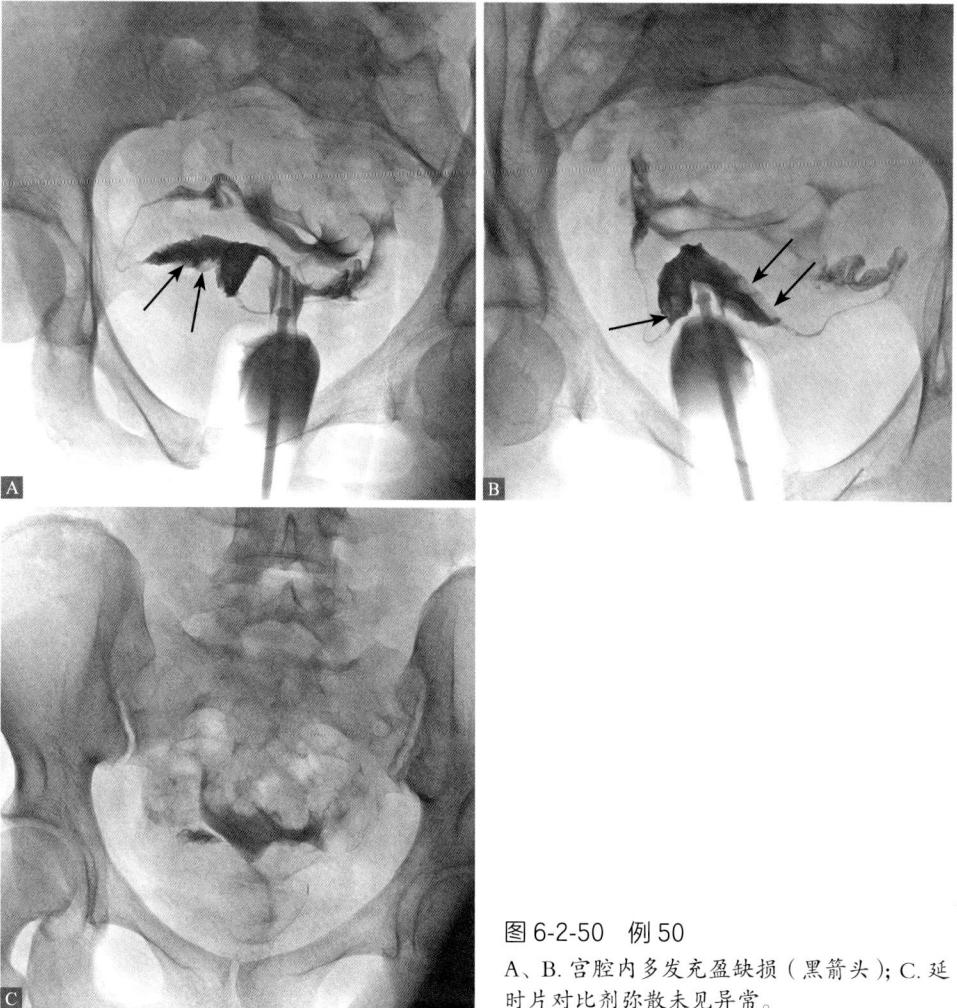

图 6-2-50　例 50

A、B. 宫腔内多发充盈缺损（黑箭头）；C. 延时片对比剂弥散未见异常。

51.　例 51（图 6-2-51）　28 岁，原发不孕 1 年；超声提示子宫内膜增厚；自述偶有阴道排液。HSG 诊断报告及解读如下（表 6-2-57）。

表 6-2-57　HSG 诊断报告及解读

检查项目	子宫输卵管造影术
插管方式	子宫颈置管
对比剂名称	碘海醇
术前盆腔平片	盆腔内未见异常密度影
操作过程	患者取膀胱截石位，会阴区消毒、铺单，窥器辅助下暴露宫颈，宫颈和阴道消毒后，宫颈外口置入外套鞘导管，向宫腔内注入对比剂后综合所见如下
造影所见	充盈期：宫腔充盈密度不均。双侧输卵管全程显影，输卵管走行自然，管腔形态规则，伞端对比剂溢出顺利 延迟期：盆腔内对比剂弥散均匀，双侧输卵管内未见对比剂滞留
印象诊断	1. 宫腔充盈密度不均，请结合其他检查 2. 双侧输卵管未见异常 3. 盆腔内对比剂弥散未见异常
分类诊断	双侧输卵管（1 类）；子宫腔（1 型 2 类）；盆腔（1 类）
此例报告判读及对临床的指导意义	此例造影显示宫腔充盈密度不均，但未发现典型的充盈缺损，但可见宫壁双边现象，这种情况大多数是内膜增厚或局限性增厚所致，增厚的原因多数是子宫内膜炎导致的

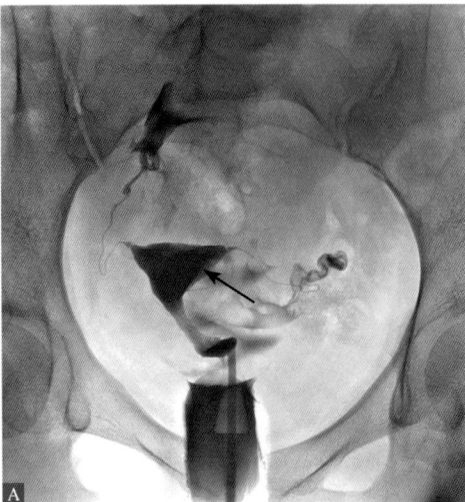

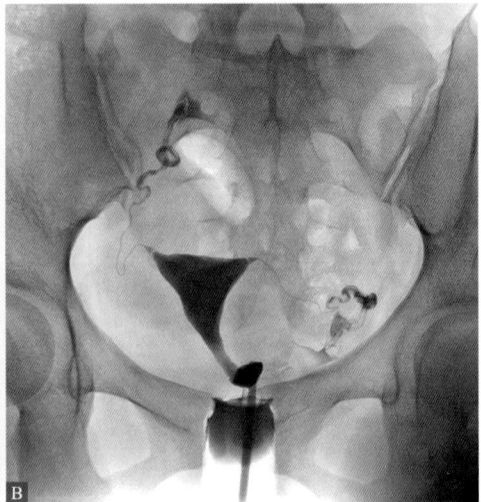

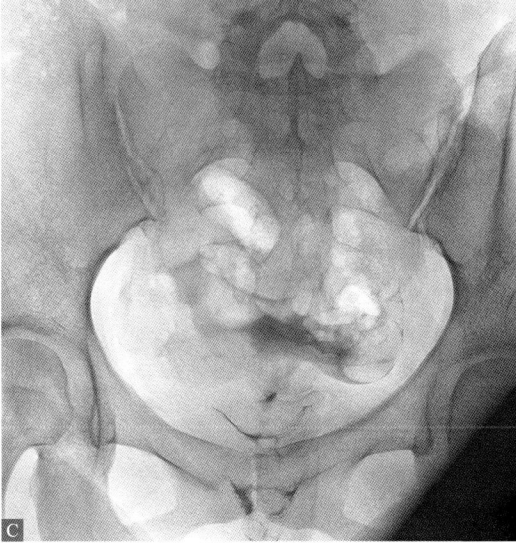

图 6-2-51　例 51

A、B.宫腔内充盈密度不均，左侧宫壁可见双边（黑箭头）；C.延时片对比剂弥散未见异常。

52．例 52（图 6-2-52）　32 岁，继发不孕 5 年，11 年前顺产一男婴，9 年前人流一次；既往超声提示子宫腺肌病。HSG 诊断报告及解读如下（表 6-2-58）。

表 6-2-58　HSG 诊断报告及解读

检查项目	子宫输卵管造影术
插管方式	子宫颈置管
对比剂名称	碘海醇
术前盆腔平片	盆腔内未见异常密度影
操作过程	患者取膀胱截石位，会阴区消毒、铺单，窥器辅助下暴露宫颈，宫颈和阴道消毒后，宫颈外口置入外套鞘导管，向宫腔内注入对比剂后综合所见如下
造影所见	充盈期：子宫腔壁毛糙，可见对比剂逆流征象。左侧输卵管断续显影，对比剂充盈浅淡，可见少许对比剂溢出至盆腔。右侧输卵管全程显影，输卵管走行自然、管腔规则，伞端对比剂溢出顺利 延迟期：盆腔内少许对比剂弥散，左侧输卵管内可见对比剂滞留
印象诊断	1. 左侧输卵管不全梗阻 2. 右侧输卵管未见异常 3. 子宫腔壁毛糙，请结合其他检查 4. 盆腔内对比剂弥散未见异常

分类诊断	左侧输卵管（0类）；右侧输卵管（1类）；子宫腔（1型3类）；盆腔（1类）
此例报告判读及对临床的指导意义	造影显示子宫腔壁毛糙，这种情况在子宫腺肌病患者时而能发现，具体原理不明。左侧输卵管不全梗阻情况考虑与宫腔病变有关，由于右侧输卵管未见异常，所以针对左侧输卵管，可以暂时不考虑处理

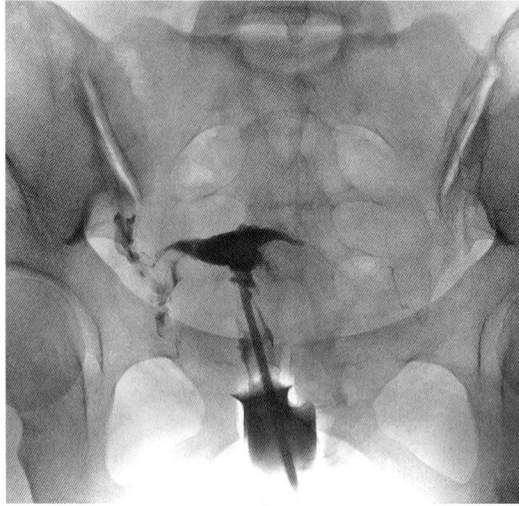

图 6-2-52　例 52

子宫腔壁毛糙，左侧输卵管不全梗阻。

53. 例 53（图 6-2-53）　28 岁，原发不孕 2 年余，无不良妊娠史，无生育史，无手术史。HSG 诊断报告及解读如下（表 6-2-59）。

表 6-2-59　HSG 诊断报告及解读

检查项目	子宫输卵管造影术
插管方式	子宫颈置管
对比剂名称	碘海醇
术前盆腔平片	盆腔内未见异常密度影
操作过程	患者取膀胱截石位，会阴区消毒、铺单，窥器辅助下暴露宫颈，宫颈和阴道消毒后，宫颈外口置入外套鞘导管，向宫腔内注入对比剂后综合所见如下
造影所见	充盈期：宫腔大小及形态未见异常，腔壁光整。双侧输卵管全程显影，间质部及峡部形态规则，壶腹部走行迂曲，伞端对比剂溢出后周围弥散不良 延迟期：盆腔内可见对比剂局限性聚集，并可见分隔征象，双侧输卵管内未见对比剂滞留

印象诊断	1. 考虑双侧输卵管伞端周围粘连 2. 考虑盆腔粘连 3. 子宫腔充盈未见异常
分类诊断	双侧输卵管（4类）；子宫腔（1型1类）；盆腔（2类）
此例报告判读及对临床的指导意义	此例造影检查提示双侧输卵管伞端周围粘连、盆腔粘连，表现比较典型，虽患者无明显炎症相关病史，但不能因此轻易否定诊断，尤其是子宫内膜异位症患者

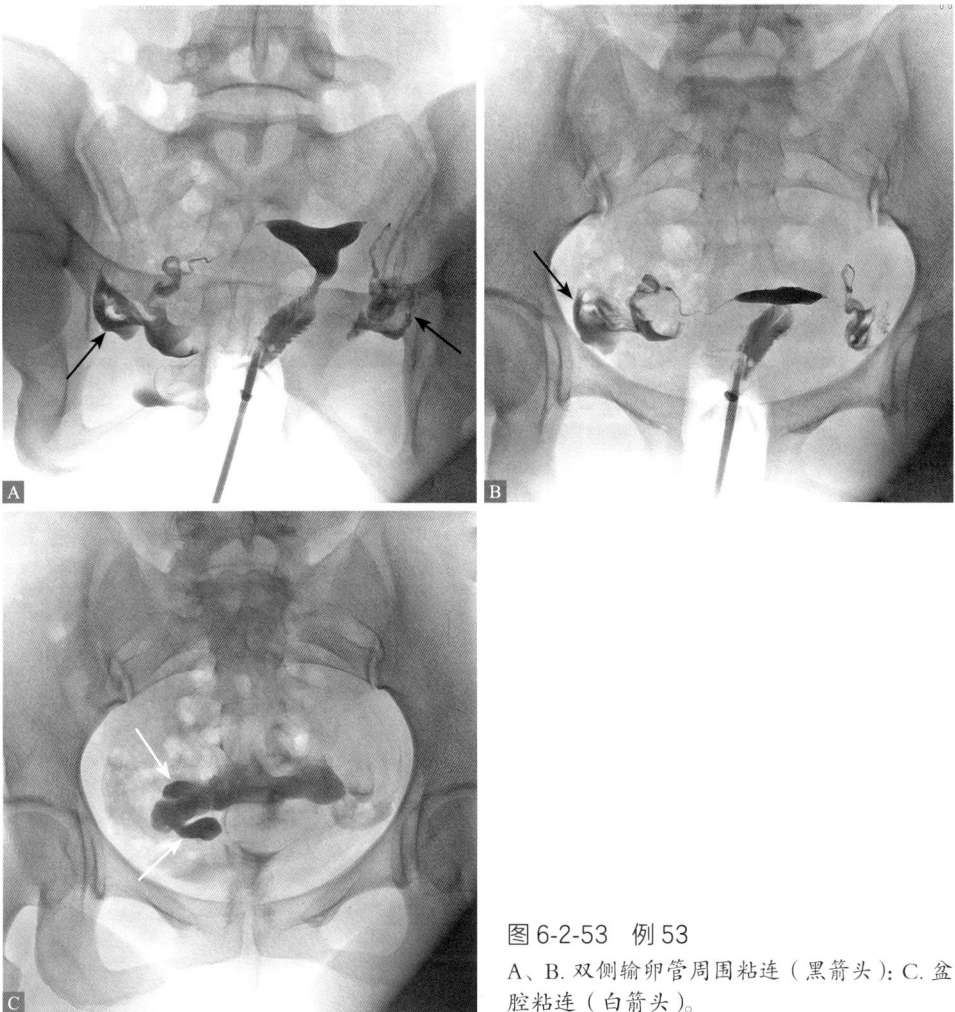

图 6-2-53 例 53

A、B.双侧输卵管周围粘连（黑箭头）；C.盆腔粘连（白箭头）。

54. 例 54（图 6-2-54） 34 岁，原发不孕 3 年。1 年前因子宫异常出血而行诊断性刮宫，病理提示内膜增生。近期超声提示完全性纵隔子宫，AMH 值 1.1ng/mL。HSG 诊断报告及解读如下（表 6-2-60）。

表 6-2-60　HSG 诊断报告及解读

检查项目	子宫输卵管造影术
插管方式	子宫颈置管
对比剂名称	碘海醇
术前盆腔平片	盆腔内未见异常密度影
操作过程	患者取膀胱截石位，会阴区消毒、铺单，窥器辅助下暴露宫颈，宫颈和阴道消毒后，宫颈外口置入外套鞘导管，向宫腔内注入对比剂后综合所见如下
造影所见	充盈期：造影显示完全性纵隔子宫、阴道纵隔，左侧宫腔内可见充盈缺损。双侧输卵管全程显影，间质部及峡部形态规则，左侧输卵管壶腹部形态不规则，走行迂曲，右侧输卵管壶腹部形态规则，双侧输卵管伞端对比剂溢出顺利 延迟期：盆腔内对比剂弥散均匀，右侧输卵管内可见少许对比剂滞留
印象诊断	1. 左侧输卵管慢性炎症改变 2. 右侧输卵管逆向蠕动功能不良 3. 完全性纵隔子宫、阴道纵隔 4. 左侧宫腔内充盈缺损，请结合其他检查 5. 盆腔内对比剂弥散未见异常
分类诊断	右侧输卵管（2 类）；左侧输卵管（3 类）；子宫腔（3 型 3 类）；盆腔（1 类）
此例报告判读及对临床的指导意义	此例提示术者在进行子宫输卵管造影前，应详细了解病史，以免造成漏诊

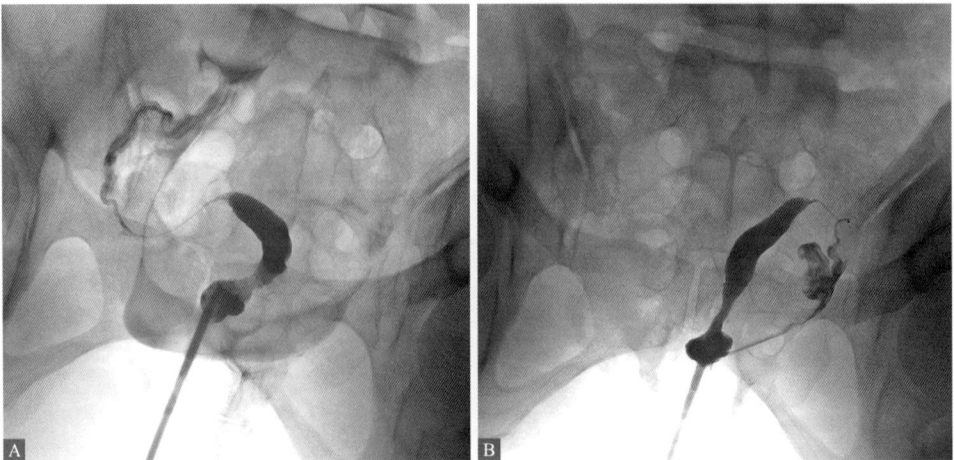

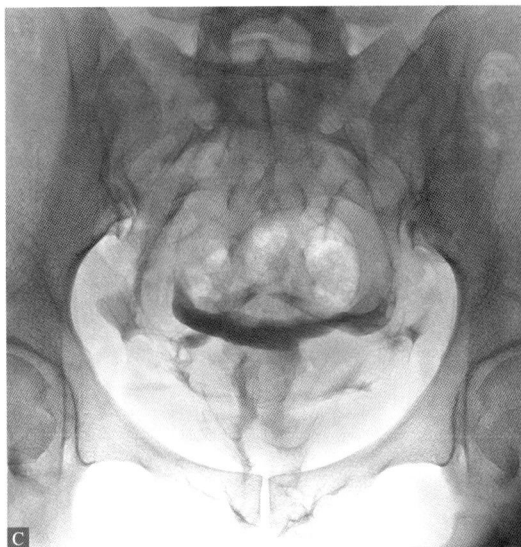

图 6-2-54 例 54
A. 右侧子宫造影；B. 左侧子宫造影；
C. 延时片对比剂弥散未见异常。

55. 例 55（图 6-2-55） 25 岁，继发不孕 1 年。1 年前因左侧输卵管妊娠行输卵管切除术，同时术中行右侧输卵管疏通术，半年前曾行 HSG 检查，显示右侧输卵管慢性炎症改变，现中医药保守治疗后，复查 HSG。HSG 诊断报告及解读如下（表 6-2-61）。

表 6-2-61 HSG 诊断报告及解读

检查项目	子宫输卵管造影术
插管方式	子宫颈置管
对比剂名称	碘海醇
术前盆腔平片	盆腔内未见异常密度影
操作过程	患者取膀胱截石位，会阴区消毒、铺单，窥器辅助下暴露宫颈，宫颈和阴道消毒后，宫颈外口置入外套鞘导管，向宫腔内注入对比剂后综合所见如下
造影所见	充盈期：宫腔大小及形态未见异常，腔壁光整。左侧输卵管自间质部未见显影。右侧输卵管全程显影，峡部可见对比剂外溢征象，壶腹部走行迂曲、黏膜粗大，伞端对比剂溢出顺利 延迟期：盆腔内对比剂弥散均匀，右侧输卵管内未见对比剂滞留
印象诊断	1. 左侧输卵管近端梗阻，结合病史考虑切除术后改变 2. 右侧输卵管慢性炎症改变，峡部炎症破坏 3. 子宫腔充盈未见异常 4. 盆腔内对比剂弥散未见异常

分类诊断	左侧输卵管（6类）；右侧输卵管（5类）；子宫腔（1型1类）；盆腔（1类）
此例报告判读及对临床的指导意义	右侧输卵管峡部炎症破坏，目前没有太好的治疗方法，左侧输卵管已经切除，故推荐患者选择辅助生殖技术助孕

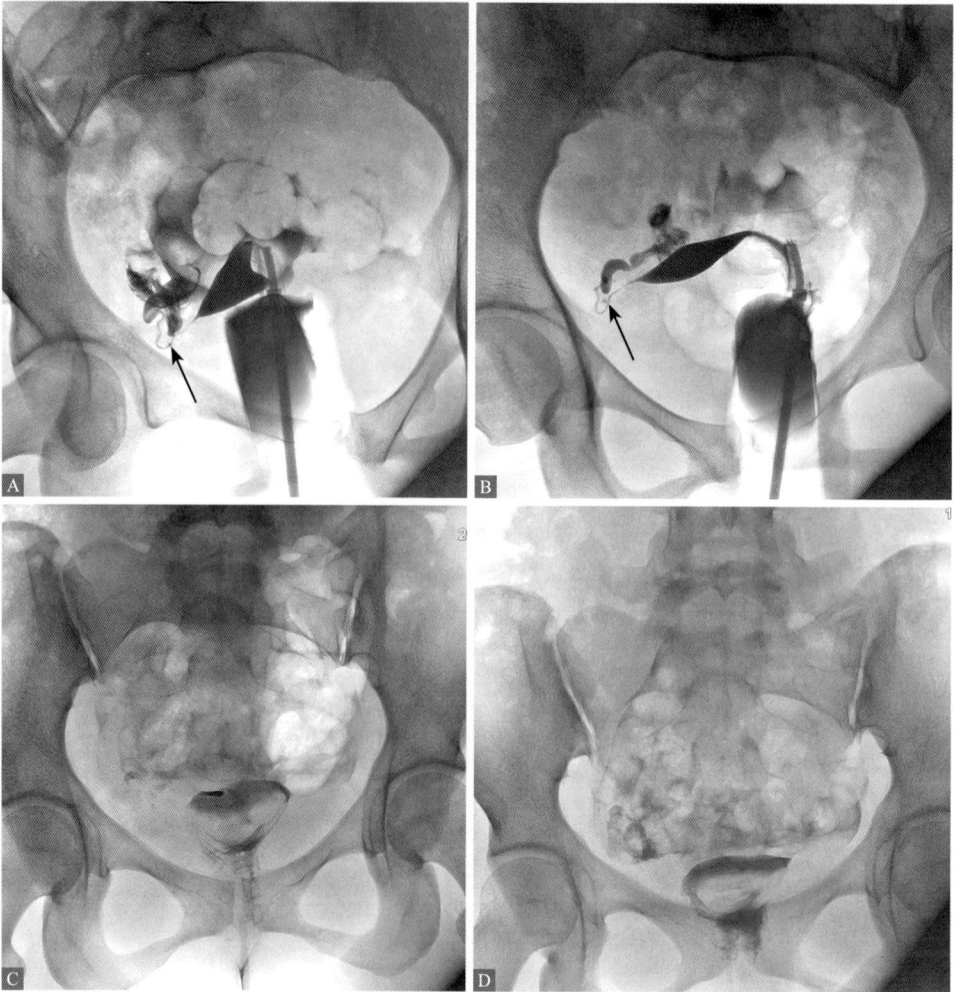

图 6-2-55 例 55

A、B.输卵管峡部管腔破坏（黑箭头）；C、D.仰卧位及俯卧位延时片均未见异常。

（郑　国　任峰奇　李志强　孙　巍　苗　杰　李亚敏　任永才　鲁景元　王进华）

第三节
临床综合诊治病例报告

一、例1：输卵管逆向功能异常

（一）病历摘要

患者，女，29岁，2022年2月11日就诊，主诉备孕3年余未孕。

月经规律，6/30，量正常，痛经（＋），但无需服用镇痛药。性生活正常，2次/周。超声监测排卵有成熟卵泡，并且能够顺利排出。当日超声监测双侧卵巢内窦卵泡数目左右分别为14个和12个，内膜A型，均匀。2020年3月及近期男方精液常规检查（－）。阴道双合诊左侧附件区压痛。糖类抗原（CA125）115.00U/mL ↑。

末次月经（LMP）：2022年2月3日，月经干净第3天，当日行HSG检查。

造影观察（图6-3-1）：双侧输卵管蠕动功能异常；可疑双侧输卵管周围粘连；弓形子宫。

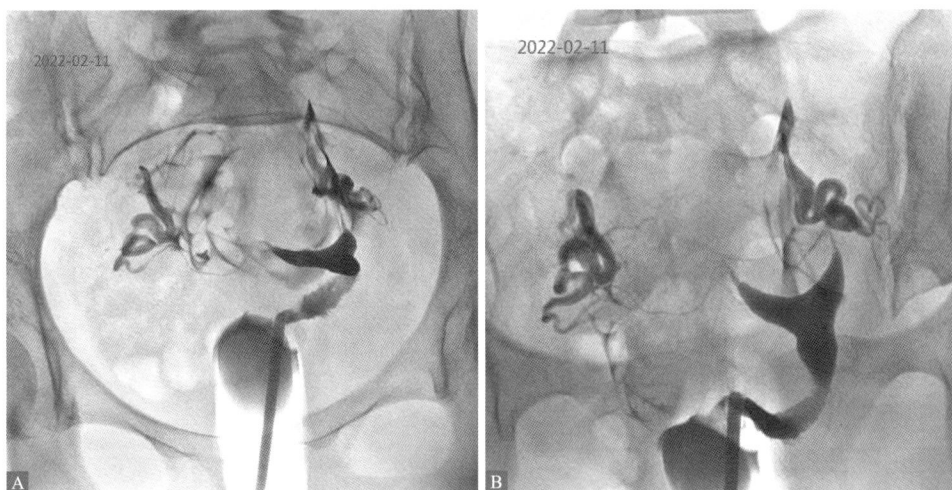

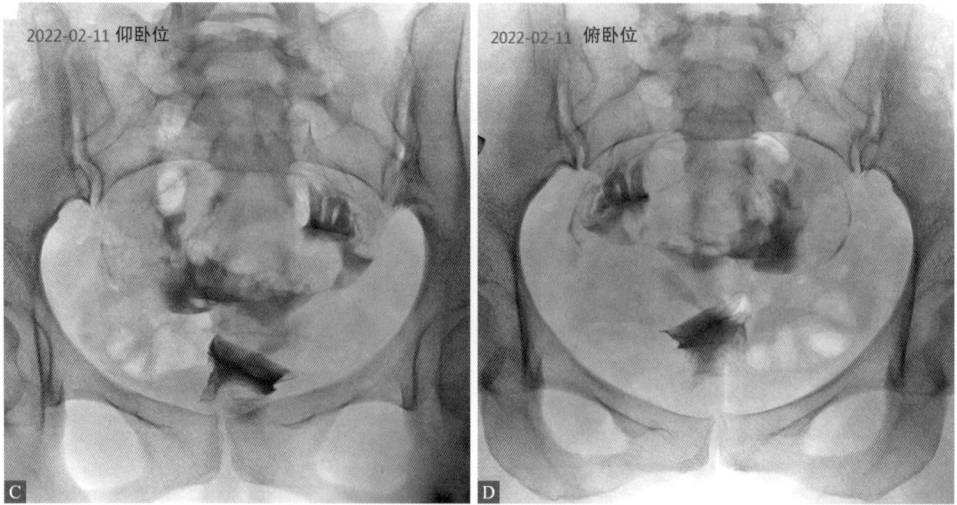

图 6-3-1　例 1 腹腔镜术前 HSG 表现

A、B. 充盈期不同角度观察双侧输卵管走行扭曲；C. 仰卧位延时片显示双侧输卵管内对比剂滞留，左侧明显；D. 俯卧位证实双侧输卵管周围对比剂弥散不良。

（二）宫、腹腔镜探查

2022 年 4 月行宫腹腔镜联合手术探查，术中可见部分肠管和左侧盆壁形成致密粘连，盆腔不易暴露，以单极电钩分离部分粘连带，充分暴露盆腔，见子宫正常大小，表面充血明显，子宫左后壁、子宫直肠窝、盆腔后壁腹膜、两侧骶韧带及右侧阔韧带下部可见散在紫蓝色异位结节，直径 0.3 ~ 0.5cm，右侧输卵管明显充血、增粗、迂曲，输卵管伞端开放正常。左侧输卵管充血、迂曲，输卵管系膜与左侧卵巢纤维条索状粘连，伞端轻微粘连。

腹腔病变探查并处理完毕后转宫腔镜手术，探针探查宫腔约 7.5cm，镜下见：宫腔充血明显，内膜不厚，可见粗大血管交错分布于宫腔下段，宫腔底部肌性粘连凸向宫腔，两侧宫角较深，右侧输卵管开口可见，左侧输卵管开口因内膜粘连阻挡，不可见，宫颈管充血。用刮匙环刮子宫内壁并推刮粘连带，将宫腔粘连带分离。

宫腹腔镜术后诊断：盆腔子宫内膜异位症；盆腔粘连；局限性宫腔粘连；子宫内膜炎？

术后免疫组化显示 CD38（＋）及 CD138（＋）。

术后处理：口服多西环素 14 天，每日两次，每次 100mg。

（三）HSG 复诊情况

患者于术后备孕四个月经周期未孕，要求 IVF 助孕，术前为排除积水，于 2022 年 9 月复查 HSG，造影可见（图 6-3-2）左侧输卵管形态及盆腔对比剂弥散情况较前明显好转。双侧输卵管内对比剂在延时片滞留情况较前无明显变化。

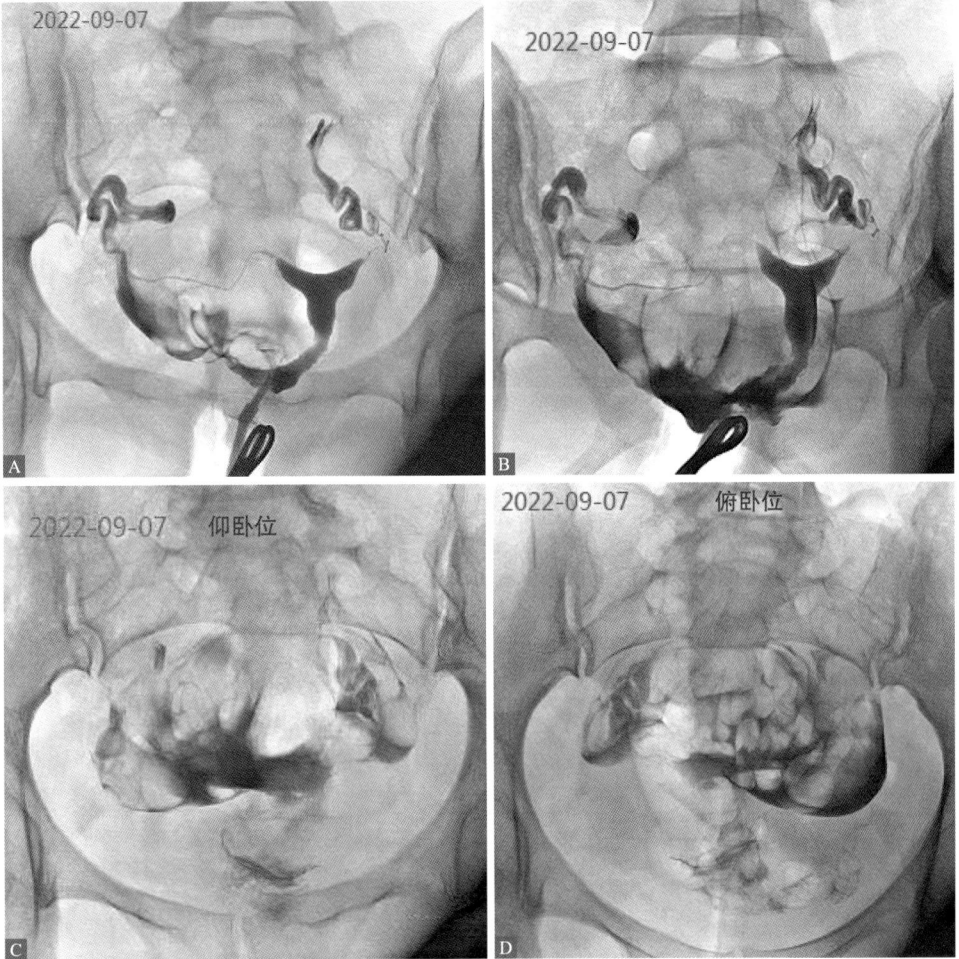

图 6-3-2 例 1 腹腔镜术后 HSG 表现

A、B. 充盈期显示左侧输卵管走行较前好转；C、D. 延时片显示盆腔对比剂弥散较前好转，但双侧输卵管内仍有对比剂滞留。

（四）病例点评

输卵管逆向蠕动功能异常包括蠕动功能不良和蠕动功能受限，本例中，首次造影显示双侧输卵管蠕动功能异常，但并不能诊断是哪一种异常，因为有输卵管粘连的因素存在。腹腔镜手术修复后复查造影仍然存在蠕动功能异常，就可以诊断是蠕动功能不良了，因为蠕动功能受限的粘连因素去除了，当然，也不能完全排除输卵管周围粘连复发的可能。

术前造影观察左侧输卵管是通畅的，所以宫腔镜术中未见左侧输卵管开口为假阳性，这种情况在临床中还是比较常见的，所以输卵管是否堵塞不能以宫腔镜检查为准，仍然需要 HSG 或 SSG 确认。

宫腔镜下观察宫腔下段局限性粘连，而术前造影显示管壁是光滑的，所以这个病例中造影出现了假阴性，提示造影诊断宫腔病变能力有限，宫腔镜仍然是诊断宫腔病变的金标准。

二、例 2：非 HSG 适应证

（一）病历摘要

患者，女，34 岁，2022 年 7 月 4 日就诊，主诉备孕 9 年未孕，月经规律，（5~6）/28，量中等，痛经（+），无需服用镇痛药。性生活（2013 年开始）过程中明显疼痛，次日清晨好转。平素偶有阴道排液症状。2022 年 3 月男方精液常规检查（－）。

LMP：2022 年 6 月 27 日，经净第 4 天。未同房，拟行 HSG 检查。

既往于 2007 年阑尾炎开腹手术，2015 年底因计划外妊娠行人工流产，2019 年 10 月 HSG 显示双侧输卵管未见异常。2021 年于外院行 IVF，取卵 11 个，形成鲜胚 2 枚，于 10 月 6 日移植未成功。2022 年 6 月外院宫腔镜检查发现子宫内膜炎［CD138（+）、CD38（+）］，甲硝唑 0.2g/ 次，3 次 /d，多西环素 100mg/ 次，2 次 /d，联合应用 14 天，连用两个月经周期，并要求患者两个月后复查。

体格检查：双侧附件区压痛。

初步诊断：继发不孕；慢性子宫内膜炎；女性盆腔静脉淤血综合征？慢性盆腔炎？

处理意见：决定放弃 HSG 检查计划，维持原抗生素治疗计划，建议抗炎处理后复查输卵管造影术；同时嘱患者进行凯格尔运动，并给予马栗种子提取物治疗 10 天，嘱其 10 天后复诊。

　　12 天后患者复诊，患者双侧附件区压痛消失，性交痛症状明显好转，阴道排液症状在 5 天前至今未出现。

　　2022 年 7 月 22 日月经来潮。

　　2022 年 8 月 18 日，停经后 28 天血 HCG 157.00IU/L。

　　2022 年 8 月 25 日，停经后 35 天血 HCG 2572.00IU/L。

　　2022 年 8 月 25 日，超声提示宫内偏右 0.5cm×0.3cm×0.3cm 无回声区。

　　2022 年 9 月 1 日，雌二醇 329.30pg/mL，孕酮 15.45ng/mL，血 HCG 19 700.00IU/L。

　　2022 年 9 月 4 日，超声可见胎心搏动，孕酮 >40ng/mL，血 HCG 41 880.00IU/L。

（二）病例点评

　　该患者子宫内膜炎诊断明确，故给予抗生素治疗有效，致阴道排液症状消失；盆腔淤血综合征患者性交痛的症状比较典型，虽 B 超未提示卵巢静脉扩张，但盆腔淤血综合征不能排除，经功能锻炼和药物治疗还是收到了一定效果。

　　在以上情况改善后，患者自然受孕，这个案例提示在检查输卵管情况之前有必要细致地排除一下患者的其他不孕因素，同时也能解释部分患者 IVF-ET 不成功的原因。

三、例 3：输卵管内臭氧灌注后自然受孕

（一）病历摘要

　　患者，女，36 岁，2015 年结婚，2016 年 5 月足月顺产一女婴，体健，产后避孕。

　　2020 年 1 月开始备孕二胎，性生活规律，备孕一年未孕。

　　2020 年 12 月开始不孕症相关检查。经阴道子宫附件超声检查未见异常，排卵正常，卵巢储备功能正常，AMH 3.5ng/mL。男方精液正常，既往无盆、腹腔手术史，无不良妊娠史，无阑尾炎及盆腔感染史。

　　于 2020 年 12 月 31 日行 HSG（图 6-3-3），造影显示双侧输卵管走行迂曲，壶腹部形态欠规则，延时片显示盆腔对比剂涂抹良好，提示双侧输卵管慢性炎症改变，盆腔环境良好。

　　嘱患者继续试孕，2021 年 8 月及 9 月分别于经净后复查超声，均提示子宫内膜不均匀。2021 年 10 月 26 日行宫腔镜检查（图 6-3-4）发现子宫腔内多发小息肉，同时予以处理。

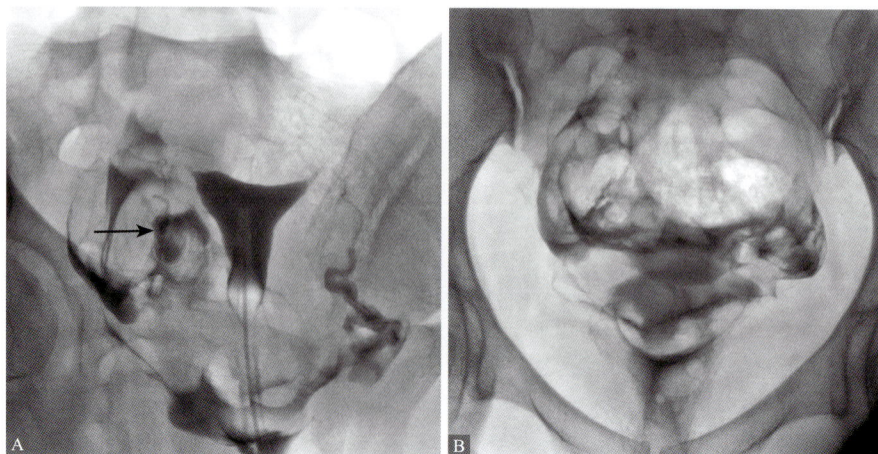

图 6-3-3　初诊 HSG 表现

A. 壶腹部形态不规则（黑箭头）；B. 延时片对比剂弥散良好。

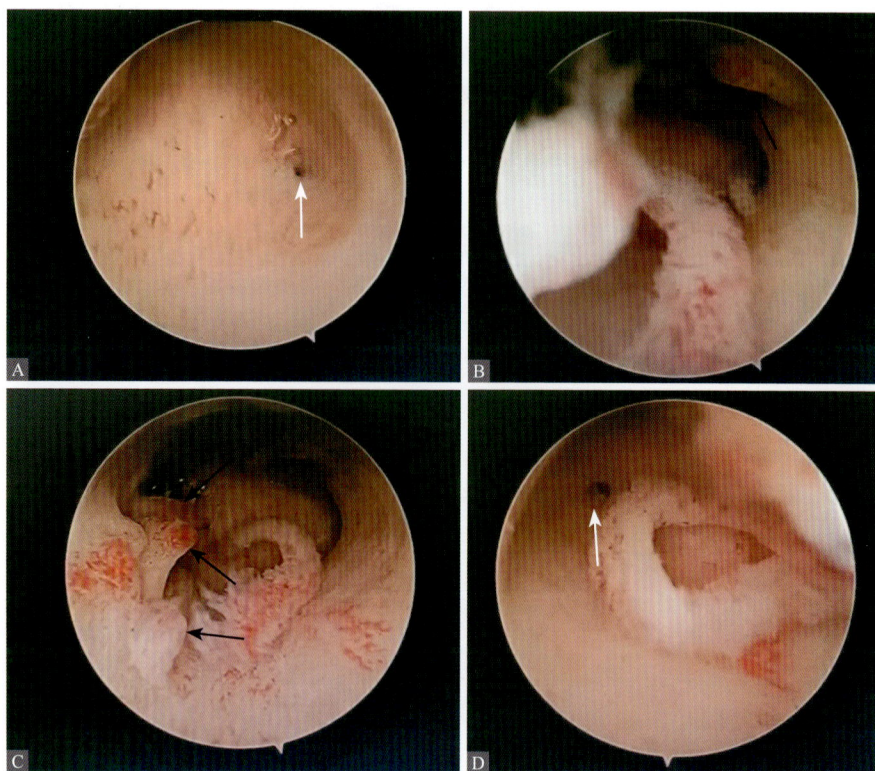

图 6-3-4　复诊宫腔镜下所见

A～D. 子宫内膜多发息肉（黑箭头）；输卵管开口（白箭头）。

2021 年 11 月开始备孕至 2022 年 4 月，仍未孕，决定行输卵管内臭氧灌注术（图 6-3-5）治疗慢性输卵管炎，2022 年 4 月 24 日施术，术中顺利。

2022 年 5 月开始备孕，2022 年 7 月 7 日返院告知已孕 7 周。

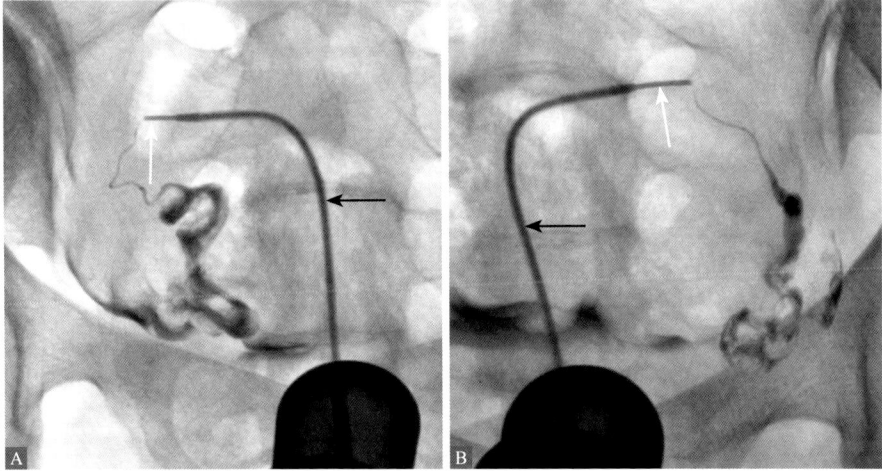

图 6-3-5　再诊双侧输卵管内臭氧灌注术

A、B. 6Fr 导引导管（黑箭头）；3Fr 微导管（白箭头）；双侧输卵管壶腹部形态不规则。

（二）病例点评

1. 部分子宫内膜息肉患者比较隐匿，故而首次超声检查漏诊，而对于较小的息肉造影有时也很难发现，导致前期未对子宫内膜情况足够重视。

2. 发现子宫内膜息肉并处理后备孕半年仍未成功，考虑与慢性输卵管炎有关，经介入治疗后备孕成功，提示输卵管内臭氧灌注对治疗输卵管炎有效。

3. 需要提醒注意的是慢性输卵管炎只是降低了受孕概率，故而慢性输卵管炎的造影表现不足以充分说明不孕的原因，而子宫内膜息肉、子宫内膜炎和慢性输卵管炎又常常伴发，这就提示我们发现慢性输卵管炎的造影表现时，要想到同时存在子宫内膜息肉或子宫内膜炎的可能。

四、例 4：中西医结合病案

（一）病例摘要

患者，女，25 岁。2022 年 4 月 21 日初诊，主诉未避孕未孕 1 年余。2020年 10 月结婚，夫妇同居，性生活正常，未避孕未孕 1 年余。平素月经欠规律，

（6～7）/（30～40），量可，色暗，有小血块，轻微痛经。

末次月经 2023 年 4 月 7 日。

2022 年 4 月 18 日于外院行子宫输卵管造影示：双侧输卵管不全梗阻，可疑右侧输卵管伞端粘连；子宫未见异常。

中医四诊：体型稍胖，平素时有小腹隐隐不适，带下量可，质清稀，无异味。小腹及后腰部怕冷明显，手脚凉，无明显恶寒发热，纳寐可，小便正常，大便偏稀。舌质黯偏紫，舌体稍胖大，边有齿痕，苔白，脉细涩。

西医妇科检查：外阴已婚式；阴道畅，见中等量白色分泌物；宫颈光，子宫正常大小，无明显压痛；双侧附件未触及包块，双侧有轻压痛。

西医诊断：不孕症；输卵管性不孕。

中医诊断：不孕症；脾肾阳虚、瘀血阻络证。

治法：健脾温肾，活血化瘀。

初诊时正值月经第 15 天，按经前期论治，予内服结合外用热敷同治。中药口服方：熟地黄 15g，黄芪 15g，当归 12g，炒白芍 15g，白术 15g，苍术 15g，醋香附 12g，川芎 6g，菟丝子 15g，盐杜仲 15g，煅紫石英 20g，续断 15g，丹参 12g，丹皮 12g，大血藤 15g，炙甘草 6g。颗粒剂，15 剂。热敷方：蒲公英 15g，鸡血藤 15g，大血藤 20g，当归 15g，红花 15g，赤芍 15g，路路通 20g，败酱草 20g，桂枝 15g，薏苡仁 30g。睡前蒸热后热敷小腹部，共 7 剂，1 剂 /2 日，经期停用。

（二）持续治疗

二诊：2023 年 5 月 12 日，末次月经 2023 年 5 月 10 日，患者自诉服药期间已无小腹部隐隐不适，手脚凉好转，大便成形，但经期仍觉小腹部凉。舌质紫黯，舌体稍胖大，苔白，脉中取弦细，沉取偏弱。患者阳虚血瘀症状仍在，本周期继续给予口服中药结合外敷治疗。内服处方：熟地黄 15g，当归 12g，赤芍、白芍各 10g，山药 15g，白术 15g，黄芪 20g，醋香附 12g，炙甘草 6g，肉桂 5g，红藤 15g，薏苡仁 20g，菟丝子 15g，覆盆子 15g，巴戟天 15g，续断 15g。热敷方同前。嘱患者均月经干净后用药，用药期间避孕。

三诊：2023 年 6 月 15 日，末次月经 2023 年 6 月 13 日，患者诉小腹部及腰部怕冷较前改善，无小腹部不适，无大便稀，手脚转暖。舌质淡黯，舌体稍胖，苔薄白，脉沉细而有力。患者症状较前好转，可考虑试孕。中药予自拟助孕方加减：熟地黄 15g，当归 12g，白芍 15g，山药 15g，山萸肉 15g，黄芪 20g，醋香附 12g，甘草 6g，肉桂 5g，红藤 15g，薏苡仁 20g，菟丝子 15g，覆盆子 15g，桑葚子 15g，枸杞子 15g。颗粒剂 7 剂。热敷方同前，嘱月经干净后用药。嘱患者 2023 年 6 月 17 日起口服来曲唑，1 粒 /d，服 5 天。

四诊：2023 年 6 月 23 日，舌质淡黯稍胖，苔薄白，脉沉细而有力。查阴道超声示：内膜 7.0mm，左侧优势卵泡：11.0mm。予注射用尿促性素 75IU，肌内注射，1 次 /d，用 3 天。中药口服方同前。

五诊：2023 年 6 月 26 日，舌脉同前。查阴道超声示：内膜 8.0mm，左侧优势卵泡：13.0mm，右卵巢未见优势卵泡。予注射用尿促性素 150IU，肌内注射，1 次 / 隔日，用 2 次；注射用尿促性素 75IU，肌内注射，1 次 /d，用 1 天（2023 年 6 月 27 日）。继用中药口服热敷。

六诊：2023 年 6 月 29 日，舌脉同前。查阴道超声示：内膜 10.0mm，左侧优势卵泡：16.0mm。予注射用尿促性素 150IU，肌内注射，1 次 /d，用 1 天。继用中药口服。嘱患者隔日同房。

七诊：2023 年 7 月 1 日，舌质淡暗，苔少，脉沉细。查阴道超声示：内膜 11.0mm，左侧优势卵泡：19.0mm。予注射用绒促性素 8 000IU，肌内注射，立即。予促排卵方口服：生地黄 20g，当归 12g，白芍 18g，川芎 6g，白术 15g，黄芪 20g，郁金 12g，甘草 6g，桂枝 10g，薏苡仁 20g，菟丝子 15g，续断 15g，荆芥 10g，红花 6g。颗粒剂，3 剂。嘱患者隔日同房。

八诊：2023 年 7 月 4 日，舌质淡暗，苔白，脉稍滑、沉而有力。查阴道超声示：内膜 12.0mm，左侧优势卵泡已排。予中药黄体方：党参 15g，黄芪 20g，白术 15g，山药 15g，当归 12g，白芍 15g，炙甘草 6g，紫石英 20g，菟丝子 15g，续断 15g，盐杜仲 15g，桑寄生 15g。颗粒剂 15 剂，口服。停用热敷。

九诊：2023 年 7 月 20 日，患者停经 38 天，自测尿 HCG（＋）。查血 β-HCG 示：927.17IU/L。予中药保胎方保胎治疗。

（三）病例点评

中医诊断和治疗主要是依靠对患者的四诊，不能重点参考西医检查指标，中医治疗应着重改善患者体质。

五、例 5：中西医结合病案

（一）病例摘要

患者，女，37 岁，原发不孕，未避孕未孕 2 年，有阴道排液症状。双侧卵巢巧克力囊肿剥除术后，子宫内膜息肉切除术后，2022 年 AMH 值 0.43ng/mL，2023 年 AMH 值 0.15ng/mL，2022 年移植一次未成功，2023 年取卵并形成冻胚

2 枚，移植前超声疑似双侧输卵管积水，故拟行 HSG 检查。造影证实诊断，即双侧输卵管远端梗阻、积水（图 6-3-6）。

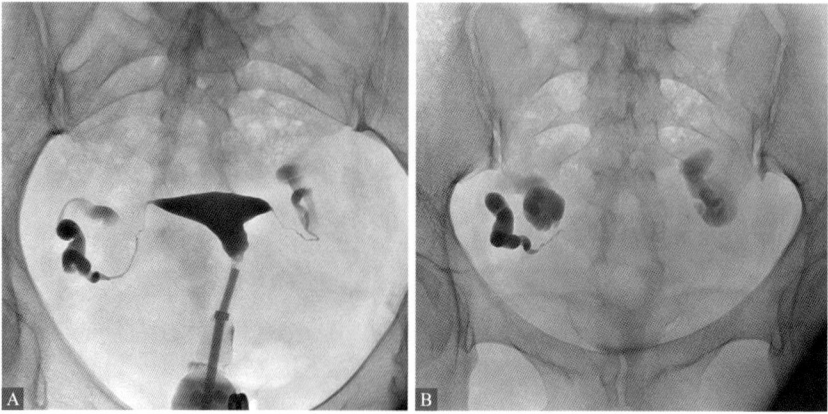

图 6-3-6　HSG 显示双侧输卵管积水

A. 充盈期显示双侧输卵管远端梗阻；B. 延时片显示双侧输卵管内对比剂完全滞留。

中医四诊：面色暗黄，偏瘦弱体型，舌质淡，胎薄黄。周身乏力，倦怠，气短，口干、口渴，便溏，小便可，入睡差且多梦，食少欲差。平素怕冷，手足温偏低。脉诊双手脉弦细，略沉，右手脉为著。

西医诊断：双侧输卵管积水；子宫内膜息肉切除术后；胚胎移植术前。

中医诊断：脾肾阳虚，中气下陷。

处理：当日即行双侧输卵管栓塞术（图 6-3-7），术中顺利。

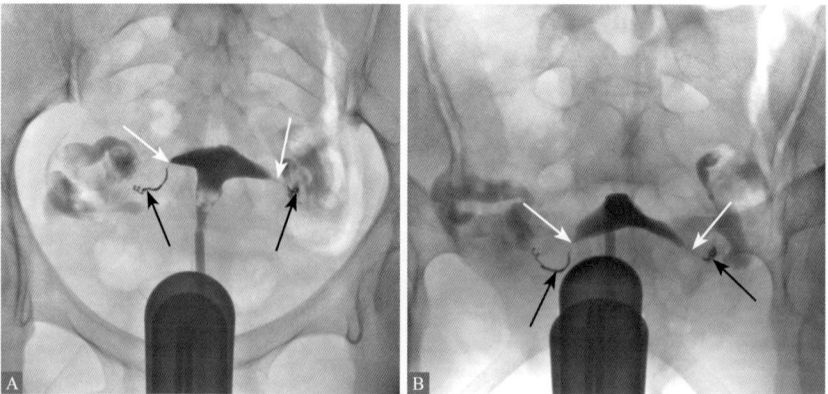

图 6-3-7　双侧输卵管栓塞

A、B. 弹簧圈（黑箭头）；输卵管间质部（白箭头）。

中医治疗方面采用补中益气汤治法，连服 7 剂。

次月月经干净后复诊，乏力、多梦、便溏症状好转，复查超声及盆腔平片观察双侧输卵管内弹簧圈位置及形态良好（图 6-3-8），询问阴道排液症状消失，嘱继续中药调理，次月或择机行胚胎移植助孕。

继续中医调理，月经来潮后进入移植周期，单胚胎（囊胚）成功着床受孕。

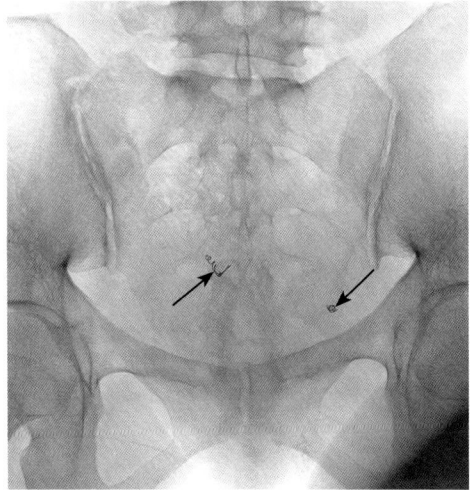

图 6-3-8　双侧输卵管栓塞后复查
双侧弹簧圈形态可（黑箭头）。

（二）病例点评

患者原发不孕，有巧克力囊肿手术病史，卵巢功能下降的原因应该不仅仅是年龄的因素，考虑还与盆腔子宫内膜异位病变引起卵巢的盗血有关，加之年龄也大于 35 岁了，如果通过手术修复双侧输卵管而获得自然受孕的能力就比较差了，从客观上讲，适合选择辅助生殖技术助孕，而且患者目前确实已经选择了辅助生殖技术，所以该患者输卵管方面的处理应是以阻断积水反流宫腔为目的。

除了处理输卵管积水以外，患者在中医评估方面还存在体质问题，身体比较虚弱，中医评估为脾肾阳虚、中气下陷，这种情况对受孕后的活产率还是有影响，所以中医给予了补中益气治疗。

另外，本例未经 HSG 造影复查，单纯评估了弹簧圈位置，通过盆腔摄片观察弹簧圈的组合是否松散，通过超声检查观察了弹簧圈是否位于输卵管间质部和峡部近端，结合患者阴道排液症状消失，综合评估后认为可以进行胚胎移植。

六、例 6：双侧输卵管积水

（一）病例摘要

患者，女，26 岁，主诉经后阴道排液 3 年，发现双侧输卵管积水 26 天入院。

平时月经规律，5/28，经量中等，偶有痛经，LMP：2022 年 4 月 4 日。3 年前患者无明显诱因出现经后阴道排液，呈水样，量少，无异味，无腹痛及下腹坠胀感等不适，未就诊。患者婚后未避孕未孕 1.5 年，其间间断复查妇科超声均提示未见明显异常。26 天前患者就诊于石家庄市某医院查妇科超声提示：子宫正常大，双附件区迂曲管状无回声（输卵管积液不除外）。行子宫输卵管造影提示：子宫未见明显异常，两侧输卵管壶腹部远端梗阻（双侧输卵管积水？），建议手术治疗。今患者为进一步治疗，经门诊以"双侧输卵管积水"收入院。

月经婚育史：11，5/28，经量正常，无痛经。已婚，孕 0 产 0，配偶体健。

造影检查（图 6-3-9）：双侧输卵管壶腹部远端梗阻、积水。

体格检查：未见明显异常。

实验室检查：AMH 0.42ng/mL。

初步诊断：双侧输卵管积水；原发性不孕。

于 2022 年 4 月 12 日行腹腔镜下双侧输卵管伞端整形术 + 肠粘连、盆腔粘连松解术 + 子宫内膜异位病灶电灼术，术中见子宫正常大小，前后壁可见大片膜状粘连带，双侧输卵管增粗，壁薄，伞端呈盲端，双侧卵巢正常大小，双侧输卵管及卵巢与前盆腔腹膜间可见膜状粘连带，左侧骶韧带粘连于子宫后壁正中，左侧骶韧带及其外侧可见 3 处 2 ~ 6mm 紫蓝色色素沉着，右下腹肠管与腹壁膜

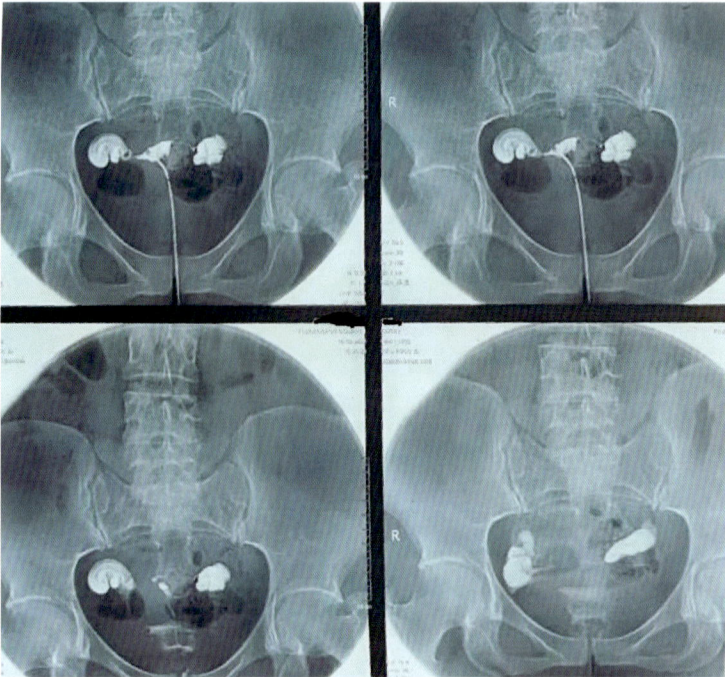

图 6-3-9 双侧输卵管积水
双侧输卵管壶腹部扭曲、扩张，伞端未见对比剂溢出，延时片证实为双侧输卵管积水。

状粘连，盆腔少量淡黄色积液。施术：分离盆腔内膜状粘连完全游离输卵管。分离肠粘连。推注亚甲蓝液，于左侧输卵管伞部盲端凹陷处打开，排出输卵管内积液后见输卵管伞端黏膜皱襞正常，输卵管伞端黏膜上可见直径 0.5cm 赘生物，去除送病理。左侧输卵管远端损伤分级评分 10 分（Ⅱ期）。仔细辨认左侧输卵管伞部黏膜三条峭，于峭间单极电钩分离外层输卵管浆膜使输卵管伞张开，可吸收线外翻缝合伞与浆膜使伞部完全外翻。于右侧伞部盲端凹陷处打开，见输卵管伞端黏膜皱襞减少，输卵管远端损伤分级评分 15 分（Ⅲ期），行右侧输卵管伞端整形术。亚甲蓝通液双侧输卵管通畅。电灼盆腔子宫内膜异位病灶。生理盐水冲洗盆腔。查无活动性出血，撤镜，排气，缝合切口。

术后诊断：双侧输卵管积水；盆腔子宫内膜异位症（ASRI 评分 5 分Ⅰ期）；盆腔炎性疾病后遗症；原发性不孕。

术后病理：（左侧输卵管内炎性赘生物）输卵管组织慢性炎症伴纤维组织增生。

随访复诊情况：术后 1 月辅助生殖技术助孕成功，双胎妊娠。现已经足月剖宫产分娩。

（二）病例点评

1. 患者为双侧输卵管积水，轻度子宫内膜异位症，卵巢功能低下。其不孕的原因与输卵管功能、子宫内膜异位症以及卵巢功能降低有关。

2. 本例患者右侧输卵管功能评分为Ⅲ期，左侧为Ⅱ期，均采用输卵管整形术，术后采用辅助生育技术助孕后成功妊娠，提示对于Ⅲ期以下的输卵管积水，行整形术并不降低辅助生育技术的妊娠率。对于有保留输卵管意愿的患者，尤其对于年轻患者，可以采用保留输卵管功能的手术，不能一味考虑输卵管栓塞或切除输卵管，即使卵巢储备功能比较低的患者，也要充分告知术后自然受孕的可能。

七、例 7：输卵管栓塞后妊娠

（一）病例摘要

患者，女，29 岁，2021 年 1 月及 2022 年 2 月双侧输卵管分别妊娠一次，均行腹腔镜下开窗取胚术，造影显示双侧输卵管积水，遂行 IVF 助孕。取卵后成功行双侧输卵管栓塞术，术中栓塞效果观察满意。术后次月移植成功，超声显示右侧输卵管妊娠，腹腔镜下观察证实为右侧输卵管间质部妊娠，且弹簧圈位于胚胎远端（图 6-3-10）。

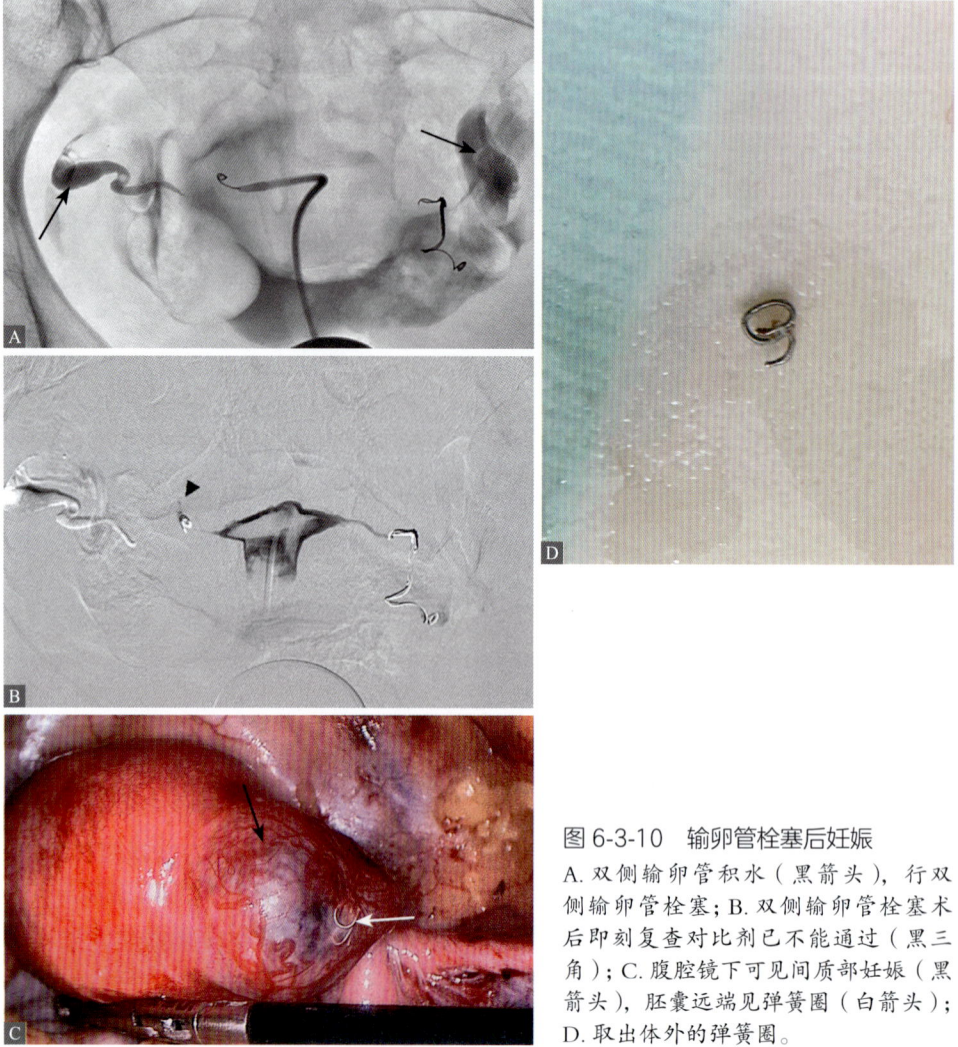

图 6-3-10　输卵管栓塞后妊娠

A. 双侧输卵管积水（黑箭头），行双侧输卵管栓塞；B. 双侧输卵管栓塞术后即刻复查对比剂已不能通过（黑三角）；C. 腹腔镜下可见间质部妊娠（黑箭头），胚囊远端见弹簧圈（白箭头）；D. 取出体外的弹簧圈。

（二）病例点评

1. 包括输卵管切除在内的任何治疗办法，都不能保证百分百免避异位妊娠，毕竟间质部不可能完全切除和栓塞，即使全部切除或栓塞，也有宫角妊娠的可能。

2. 弹簧圈以远发生输卵管妊娠的案例目前尚无报道，但当栓塞不致密或贴合不紧密时，不能排除有这种可能，本例中弹簧圈紧贴胚胎，而且是单圈栓塞，说明已达到致密栓塞的效果。

八、例 8：输卵管积水

（一）病历摘要

患者，女，35 岁。主诉：未避孕一年未孕，发现输卵管积水 1 个月，要求手术 2023 年 10 月 19 日入院。

现病史：患者平素月经规律，7/（23~27），经量中等，痛经（-）。LMP：2023 年 10 月 12 日，近一年未避孕未孕，男方精液正常。1 个月前因偶有下腹部轻度疼痛，于外院查子宫输卵管造影提示（图 6-3-11）：右侧输卵管梗阻、积水；左侧输卵管慢性炎症改变；考虑左侧输卵管伞端周围粘连；子宫下段小憩室。现患者要求手术治疗，收入院。

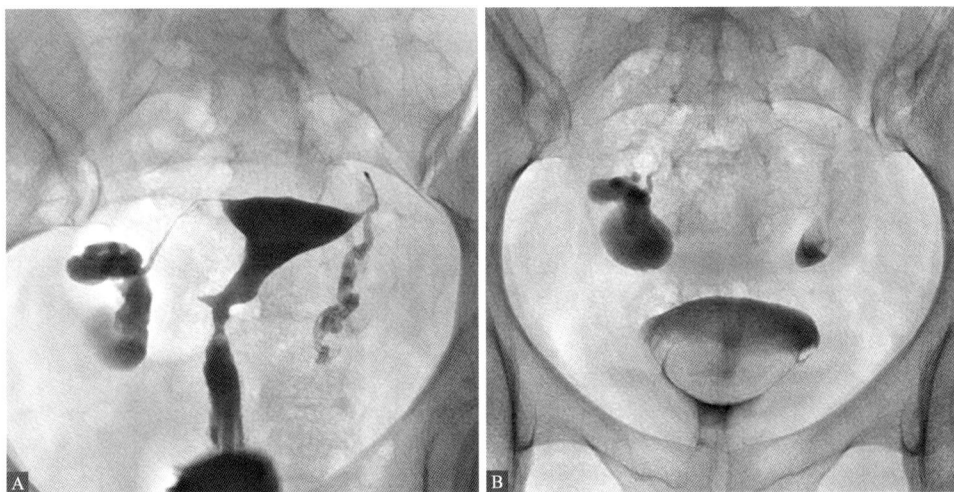

图 6-3-11　输卵管积水

A. 充盈期双侧输卵管远端梗阻；B. 延时片显示双侧输卵管内对比剂完全滞留。

既往史及孕产史：已婚，G2P1A1，2016 年行"剖宫产术"。

体格检查：下腹可见陈旧性手术瘢痕；妇科检查：宫颈稍肥大，其余未见明显异常。

造影观察子宫下段可见小龛影。右侧输卵管显影至壶腹部，壶腹部呈囊袋状扩张，未见对比剂自输卵管溢出至盆腔。左侧输卵管全程显影，壶腹部管腔僵硬、黏膜结构紊乱，伞端对比剂溢出困难，延迟期双侧输卵管内对比剂完全滞留。

2023 年 10 月行宫、腹腔镜联合手术（腹腔镜输卵管通液术＋双侧输卵管伞端成形术＋盆腔粘连松解术）。

手术经过（术中出现的情况及处理）：常规消毒，铺单，留置导尿管。于脐部上方切口穿刺充气成功，置镜顺利，分别于左右下腹做 0.5cm、0.5cm 及 0.5cmm 切口为操作孔，探查见肝、胃、肠及大网膜表面未见明显异常，盆腔膜性粘连（子宫后壁、双侧输卵管卵巢、直肠见广泛膜性粘连），右侧输卵管末端闭锁，壶腹部至伞端增粗，积水明显，左侧输卵管末端闭锁，轻度积水。

施术：单极电钩分离粘连，切除各处粘连带，恢复盆腔解剖及输卵管卵巢解剖。于右侧输卵管末端积水类脐窝凹陷处放射状切开，暴露伞部，右侧输卵管末端功能评分 15 分（管腔完全阻塞 5 分，黏膜皱襞减少 5 分，管壁薄 5 分），Ⅲ期，遂行右侧输卵管伞端成形术，切除多余伞部炎症组织，吸收线间断外翻缝合黏膜成形伞部，亚甲蓝通液见液体顺利流出。打开左侧闭锁输卵管伞端，左侧输卵管末端功能评分 10 分（管腔部分阻塞 5 分，黏膜皱襞减少 0 分，薄壁 5 分），Ⅱ期，行右侧输卵管伞部成形术。生理盐水充分冲洗盆腔，查无活动性出血，排出腹腔内气体，缝合各切口，术毕安返病房。

术后诊断：双侧输卵管积水；继发不孕；盆腔粘连；剖宫产个人史。

（二）病例点评

腹腔镜手术探查确定输卵管病变程度优于造影，此例双侧输卵管病变程度不一致，建议切除右侧输卵管，保留左侧输卵管，但术前与患者已充分沟通，要求保留输卵管。

九、例 9：SSG 的定性和定位诊断价值

（一）病例摘要

患者，女，26 岁，主诉备孕 1 年余不孕，既往两次右侧输卵管妊娠。

现病史：患者平素月经规律，6/（23 ~ 25），量中等，痛经（-）。LMP：2022 年 3 月 30 日。2018 年 7 月因右侧输卵管妊娠行腹腔镜下开窗取胚术；2018 年 10 月再次发生右侧输卵管异位妊娠于外院行药物治疗。2021 年 2 月于我院造影显示左侧输卵管显影至峡部，右侧输卵管峡部呈盲端，延时片显示右侧输卵管积水。与患者交代病情，拟行左侧输卵管再通术，若成功则同时行右侧输卵管栓塞术，然后自然备孕。术中左侧输卵管恢复通畅，但峡部管腔炎症破坏比较明显，对比剂明显溢出，遂决定暂时放弃右侧输卵管栓塞术（图 6-3-12）。

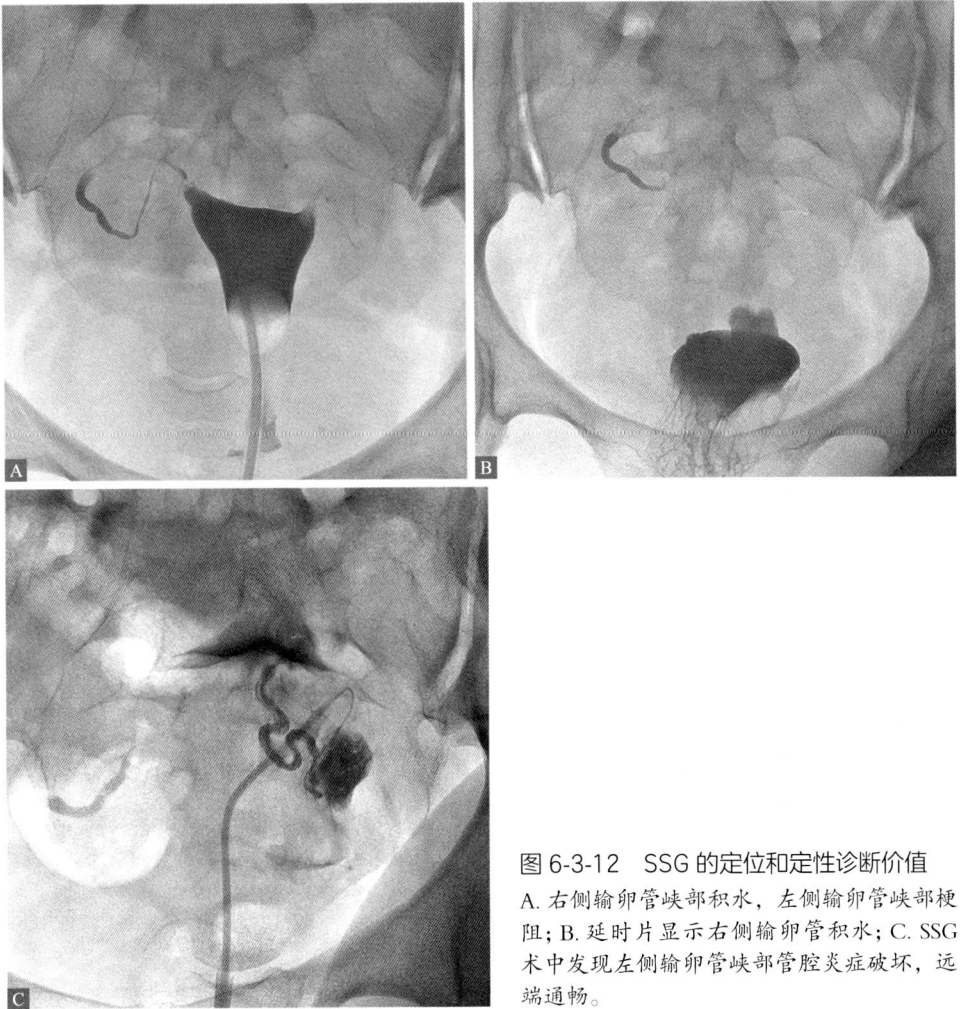

图 6-3-12　SSG 的定位和定性诊断价值
A. 右侧输卵管峡部积水，左侧输卵管峡部梗阻；B. 延时片显示右侧输卵管积水；C. SSG 术中发现左侧输卵管峡部管腔炎症破坏，远端通畅。

（二）病历点评

此病例淋漓尽致地揭示了 SSG 的定性和定位诊断功能，明显优于 HSG。HSG 显示左侧输卵管峡部梗阻，而 SSG 显示全程是通畅的，定位诊断明显不符，而左侧输卵管峡部的炎症破坏 HSG 却完全没有显示出来，所以当输卵管全程没有显影的情况下，不能轻易定位于 HSG 所示的梗阻部位。SSG 是输卵管梗阻定位诊断的金标准，可以除外假性梗阻，优于腹腔镜亚甲蓝通液 3% 的假阳性率。

（郑　国　苗　杰　孙　巍　杨　霞　李晓冬）

第四节
不孕症的人文关怀

一、疼痛管理

不孕症患者非常关心输卵管造影疼痛的问题，对造影充满着恐惧，多年来"输卵管造影疼不疼"一直是网络搜索热词。也有部分医疗机构在造影过程中实施麻醉解决疼痛的问题。那么真的必须通过麻醉实现无痛吗？事实并不是这样的，如果注意细节管理，降低疼痛概率和程度是可以做到的。

（一）术前准备

术前耐心解释造影的目的、方法，以及说明疼痛发生只是一种概率，并说明疼痛发生的原因，使患者充分放松下来。另外术前应用解痉药物也很重要，一般应用阿托品 0.5mg 肌内注射，这个步骤在 HSG 技术操作中介绍了，对于预防平滑肌痉挛和人工流产综合征是有效的，更有利于降低造影过程中疼痛发生概率。

（二）术中操作

选择宫颈置管的患者疼痛概率和程度明显比宫腔置管患者要低，术中使用的对比剂可以进行适当加温，然后再注入子宫腔内，就会减少平滑肌痉挛的概率，从而减少疼痛。注射对比剂过程中，建议缓慢、脉冲式推注，充分缓冲子宫内的压力，防止痉挛发生，从而降低疼痛概率。

（三）临床实践中的疼痛概率

笔者在临床中根据可以量化的疼痛评分标准（表 6-4-1），对 400 例患者造影术后疼痛程度进行统计，严重疼痛（Ⅲ级及Ⅳ级）的概率只有 0.75%（表 6-4-2），当然前提是均使用宫颈置管方法进行 HSG，且严格按照 HSG 技术规范以及上述注意事项。

表 6-4-1　疼痛评分标准

分级评分		评分标准
0 级	0 分	没有任何不适
Ⅰ级	1 分	术中下腹憋胀，术后缓解
	2 分	术中下腹憋胀，术后 20 分钟内缓解
	3 分	术中下腹憋胀，术后 20 分钟后未缓解（持续）
Ⅱ级	4 分	术中疼痛，术后缓解
	5 分	术中疼痛，术后 20 分钟内缓解
	6 分	术中疼痛，术后 20 分钟后未缓解（持续）
Ⅲ级	7 分	术中明显疼痛，需改变体位 / 被安抚 / 不能配合，但术后缓解
	8 分	术后仍然明显疼痛，程度同上，但 20 分钟内缓解
	9 分	疼痛程度同上，20 分钟后未缓解
Ⅳ级	10 分	疼痛剧烈，需要紧急药物镇痛或其他科室协助急救

表 6-4-2　400 例 HSG（子宫颈置管）术后患者疼痛程度情况

评分	1 分	2 分	3 分	4 分	5 分	6 分	7 分	8 分	9 分	10 分
人数	135	23	1	93	13	3	3	0	0	0
占比 /%	34.00%	5.80%	0.25%	23.00%	3.20%	0.75%	0.75%	/	/	/

二、情绪管理

（一）倾听

不孕症患者中，心理烦躁、焦虑、失望、绝望的情绪心理状态比较常见，作为医生，应注意倾听其心声，不要随意打断，当然门诊患者比较多的时候，可能时间有限，但应做好解释工作，不能生硬地结束问诊。

（二）医嘱

不孕症患者大多病程长，为了让患者记住医嘱，理解医嘱，医生交代医嘱完毕后，可以提问患者是否明白，并复述，确认完全理解。为患者制定好备孕计划，做好中期随访和远期随访，提供备孕指导。

三、当医学方案遇到不孕症

不孕症并不是危及生命健康的疾病，在各种诊疗方案中，每一种方案都不是绝对方案，每一种方案都有局限性。不孕症多数情况下也都是相对不孕症，绝对不孕的患者很少。所以要充分告知患者每一种方案的优缺点，根据患者年龄、身体状况、男方身体情况，甚至要结合患者的家庭情况，给出首选、次选等等建议，患者的意见非常重要，因为生育问题和生命问题是截然不同的两个问题，医疗方案是尺度，医疗关怀是温度，不孕症患者需要了解治疗的尺度，更需要温度。

（郑　国　李　爽）

参考文献

[1] 李继承，曾园山. 组织学与胚胎学 [M]. 9 版. 北京：人民卫生出版社，2018.

[2] 丁文龙，刘学政. 系统解剖学 [M]. 9 版. 北京：人民卫生出版社，2018.

[3] 谢幸，荀文丽. 妇产科学 [M]. 9 版. 北京：人民卫生出版社，2018.

[4] 徐从剑，华克勤. 使用妇产科学 [M]. 4 版. 北京：人民卫生出版社，2018.

[5] 刘爱军. 重新认识输卵管病变 [J]. 诊断病理学杂志，2014，21（9）：533-537.

[6] BUY JN, M GHOSSAIN. Diseases of the fallopian tube, in gynecological imaging: a reference guide to diagnosis[M]. Berlin: Springer, 2013.

[7] MANCINI AP, STEFANUCCI R, MANCUSO V, et al. Diagnostic and interventional radiology in gynecological and obstetric diseases[M]. Berlin: Springer, 2023.

[8] MOORE KL, PERSAUD TVN. The developing human clinically oriented embryology: 8th ed[M]. Philadelphia: Saunders-Elsevier, 2008.

[9] ROBBOY SJ, BENTLY RC, RUSSELL P. Blaustein's pathology of the female genital tract[M]. New York: Springer, 2002.

[10] 崔志谭，严加和. X 线解剖学 [M]. 北京：北京医科大学、中国协和医科大学联合出版社，1991.

[11] HORN LC, OPITZ S, HANDZEL R, et al. Histopathology and clinical aspects of extrauterine pregnancy[J]. Pathologe, 2018, 39(5): 431-444.

[12] JEFFREY T JENSEN，EVA PATIL, et al. Tubal patency during the menstrual cycle and during treatment with hormonal contraceptives: a pilot study in women[J]. Acta Radiologica, 2017, 58(8): 1020-1025.

[13] 贺新朱，吴玲艳. 子宫输卵管造影"喷射征"对输卵管伞端粘连的诊断价值 [J]. 影像诊断与介入放射学，2012，21（3）：198-201.

[14] LOPERA J, SURI R, KROMA GM, et al. Role of interventional procedures in obstetrics/gynecology[J]. Radiol Clin North Am, 2013, 51: 1049-1066.

[15] 郑国，金钊，冯莉，等. 子宫输卵管造影术中输卵管通畅度的再认识 [J]. 河北医科大学学报，2017，38（8）：921-924.

[16] LI QY, ZHOU XL, QIN HP, et al. Analysis of 1006 cases with selective salpingography and fallopian tube recanalization[J]. Zhonghua Fu Chan Ke Za Zhi, 2004, 39(2): 80-82.

[17] PAPAIOANNOU S, AFNAN M, GIRLING AJ, et al. The effect on pregnancy rates of tubal perfusion pressure reductions achieved by guide-wire tubal catheterization[J]. Hum Reprod, 2002, 17(8): 2174-2179.

[18] 韦旖旎，邓姗. HSG 双侧输卵管根部梗阻的"假阳性"[J]. 生殖医学杂志，2021，30（1）：107-109.

[19] TANAKA ME, KEEFE N, CARIDI T, et al. Interventional radiology in obstetrics and gynecology: updates in women's health[J]. Radiographics, 2023, 43(3): e220039.

[20] AMBILDHUKE K, PAJAI S, CHIMEGAVE A, et al. A review of tubal factors affecting fertility and its management[J]. Cureus, 2022, 14(11): e30990.

[21] TJAHYADI D, ROPII B, TJANDRAPRAWIRA KD, et al. Female genital tuberculosis: clinical presentation, current diagnosis, and treatment[J]. Infect Dis Obstet Gynecol, 2022, 2022: 3548190.

[22] 中国医师协会介入医师分会妇儿介入专委会，中华医学会放射学分会介入学组泌尿生殖专业委员会. 输卵管介入治疗中国专家共识 [J]. 中华介入放射学电子杂志，2019，7（3）：175-177.

[23] 李兵，张国福. 输卵管造影及介入诊疗 [M]. 合肥：中国科学技术大学出版社，2021.

[24] QUESADA J, HÄRMÄ K, REID S, et al. Endometriosis: a multimodal imaging review[J]. Eur J Radiol, 2023, 158: 110610.

[25] 郑国，金钊，齐静怡，等. 输卵管妊娠后慢性输卵管炎的造影分析 [J]. 中华介入放射学电子杂志，2021，09（1）：75-79.

[26] 郑国，李爽，贾微霞，等. 选择性输卵管造影术用于输卵管近端梗阻的临床价值 [J]. 中华介入放射学电子杂志，2023，11（4）：341-345.

[27] BARNAŚ E, RAŚ R, SKRĘT-MAGIERŁO J, et al. Natural history of leiomyomas beyond the uterus[J]. Medicine (Baltimore), 2019, 98(25): e15877.

[28] MA L, WU G, WANG Y, et al. Fallopian tubal patency diagnosed by magnetic resonance hysterosalpingography[J]. J Reprod Med, 2012, 57(9/10): 435-440.

[29] DE FELICE C, RECH F, MARINI A, et al. Magnetic resonance hysterosalpingography in the evaluation of tubal patency in infertile women: an observational study[J]. Clin Exp Obstet Gynecol, 2012, 39(1): 83-88.

[30] 陈子江，刘嘉茵，等. 不孕症诊断指南 [J]. 中华妇产科杂志，2019，54（8）：505-511.

[31] 中华预防医学会生殖健康分会，白文佩，李亚，等. 输卵管性不孕全流程管理中国专家共识（2023 年版）[J]. 中国实用妇科与产科杂志，2023，39（3）：318-324.

[32] 李艳萍，李萍，杨一华，等. 不明原因不孕症诊断与治疗中国专家共识 [J]. 生殖医学杂志，2019，28（9）：984-992.

[33] 张颐，张师前，邓雷，等. 输卵管积水相关不孕症诊治中国专家共识（2023 年版）[J]. 中国实用妇科与产科杂志，2023，39（10）：1009-1016.

[34] Practice Committee of the American Society for Reproductive Medicine. Fertility evaluation of infertile women: a committee opinion[J]. Fertil Steril, 2021, 116(5): 1255-1265.

[35] American College of Obstetricians and Gynecologists Committee on Gynecologic Practice and Practice Committee. Female age-related fertility decline[J]. Fertil Steril, 2014, 101(3): 633-634.

[36] 冒韵东. 输卵管阻塞性病变的诊断选择 [J]. 中国实用妇科与产科杂志，2019，35（1）：5.

[37] 周灿权，钟依平，庄广伦，等. 体外受精与胚胎移植前输卵管积水的处理 [J]. 中国实用妇科与产科杂志，2005，21（3）：3.

[38] 许薇，翁宁，黄晓武，等. 宫腔镜下近端输卵管栓塞术在输卵管积水患者体外受精 - 胚胎移植前的应用价值 [J]. 国际生殖健康 / 计划生育杂志，2017，36（3）：199-203.

[39] MIJATOVIC V, DRCYCR K, EMANUCL MH, et al. Essure? hydrosalpinx occlusion prior to IVF-ET as an alternative to laparoscopic salpingectomy[J]. Eur J Obstet Gynecol Reprod Bio, 2012, 161(1): 42-45.

[40] SONIGO C, COLLINET P, RUBOD C, et al. Current position of Essure? micro-insert in the management of hydrolsxlpinges before in vitro fertilizxtion[J]. Gynecol Obstet Fertil, 2013, 41(2): 133-138.

[41] BARBOSA MW, SOTIRIADIS A, PAPATHEODOROU SI, et al. High miscarriage rate in women treatedwith Essure? for hydrosalpinx before embryo transfer: a systematic review andmeta-analysis[J]. Ultrasound Obstet Gynecol, 2016, 48(5): 556-565.

[42] 李强，匡延平，杨慧琳，等. 输卵管栓塞术在体外受精 - 胚胎移植前处理输卵管积水中的应用 [J]. 中华妇产科杂志，2008，43（6）：414-417.

[43] 王毅堂，谭季春，付鹏，等. 输卵管积水介入栓塞治疗 160 例临床体会 [J]. 当代医学，2011，17（5）：94-96.

[44] 李强，匡延平，傅永伦，等. 输卵管积水的栓塞治疗 [J]. 介入放射学杂志，2008，（10）：722-724.

[45] 王毅堂，侯记超，付鹏，等. 输卵管积水介入栓堵的临床应用 [J]. 沈阳医学院学报，2014，16（2）：79-80.

[46] 赵冬妮，杨大磊，李一宁，等. 介入性输卵管栓塞术对体外受精 - 胚胎移植结局的影响 [J]. 中国实用妇科与产科杂志，2011，27（7）：549-550.

[47] ROSENFIELD RB, STONES RE, COATES A, et al. Proximal occlusion of hydrosalpinx by hysteroscopic placement of microinsert before in vitro fertilization-embryo transfer[J]. Fertil Steril, 2005, 83(5): 1547-1550.

[48] 党连荣. 输卵管积液的分型与放射学评价 [J]. 实用医学影像杂志，2006（5）：305-307.

[49] 黄大庆，曾波，陈顺清，等. 输卵管积水之 X 线征象与手术所见对照分析（附 200 例报道）[J]. 实用放射学杂志，1998（11）：40-41.

[50] 中华医学会计划生育学分会. 剖宫产术后子宫瘢痕憩室诊治专家共识 [J]. 中华妇产科杂志，2019，54（3）：145-148.

[51] KIM MY, RHA SE, OH SN, et al. MR Imaging findings of hydrosalpinx: a comprehensive review[J]. Radiographics, 2009, 29: 495-507.

[52] 王慧芳，佘志红，卢峻，等. 超声诊断输卵管积水误诊原因的分析 [J]. 中国超声诊断杂志，2004（6）：462-464.

[53] 马春燕，朱才义，林小影. 子宫输卵管超声造影在不孕症患者诊治中的应用 [J]. 中华医学超声杂志（电子版），2011，8（11）：2387-2395.

[54] 杜铁桥，董杰，许全英，等. 输卵管卵巢脓肿的 CT 诊断价值 [J].中华放射学杂志，2006（3）：285-287.

[55] LEGENDRE G, GALLOT V, LEVAILLANT JM, et al. Adiana® hysteroscopic tubal occlusion device for the treatment of hydrosalpinx prior to in vitro fertilization: a case report[J]. J Gynecol Obstet Biol Reprod, 2013, 42(4): 401-404.

[56] DAS S, NARDO LG, SEIF MW. Proximal tubal disease: the place for tubal cannulation[J]. Reprod Biomed Online, 2007, 15(4): 383-388.

[57] 陈俊，侯海燕，陈亚琼. 输卵管再通术在输卵管近端阻塞中的应用 [J]. 国际生殖健康 / 计划生育杂志，2016，35（3）：221-225.

[58] RIJSWIJK JV, WELIE NV, DREYER K, et al. Tubal flushing with oil based or water-based contrast at hysterosalpingography for infertility: long-term reproductive outcomes of a randomized trial[J]. Fertil Steril, 2020, 114(1): 155-162.

[59] 欧阳振波，王黎，陈春林，等. 输卵管微栓 Essure 的临床应用进展 [J]. 生殖与避孕，2012，32（3）：195-198.

[60] 朱蕾蕾，冯淑英. 宫腔镜输卵管近端栓塞术在体外受精 - 胚胎移植前预处理输卵管积水中的应用 [J]. 国际生殖健康 / 计划生育杂志，2015，34（2）：145-147.

[61] 周艳，强金伟. 输卵管积液的影像学诊断进展 [J]. 中国医学计算机成像杂志，2020，26（1）：89-92.

[62] XIN HONG, WEN-BIN DING, RUI-FAN YUAN, et al. Effect of interventional embolization treatment for hydrosalpinx on the outcome of in vitro fertilization and embryo transfer[J]. Medicine, 2018, 97(48): e13143.

[63] HAIYAN GUO, TONG DU, QIFENG LYU, et al. Live birth rate and neonatal outcomes following interventional embolization of hydrosalpinx[J]. Reprod Health, 2022, 19: 213.

[64] HUA OU, JIE SUN, LIN LIN, et al. Ovarian response, pregnancy outcomes, and complications between salpingectomy and proximal tubal occlusion in hydrosalpinx patients before in vitro fertilization: a meta-analysis[J]. Front Surg, 2022, 9: 830612.

[65] 章由生，颜磊，于倩，等. 输卵管积水患者经宫腔镜输卵管栓堵术与经腹腔镜输卵管结扎术后冻胚移植妊娠结局的比较研究 [J]. 腹腔镜外科杂志，2021，26（3）：227-230.

[66] 卢珍珍，李爱军. 输卵管积水的诊断及治疗 [J]. 国际生殖健康 / 计划生育杂志，2018，37（1）：76-80.

[67] 石青青，王玢，陈华，等. 腹腔镜下输卵管结扎与切除术对输卵管积水患者 IVF 妊娠结局分析 [J]. 中国妇幼健康研究，2017，28（3）：296-298.

[68] KONTORAVDIS A, MAKRAKIS E, PANTOS K, et al. Proximal tubal occlusion and salpingectomy resultin similar improvement in in vitro fertilization outcome in patients with hydrosalpinx[J]. FertilSteril, 2006, 86(6): 1642-1649.

[69] 刘浪，李海波，张韬，等. DSA 引导下聚桂醇联合微金属弹簧圈介入栓塞治疗输卵管积水对体外受精 - 胚胎移植结局的影响 [J]. 吉林医学，2021，42（10）：2442-2444.

[70] 孙巍，梁宏元，王希海，等. DSA 下不同方案栓塞输卵管积水的疗效对比 [J]. 中国临床医学影像杂志，2022，33（11）：797-800.

52检